Klassische Texte der Wissenschaft

Die Reihe bietet zentrale Publikationen der Wissenschaftsentwicklung der Mathematik und Naturwissenschaften in sorgfältig editierten, detailliert kommentierten und kompetent interpretierten Neuausgaben. In informativer und leicht lesbarer Form erschließen die von renommierten WissenschaftlerInnen stammenden Kommentare den historischen und wissenschaftlichen Hintergrund der Werke und schaffen so eine verlässliche Grundlage für Seminare an Universitäten und Schulen wie auch zu einer ersten Orientierung für am Thema Interessierte.

Irmgard Müller
Herausgeber

Paracelsus

Von der Bergsucht und anderen
Bergkrankheiten [De morbis fossorum
metallicorum]

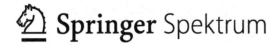 Springer Spektrum

Herausgeber

Irmgard Müller
Institut für Medizinsche Ethik und Geschichte
der Medizin
Ruhr-Universität Bochum
Bochum, Deutschland

ISBN 978-3-642-41593-7   ISBN 978-3-642-41594-4 (eBook)
DOI 10.1007/978-3-642-41594-4

Die Deutsche Nationalbibliothek verzeichnet diese Publikation in der Deutschen Nationalbibliografie; detaillierte bibliografische Daten sind im Internet über http://dnb.d-nb.de abrufbar.

Springer Spektrum
© Springer-Verlag Berlin Heidelberg 2013
Springer Spektrum ist eine Marke von Springer DE. Springer DE ist Teil der Fachverlagsgruppe Springer Science+Business Media
www.springer-spektrum.de

Inhalt

Einleitung

Zu den bisher nur mit geringer Aufmerksamkeit wahrgenommenen Werken des Paracelsus (1493/94–1541) gehört seine Monographie über die Bergsucht und Bergkrankheiten, mit der er den Anfang der arbeitsmedizinischen Literatur überhaupt markiert. Im Mittelpunkt der vermutlich 1533/34 aufgezeichneten Handschrift, in der Paracelsus seine langjährigen, bis in die Jugendzeit zurückgehenden Erfahrungen und Beobachtungen des Kärntner Bergbaus zusammenfasst, stehen Lungenerkrankungen (Tbc, Asthma, Lungenkrebs, Staublunge), Metallvergiftungen (Quecksilber, Arsen, Schwefel, Kupfer, Blei, Antimon etc.) sowie die Herstellung chemischer Verbindungen als Heilmittel mithilfe alchemistischer Prozeduren.

Die geistige Tradition des paracelsischen Krankheitskonzeptes, in dem sich alchemistisches Wissen, astrologische Überlegungen und magische Entsprechungslehre sowie antike Qualitätenpathologie zu einem neuen Verständnis von Gesundheit und Krankheit vermischen, wird im folgenden ebenso erläutert wie die Rezeptionsgeschichte dieses Querdenkers in der Medizin, der seine Zeitgenossen nicht nur sachlich durch seine Reformgedanken in der Krankheitslehre, sondern auch verbal durch seine derbe Sprache allenthalben provozierte.

Im Mittelpunkt der vorliegenden Ausgabe steht die Wiedergabe der bisher nicht publizierten Handschrift über die Bergsucht und Bergkrankheiten, die in der Marienbibliothek in Halle aufbewahrt wird. Sie stammt aus dem Jahr 1563, in dem ein bislang unbekannter Schreiber den Text aus einer Handschrift des wohl bedeutendsten Handschriftensammlers paracelsischer Werke, Johannes Montanus (1531–1604), der eigentlich Johann Schultheiss vom Berg hieß, kopierte, wie der abschließende Eintrag am Ende des Manuskriptes vom 11. November 1563 verkündet: „Absolui descriptionem huius libri ex autographo D. Ioanni Montani Ratisbonae Anno 1563 Mense Novembri, ipso die S. Martini" (fol. 58v). Ein weiterer Vermerk am Anfang des Originals verweist auf den begeisterten Kölner Sammler paracelsischer Handschriften, Theodor Birckmann (1531–1586), der den abgeschriebenen Text besaß: „Ex libris manuscriptis Theodori Birckmannj Agrippinatis, AD 1563".

Karl Sudhoff, der bis heute unübertroffene Kenner und Herausgeber der Paracelsischen Manuskripte und Drucke in 14 Bänden, hat die Hallenser Handschrift erst 1929 entdeckt, konnte sie jedoch, wie er selbst mit Bedauern angibt, für seine kritische Edition nicht mehr verwenden, da die Abhandlung über die Bergkrankungen in seiner Reihe bereits 1925 herausgekommen war[1]; für die übrigen Drucke indes hat er den Hallenser Codex noch heranziehen können (s. unten S. 7).

---

[1] Sudhoff (1925, Bd. 9) S. 461–544

Die bisher unveröffentlichte Hallenser Handschrift wurde als Textgrundlage für die vorliegende Ausgabe gewählt, weil sie die früheste, bisher bekannt gewordene Version der Schrift über die Bergkrankheiten darstellt und damit, trotz einiger fehlerhafter Entzifferungen des Kopisten, dem Original sehr nahe zu stehen scheint. Im Variantenapparat zum Hallenser Codex wurden die schon von Sudhoff benutzte Wiener Handschrift Cod. 11.115 sowie der 1567 erfolgte, wenngleich mit vielen Fehlern versehene Erstdruck der Schrift sowie die Ausgabe Johannes Husers (1589), die Sudhoff in seiner 14bändigen Sammlung wieder abgedruckt hat, berücksichtigt.

Der Wiedergabe der Hallenser Handschrift, die den zentralen Teil dieser Ausgabe bildet, geht eine Übersicht über die Überlieferung der gedruckten sowie der handschriftlichen Zeugen, soweit sie bekannt sind, voran. An den Hauptteil, den Abdruck des Hallenser Originals, schließt sich ein ausführlicher Zeilenkommentar sowie das Literaturverzeichnis an.

1.1 Gedruckte Ausgaben

1.1.1 1567

Theophrasti Paracelsi von Hohenheim, beyder Artzney Doctor [...], Von der Bergsucht oder Bergkranckheiten drey Bücher, inn dreyzehen Tractat verfast vnnd beschriben worden.

Getruckt zu Dillingen durch Sebaldum Mayer 1567; mit Widmung des Herausgebers Samuel Architectus an Erzbischof Johann Jacob von Salzburg [= Sudhoff (1894) Nr. 88]

Erstdruck der um 1533–1534 entstandenen Schrift über die Krankheiten der Bergleute, 1567 in Dillingen durch Sebald Mayer erschienen. Als Herausgeber zeichnet Samuel Architectus (Zimmermann), der auch die Widmung an den Erzbischof Johann Jacob von Salzburg verfasst hat. Weder über die Person des Herausgebers noch über die Herkunft der Druckvorlage ist Näheres bekannt; der Widmung ist lediglich zu entnehmen, dass Samuel Architectus von „etlichen guten Herrn, freunden und gesellen zum offtermal angesprochen worden [...], etwas Teophrastischer (!) Buecher publiciern vnnd an Tag" zu bringen. In seiner Lobrede auf die paracelsische Praxis der Arzneimittelherstellung aus mineralischen Substanzen erweist er sich als Anhänger und subtiler Kenner der Lehren des Hohenheimers und kündigt zum Schluß an, auch bald selbst ein Buch in Druck geben zu wollen darüber „wie man alle Ertz vnnd Bergwerck versuchen und probiern soll, mit Fewr wasser, bayssen [Beizen] vnnd mit dem quecksilber, deßgleichen nit viel gesehen worden". Das Werk, das Samuel Zimmermann hier ankündigt, erschien 1573 in Augsburg unter dem Titel: „Probier buch: Auff alle Metall, Müntz, Ertz vnd berckwerck. Deßgleichen auff Edel Gestain, Perlen, Corallen vnd andern dingen mehr", das eine klare und kompakte Übersicht über die metallurgischen Methoden zur Bestimmung der Inhaltsstoffe in Erzproben und Produkten der Schmelzhütten bietet. Man kann daher annehmen, dass Zimmermann in der berg- und hüttenmännischen Probierkunst erfahren war. Dennoch weist der Text des Druckes zahllose Fehler auf, die einerseits auf ein schwer zu entzifferndes Manuskript, andererseits auf mangelnde Lateinkenntnisse schließen lassen und zu zahllosen Entstellungen der Wörter geführt haben. Sudhoff hat eine Kostprobe der „schlimmsten Schnitzer" gegeben. Er führt die „üble Verfassung" des Textes weniger auf mangelhafte Sachkenntnis zurück, er macht vielmehr fehlende Sorgfalt in der Textredaktion für die Fehler verantwortlich.

I. Müller (Hrsg.), *Paracelsus, Klassische Texte der Wissenschaft,*
DOI 10.1007/978-3-642-41594-4_1, © Springer-Verlag Berlin Heidelberg 2013

1.1.2 1575

Theophrasti Paracelsi Germani philosophi ac medici summi De Morbis fossorum metallicorum. In: Aureoli Theophrasti Paracelsi Eremitae Philosophi summi Operum Latine redditorum Tomus II. Basel, ex officina Petri Pernae 1575, S. 1–139, nach S. 797 mit eigener Zählung; S. 138f: Georgius Forbergius Interpres lectori S. [= Sudhoff (1894) Nr. 166]

Lateinische Übersetzung des Erstdrucks von 1567; sie erschien innerhalb der geplanten lateinischen Sammelausgabe der Paracelsus-Werke, die im Baseler Verlag von Peter Perna begonnen wurde, aber über den zweiten Band nicht hinauskam. Die Schrift über die Bergkrankheiten steht am Ende des 2. Bandes. Die eigene Blattzählung der Abhandlung deutet darauf hin, dass sie eigentlich für einen anderen Band vorgesehen war und hier angehängt wurde, weil sie bereits im Druck vorlag, aber die Ausgabe abgebrochen wurde. Die lateinische Übersetzung mit dem Titel *De morbis fossorum* fertigte Georg Forberger (um 1543–1604)[1] an, der an der Baseler Paracelsus-Ausgabe des Petri Pernae als Übersetzer und Herausgeber maßgeblich beteiligt war. Ihm stand keine andere Ausgabe als der Dillinger Druck aus dem Jahr 1567 zur Verfügung, und er beklagte sich in einem Nachwort (S. 138–139) mit deutlichen Worten über die vielen Fehler der deutschen Vorlage.

1.1.3 1589

Paracelsus, Von der Bergsucht, vnd andern Bergkranckheiten. Drey Bücher. In: Fünffter Theil Der Bücher und Schrifften [...] Paracelsi [...] Jetzt [...] an tag geben: Durch Johannem Hvserum. Getruckt zu Basel, durch Conrad Waldkirch 1589, S. 1–73 [Sudhoff (1894) Nr. 220]

Abdruck der Abhandlung über die Bergkrankheiten innerhalb der ersten umfassenden Ausgabe der medizinischen und naturphilosophischen Werke des Hohenheimers, die der Paracelsist Johannes Huser (um 1545–1597/1604) im Auftrag des Erzbischofs Ernst von Köln in 10 Bänden von 1589 bis 1591 herausbrachte. Huser gibt im Vorwort zum gesamten Band 5 an, dass er die Druckvorlagen „von Wort zu wort wie sie in des Autor's Hande gefunden worden, in Truck gegeben, nichts verendert, nichts hinzu noch darvon gethan". Im Inhaltsverzeichnis fügt er dem Titel die Angabe hinzu: „Corrigiert ex Manuscriptis aliorum", die Kapitel 2 und 3 (Fragment) kennzeichnet er als „Zuvor nie gedruckt [...] ex Autographo".

1.1.4 1603

Paracelsus, Von der Bergsucht und andern Bergkranckheiten Drey Bücher. In: Fünffter Theil Der Bücher und Schriften des Edlen, Hochgelehrten und Bewehrten Philosophi und Medici, Philippi Theophrasti Bombast von Hohenheim, genannt Paracelsus. Jetzt auffs new auß den Originalien und Theophrasti eygener Handschrift [...] an Tag geben Durch

---

[1] Zaunick, Rudolph; Eulner, Hans-Heinz; Goldammer, Kurt: Der sächsische Paracelsist Georg Forberger: Mit bibliographischen Beiträgen zu Paracelsus, Alexander von Suchten, Denys Zacaire, Bernardus Trevirensis, Paolo Giovo, Francesco Guicciardini und Natale Conti. Aus dem Nachlaß 1977

Ioannem Huserum Brisgoium. Frankfurt a. Main, bei Joh. Wechels Erben 1603, S. 1–40 [Sudhoff (1894) Nr. 254]

Wortgetreuer Wiederabdruck aus Bd. 5, Teil 1 der Ausgabe Husers, mit dem einzigen Unterschied, dass der Text in 2 Kolumnen auf jeder Seite gedruckt ist.

1.1.5 1616

Paracelsus, Von der Bergsucht vnd andern Bergkranckheiten drey Bücher Deß Hocher-fahrnen Philosophie vnd Medici, Philippi Theophrasti von Hohenheim. In: Aureoli Philippi Theophrasti Bombast von Hohenheim Paracelsis, deß Edlen, Hochgelehrten, Fürtrefflichs-ten, Weltberümbtesten Philosophi vnd Medici Opera Bücher vnd Schrifften, soviel deren zur Hand gebracht [...] vnd durch Joannem Huserm Brisgoium in zehen underschiedliche Theil in Truck gegeben. Straßburg, in Verlegung Lazari Zetzners Seligen Erben, 1616, Bd. 1, S. 643–669 [Sudhoff (1894) Nr. 300]

Unveränderter Nachdruck der Abhandlung in Husers Sammelwerk Bd. 5, Teil 1

1.1.6 1925

Paracelsus, Von der Bergsucht und anderen Bergkrankheiten (1533/34). In: Karl Sudhoff (Hrg.), Theophrast von Hohenheim gen. Paracelsus. Sämtliche Werke. 1. Abteilung. Medi-zinische, naturwissenschaftliche und philosophische Schriften, Bd. 9, München-Planegg, Otto Wilhelm Barth Verlag 1925, S. 463–543, Einleitung S. 15

Der Text in der bis heute grundlegenden Ausgabe der Paracelsus-Werke von Karl Sud-hoff beruht auf der in Bd. 5, 1. Teil (1589) S. 1–73 abgedruckten Edition Husers, die Wie-dergabe bietet jedoch mehr als einen einfachen Abdruck, indem im kritischen Apparat die Wiener Handschrift 11.115 sowie der Erstdruck von 1567 berücksichtigt sind. Aller-dings hat Sudhoff die Groß- und Kleinschreibung Husers nicht übernommen, sondern einheitlich die Wörter in Kleinbuchstaben wiedergegeben.

1.1.7 1928

Paracelsus, Drei Bücher über die Bergsucht und andere Bergkrankheiten. In: Aschner, Bernhard (Hrg.): Paracelsus Sämtliche Werke. Nach der 10bändigen Huserschen Gesamt-ausgabe (1589–1591) zum erstenmal in neuzeitliches Deutsch übersetzt. Bd. 2, Jena, 1928, S. 375–436

Es handelt sich nicht um eine wortgetreue Rekonstruktion des Originaltextes wie sie Karl Sudhoff in seiner Edition versuchte, sondern um eine Übertragung. Wie Aschner selbst in der Einleitung betont, kam es ihm nicht auf philologische Genauigkeit oder sprachliche Einzelheiten an, sondern er wollte „den Tatsachengehalt und den allgemei-nen Sinn der Lehren" leicht zugänglich machen. Einzelne Wörter oder Sätze, die nach Meinung des Herausgebers wichtige Gedanken enthalten, sind zur Erleichterung des Ver-ständnisses im Text durch Sperrdruck hervorgehoben. Der Text dieser Ausgabe weicht stellenweise erheblich von dem Druck Husers ab.

1.1.8 1941

Rosen, George: On the Miner's Sickness and Other Miners'Diseases. Translated from the German, with an Introduction. In: Four Treatises of Theophrastus von Hohenheim called Paracelsus. Translated from the original German, with Introductory Essays. Hrg. von C. Lilian Temkin [u. a.], Baltimore, The Johns Hopkins Press 1941 (= Publications of the Institute of the History of Medicine The Johns Hopkins University. Second Series: Texts and Document, vol. 1), S. 45–126

Der mit einer informativen Einleitung versehene englische Text basiert auf dem Abdruck in Bd. 9 (1925) von Sudhoffs Ausgabe der Paracelsusschriften; die englische Übersetzung erschien in einer Reihe zur Dokumentation von Basistexten der Wissenschaftsgeschichte. Angesichts der dunklen, schwerverständlichen Sprache und eigenwilligen medizinischen Terminologie des Paracelsus bleibt die Wiedergabe als englischer Text unbefriedigend; ohne einen Kommentar, der hier notwendig gewesen wäre, kann sie nicht viel mehr leisten als eine allgemeine Bekanntmachung des Inhaltes.

1.1.9 2001

Lauterbach, Werner: Bombastus Paracelsus von Hohenheim. Abhandlungen über die Bergsucht aus den Jahren um 1537. In: Akten und Berichte aus dem sächsischen Bergbau, Heft 35, Kleinvoigtsberg (Sachsen), Jens Kugler Verlag 2001, S. 1–80

Es handelt sich um eine Abschrift (!) des Nachdruckes von 1616, versehen mit einer kurzen Einleitung zum Leben des Hohenheimers; das schmale Bändchen ist weder mit einem kritischen Apparat noch mit einem Kommentar versehen.

1.2 Handschriftliche Überlieferung

Die Handschriften der Abhandlung über die Bergkrankheiten, die der Ausgabe Husers zugrundelagen, sind ebensowenig erhalten wie die Vorlage des von Samuel Architectus besorgten Erstdrucks aus dem Jahr 1567. Husers Angabe, er habe die Schrift über die Bergkrankheiten „corrigiert ex Manuscriptis aliorum" (s. 1589) ist zu entnehmen, dass ihm neben der editio princeps weitere Abschriften zur Verfügung standen. Bekannt geworden sind bisher allerdings nur zwei nahezu vollständige Handschriften neben zwei Auszügen:

1.2.1 Wien, Österreichische Nationalbibliothek, Cod. 11.115, fol. 422r–477r [= Sudhoff 1898, Nr. 12]

Es handelt sich um eine Papierhandschrift aus der 2. Hälfte des 16. Jahrhunderts, geschrieben in gut leserlicher Handschrift fol. 422r–477r: „Von der Bergsucht vnnd Anndern Bergkranckheiten. Das Dritt Tractat. No. 7". Die Einteilung stimmt mit der Ausgabe Husers (1589) überein bis auf Buch II, das nur drei Tractate enthält. Der vierte Tractat von Buch II der Ausgabe Husers ist dem Vierten Tractat des Buches III angeschlossen, so daß hier (fol. 461r) zwei „Vierte Tractate" aufeinander folgen . Am Ende dieses Vierten Tractats (Fol. 462b–463b), mit dem Buch II in der Handschrift schließt, sind die beiden

Kapitel des Fragments (Paracelsus, Werke, Ed. Huser S. 66 und 67) eingefügt. Der sich an die Fragmente unmittelbar anschließende, von derselben Hand geschriebene Text gehört nicht zur Schrift über die Bergsucht, er beginnt: *„steckhen Inn ein Schlanngen, vor dem konig Pharaone. vß wem nam er das. aus der Stim gottes. die Stim was Got. Got der thats. also kamen die Magi [...]"* (fol. 463b) und enthält eine (unvollständiger) Abschrift des Liber I aus dem *Volumen Primum Philosophiae de divinis, operibus et factis et de secretis naturae Librii XXIII* (= Paracelsus, Werke, ed. Huser Bd. IX, S. 241–262; Paracelsus, Werke ed. Sudhoff, Bd. 14, S. 5–27). Der Auszug endet mit dem Satz *„zu gleicherweis wie angezaigt ist, zu nachts, dann bey tag wird wirt hierinn nichts gehanndlet, die nacht ist der gaist fröd, heimlich vnnd still"* (Paracelsus, Werke, ed. Huser Bd. 9, S. 262). Nach zwei Leerzeilen setzt der Text über die Bergkrankheiten wieder ein mit drei Zeilen, die bei Huser fehlen und lauten: *„erkannt mugen werden, als dann ein exempel, von den bergkranckheiten, vnnd von den dingen so vf inen wachsen, das ist uff den bergen, do solch kranckheit seindt."* Es folgen Capitel 6 bis 14, die dem Text der Ausgabe Husers (Paracelsus, Werke, Ed. Huser, Bd. 5, 1. Teil, S. 68–73) entsprechen.

Der Text der Wiener Handschrift weicht nicht nur in der Gliederung, sondern auch inhaltlich an vielen Stellen vom Erstdruck 1567 und Husers Ausgabe ab, zeigt jedoch insgesamt eine größere Übereinstimmung mit der Ausgabe Husers als mit der Editio princeps.

[= W]

1.2.2 Wien, Österreichische Nationalbibliothek, Cod. 11.343, fol. 170a–184b [= Sudhoff 1898, Nr. 58],

Handschrift um 1651 entstanden. Der Codex enthält eine Sammlung von Auszügen aus Paracelsischen Schriften, die Kaiser Ferdinand III. gewidmet sind.

fol. 170a–184b: *Von der Bergsucht vnd andern Bergkranckheiten.* Abschrift einiger Kapitel der Abhandlung über die Bergkrankheiten, sie umfasst die Kapitel Buch I, Tractat I, III und IV; Buch III, Capitel 10–14 (Paracelsus Werke, Ed. Huser, Bd. V, 1. Teil, S. 1–6, 18–25, 70–73. Sudhoff hat der Handschrift jeden Wert für eine kritische Ausgabe der Paracelsus-Schriften abgesprochen.

1.2.3 Wien, Österreichische Nationalbibliothek, Cod. 11.206 (Med. 153), fol. 158b–161b [= Sudhoff 1898, Nr. 59]

Der Codex, der in der Mitte des 16. Jahrhunderts entstand, enthält den Index zu einer Sammlung medizinischer Exzerpte, die sich in einem anderen Kodex befinden. Die freien Stellen sind mit Notizen ausgefüllt, darunter fol. 158b–161b Auszüge aus der Vorrede des Erstdruckes aus dem Jahr 1567.

1.2.4 Halle, Marienbibliothek, Hs. Nr. 70 (ehemals Nr. 34), fol. 1r–58v;

Papierschrift, in Pergament gebunden, um 1560–1565 entstanden. Der Codex enthält Abschriften mehrerer paracelsischer Traktate, die von unterschiedlichen Schreibern angefertigt wurden. Der Band enthält 6 Konvolute mit folgenden Titeln:

[1] *De Imaginibus* (Paracelsus Werke, ed. Huser, Bd. IX, S. 369–393; ed. Sudhoff Bd. 13, S. 359–386); ohne weitere Kennzeichnung[2] schließt sich das siebte Buch der *Archidoxis magicae* an (6 Bll.), einer Schrift, die Sudhoff den Spuria Paracelsi zugeordnet hat und an deren Echtheit auch Huser zweifelte. Huser nahm sie dennoch in seine Sammlung der Opera Paracelsi auf, *„weill sie Theophrasti Sachen nicht vngemeß"* (Paracelsus, Werke, ed. Huser, Bd. 10, A S. 131–138, *Liber septimus Archidoxis magicae, de sigillis planetarum*; ed. Sudhoff, Bd. 14, S. 492–498; vgl. dazu die Einleitung S. XXV–XXVIII). Darauf folgen

[2] *Decem*[3] *Libri Archidoxis Theophrasti Germani Philosophie dicti Paracelsi Magni, De Misteriis Naturae* (unpaginiert) mit dem Vermerk, *„Anno domini 1569, finitum 6. Octobris a propria Manu Theophrasti praescriptta per me P. G. A. T."* (Paracelsus Werke, ed. Huser, Bd. VI, 1–98; ed. Sudhoff, Bd. 3, S. 91–200; vgl. dazu die Einleitung S. XXVIII, S. 528; Sudhoff hat die Handschrift im Variantenapparat benutzt).

[3] *Liber de renovatione et restauratione* (Paracelsus Werke, ed. Huser, Bd. VI, S. 100–114; ed. Sudhoff, Bd. 3, 201–220, Sudhoff hat die Handschrift im Variantenapparat benutzt)

[4] *Liber der vita longa (deutsch)* (Paracelsus Werke, ed. Huser, Bd. VI, S. 115–136; ed. Sudhoff, Bd. 3, S. 221–245; Sudhoff hat die Handschrift im Variantenapparat benutzt), mit dem kurzen Empfehlungsschreiben [„Ad lectorem Valentius de Retiis"] eines sonst unbekannten, vermutlich fiktiven Verfassers Valentin de Retiis (Paracelsus, Werke, ed. Huser, Bd. VI, S. 99; zur Person des Valentin de Retiis vgl. Sudhoff, 1894, Nr. 46, Nr. 47, und Paracelsus Werke, ed. Sudhoff, Bd. 3, 562–564).

[5] *Von der Pergsucht vnnd andern Kranckheiten*, folio 1r–58v[4]; auf dem Titelblatt der Eintrag: „Ex libris manuscriptis Theodori Birckmannj Agrippinatis, AD 1563", am Schluss des Textes die Angabe: „Absolui descriptionem huius libri ex autographo D. Ioanni Montani Ratisbonae Anno 1563 Mense Novembri, ipso die S. Martini" (fol. 58v) [Paracelsus Werke, ed. Huser, Bd. 5, Teil 1, S. 1–73; ed. Sudhoff, Bd. 9, S. 463–543, von Sudhoff nicht benutzt]

[6] *Liber sextus in Medicinis Theophrasti [...] de aegritudinibu ex Tartaro supervenientibus et diuiditur in duos Tractatus*, in doppelter Abschrift, die erste trägt den Vermerk: „Anno [15]62, 26. Junii Antwer[piae] ex Autographo" [Paracelsus Werke, ed. Huser, Bd. 4, 9–37; ed. Sudhoff, Bd. 2, S. 357–486, Einleitung XXVI ff; vgl. auch Sudhoff, 1894, Nr. 151; Sudhoff hat die Handschrift im Variantenapparat benutzt]

Über die Herkunft der Handschrift liegen leider keine Informationen in der Marienbibliothek vor. Es ist anzunehmen, dass die Reihenfolge der Abhandlungen nicht dem ursprünglichen Zusammenhang eines Bandes entsprach, sondern die meist unpaginierten, von verschiedenen Händen geschriebenen Blätter scheinen erst später zu einem Ganzen zusammengefügt worden zu sein. Jedes der 6 Konvolute bedarf daher einer eigenen Untersuchung.

Erläuterungen zu [5]: *Von der Pergsucht vnnd andern Kranckheiten*
Nach den Quellenangaben zu Anfang und Ende des Textes von Konvolut 5 steht die Entstehung dieser Abschrift in unmittelbarer Beziehung zu den besten Kennern paracelsischer Handschriften jener Zeit, Theodor Birckmann und Johannes Montanus.

---

[2]   Der Textanfang lautet: „Hie hebt sich an ein Buch nach der 7 Planeten lauf"

[3]   Über Widersprüchlichkeit in der Zählung der Bücher auf dem Titelblatt (10 Bücher) im Gegensatz zu der Ordnung des Inhaltes (9 Bücher) hat sich Huser in der Einleitung zu seinem Druck der Schrift ausführlich geäußert; Sudhoff hat Husers Erläuterung in seiner Edition, Bd. 3, S. 497ff wiedergegeben

[4]   Sudhoff gibt irrtümlicherweise „40 Blätter" an (Paracelsus, Werke, ed. Sudhoff, Bd. 1, S. XXIX)

Theodor Bir(c)kmann (1531–1586), der sich nach einem Studium der Medizin in Italien und Montpellier in seiner Heimatstadt Köln (Colonia Agrippina) als praktischer Arzt niedergelassen hatte, war als eifriger Anhänger des Paracelsus hervorgetreten und zählte zu jenen streitbaren Kölner Paracelsisten in der 2. Hälfte des 16. Jahrhunderts, die das Erbe des Paracelsus gegen die Anfeindungen von Vertretern der Alten Heilkunde mit aller Kraft verteidigten (Norpoth 1953;1968). Als Angehörigem der alteingesessenen Kölner Buchhändlerfamilie Birckmann fiel es ihm zudem nicht schwer, paracelsische Schriften in den Druck zu geben. So erschienen allein in der Kölner Officin Birckmann zwischen 1530 und 1570 zwölf Werke des Paracelsus. Die erste Paracelsusschrift, die der Kölner Verlag 1564 herausbrachte [Sudhoff, 1894, Nr. 63], betraf die „Elf Traktate" über die Pathologie verschiedener Krankheiten wie Wassersucht, Schwindsucht, Kolikarten, Fallsucht etc.. Im Vorwort weist Birckmann daraufhin, dass er das Originalmanuskript einem „sonderlichen liebhaber und erfarne des Paracelsi Schriften" verdanke. Nach Sudhoffs Vermutung bezog sich die Anspielung auf Johannes Montanus, ohne den Verdacht konkretisieren zu können. Lediglich steht fest, dass Johannes Montanus (1531–1604), ein bedeutender Vertreter des schlesischen Paracelsismus (Telle, 2011), Verbindungen nach Köln unterhielt. Wie dem Vorwort zur Schrift des Paracelsus „Modus Pharmacandi", die 1562 in Köln bei Jaspar Gennep erschien [Sudhoff, 1894, Nr. 48], zu entnehmen ist, hatte Montanus dem Kölner Patrizier Anthonius Rinck das Manuskript dieser Abhandlung zur Veröffentlichung überlassen. Johannes Montanus (1531–1604), der eigentlich Johann Schultheiss vom Berg hieß und auch unter dem Namen Johannes Scultetus bekannt war, hatte sich als praktischer Arzt in Striegau und Hirschberg niedergelassen und besaß selbst eine reiche Sammlung von Paracelsus-Schriften, die er auf seinen zahlreichen Reisen zu vermehren bestrebt war. Selbst hat er keine Werke des Paracelsus ediert, aber zu ihm „wallfahrten die Paracelsisten und allen stellte er seine Schätze zur Verfügung"[5]. So war er auch ein wichtiger Handschriftenlieferant für die Ausgabe Husers. Montanus gehört zu den verdienstvollen Sammlern und Leihgebern von Handschriften, die Huser in der Vorrede seines 1. Bandes namentlich anführt und besonders hervorhob: „Ein fürnemen theil der volkommensten Originalien, so wol ein grosse anzahl seiner geschriebnen Exemplarien, hatt hierzu auch guttwillig dargeben der Hochgelerte vnd Weitberuembte Herr Johannes Scultetus Montanus, Medicus zu Hirschberg inn Schlesien, mein geliebter Praeceptor: Welche er in seinen vielfaltigen Reisen vor viel jahren zu wegen bracht hatt." (Paracelsus Werke, Ed. Huser, Bd. 1, Vorrede, unpag.).

Außer Johannes Huser zählte Montanus zahlreiche namhafte Paracelsisten wie Leonhard Thurneisser, Georg Forberger und andere zu seinen Freunden; ob er auch mit Birckmann Kontakte gepflegt hat, ist nicht belegt, zumindest besass Theodor Birckmann, wie die Hallenser Handschrift bezeugt, Autographen des Johannes Montanus von Paracelsus-Texten. Sudhoff konnte die Handschrift für seine Edition der Schrift über die Bergkrankheiten nicht mehr benutzen, weil er sie erst nach ihrer Drucklegung entdeckte[6], nannte den Codex aber insgesamt beachtenswert und nutzte ihn wegen seiner Zuverlässigkeit für die anderen Schriften in Bd. II und Bd. III seiner Edition.

[HM]

---

[5] Schubert/Sudhoff (1887) H. 1, S. 71
[6] Bd. 9 der Edition Sudhoffs, der die Schrift über die Bergsucht enthält, erschien 1925, Sudhoff entdeckte nach eigenen Angaben „durch Zufall" erst im Juni 1929 die Handschrift in Halle (Paracelsus, Werke, Ed. Sudhoff, Bd. 1, S. XXVIII)

2.1 Textkonstitution

Die Rekonstruktion des hier wiedergegebenen Textes [vgl. unten S. 1–96] beruht auf der Handschrift Ms Nr. 70 der Marienbibliothek in Halle [=HM]; die Abschrift stimmt weitgehend mit der Ausgabe Husers = Sudhoffs [Paracelsus, Werke, Ed. Sudhoff, Bd. 9, S. 461–544] überein, bietet jedoch trotz einiger Lesefehler des Kopisten in vielen Fällen bessere Lesarten als der von Sudhoff nach der Ausgabe Husers abgedruckte Text. Wie durch die Datierung und Herkunft der Abschrift belegt ist, zeichnet sich der Hallenser Kodex durch die besondere Autornähe der Textzeugen aus, deren Entstehung im unmittelbaren Umfeld der zu ihrer Zeit besten Kenner paracelsischen Schriftguts, Birckmann und Montanus, zu suchen ist und somit vermutlich eine geringere Zahl von Bearbeitungsstufen durchlaufen hatte als die Vorlagen, die ca. 25 Jahre später in den Druck Husers einflossen. Die Edition der Hallenser Handschrift bietet somit eine wichtige Ergänzung zu Sudhoffs Ausgabe der Schrift über die Bergkrankheiten.

Der Text der Handschrift ist wort- und zeilengetreu wiedergegeben, wobei offensichtliche Verschreiber stillschweigend korrigiert wurden. Abweichungen von der Editio princeps (1567), von der Wiener Handschrift 11.115 sowie der Ausgabe Husers, die mit der Edition Sudhoffs identisch ist, wurden im Variantenapparat vermerkt. In Zweifelsfällen ist auch die lateinische Bearbeitung von Forberger (EL) herangezogen, wie aus dem kritischen Apparat zu ersehen ist. Die in der Handschrift vorgefundene Groß- und Kleinschreibung wurde ebenso wie die Interpunktion, soweit sie erkennbar waren, übernommen und keine Normierung nach dem Vorbild Sudhoffs eingeführt. Sudhoffs Argument, dass bereits Huser die Texte orthographisch und sprachlich in seinen Drucken vereinheitlicht habe und es zu jener Zeit keine geregelte Rechtschreibung gab, trifft zwar zu, das Ergebnis entfernt sich jedoch erheblich von der ursprünglichen Typographie, die für das Verständnis des Inhaltes nicht ohne Bedeutung ist. Die Zahlen am Rand [xxx Su] verweisen auf die entsprechenden Seiten in der Edition Sudhoffs in Bd. 9 (1925).

In der Einteilung in Bücher, Traktate und Kapitel fallen gegenüber den anderen Ausgaben in der Hallenser Handschrift einige Besonderheiten auf: Buch II beginnt mit Trakt. III über die Krankheiten der Arbeiter im Salzbergbau, und schließt als Tractat IV zunächst die Heilungsmöglichkeiten dieser besonderen Berufsgruppe an, ehe im Traktat I und II die Krankheiten der Metallarbeiter behandelt werden. Sudhoff stellt hingegen mit Huser die Krankheiten der Metallarbeiter an den Anfang des 2. Buches und läßt dann erst Traktat III und IV über die Kranken im Salzbergbau folgen. In der Wiener Handschrift wird Traktat IV des 2. Buches ins III. Buch verschoben, wo es ebenfalls als Traktat IV formiert, so daß unmittelbar hintereinander zwei „Vierte Traktate" stehen. In der Editio princeps und lateinischen Bearbeitung fehlt im 2. Buch ebenfalls der IV. Traktat, der dort als Traktat V

I. Müller (Hrsg.), *Paracelsus, Klassische Texte der Wissenschaft,*
DOI 10.1007/978-3-642-41594-4_2, © Springer-Verlag Berlin Heidelberg 2013

Übersicht über die Kapitelfolge in den verschiedenen Ausgaben der paracelsischen Schrift über die Bergkrankheiten

Bücher I–III	HM	D2	W	D1 1567	EL
Buch I Bergsucht	Tract. I, c. 1–4	Tract. I, c. 1–4	Tract. I, c. 1–4	Tract. I, c. 1–4	Tract. I, c. 1–4
	Tract. II Urspr. c. 1–5	Tract. II Urspr. c. 1–5	Tract. II Urspr. c. 1–5	Tract. II Ursprg. c. 1–5	Tract. II, c. 1–5
	Tract. III werken / c. 1–4	Tract. III wesen / c. 1–4	Tract. III wercken, / c. 1–4	Tract. III, werken, / c. 1–5	Tract, III / c. 1–5
	Tract. IIII Heilung, / c. 1–8	Tract. IIII Heilung / c. 1–8	Tract. IIII Heilung, / c. 1–8	Tract. IIII, Heilung / c. 1–8	Tract. IIII / c. 1–8
Buch II Schmelzer	Tract. III Salzerze / c. 1–5	Tract. I materia / c. 1–5	Tract. I materia / c. 1–5	Tract. I materia / c. 1–5	Tract. I / c. 1–5
	Tract. IIII Heilung / Salze c. 1–6	Tract. II metall Rauch / c. 1–5	Tract. II metall Rauch / c. 1–5	Tract. II metall Rauch / c. 1–5	Tract. II morbis / metall. c. 1–5
	Tract. I materia / c. 1–5	Tract. III Salzerze / c. 1–5	Tract. III Salzerze / c. 1–5	Tract. III Salzerze / c. 1–5	Tract. III morbis / salium c. 1–5
	Tract. II metall. Rauch / c. 1–6	Tract. IIII Heilung Salze / [= Tract. V, c. 1–7 D1]			
Buch III Hg Kht	Tract. I, c. 1–4	Tract. I, c. 1–4	Tract. I, c. 1–4	Tract. I, c. 1–4	Tract. I, c. 1–4
	Tract. II, c. 1–5	Tract. II, c. 1–5	Tract. II, c. 1–5	Tract. II, c. 1–5	Tract. II, c. 1–5
	Tract. III, c. 1–4	Tract. III, c. 1–4	Tract. III, c. 1–4	Tract. III, c. 1–4	Tract. III, c. 1–4
	Tract. IIII, c. 1–4	Tract. IIII, c. 1–4	Tract. IIII, c. 1–4	Tract. IIII, c. 1–4	Tract. IIII, c. 1–4
	Cap. 5 fehlt	Cap. 5 fehlt	Cap. 5 fehlt	Tract. V [Heilung Salze]	Tract. V
	Cap. 6–14	Fragm. cap. 2–3	Tract. III Heilung Salze / [= Tract. V, 1–7 D1], c. 1–7	Cap. 1–7	Cap. 1–7
	Frgm. cap. 2–3	Cap. 6–14 / [= VI, 1–9 D1]	Frgm. cap. 2–3	Tract. VI, c. 1–9	Tract. VI, c. 1–9
			Cap. 6–14 / [= Tract. VI, 1–9 D1]		

nach Buch III verschoben wird, an den sich folgerichtig Traktat VI mit 9 Kapiteln an-
schließt. In der Hallenser Handschrift und Husers = Sudhoffs Edition werden diese Kapitel
als cap. 6–14 des Tractates IV in Buch III gezählt. Zum besseren Verständnis sind die Ver-
schiebungen in der Übersicht nach Seite 10 noch einmal tabellarisch zusammengefasst.

2.2 Variantenapparat

Die folgenden Abkürzungen für die zitierten Vergleichstexte wurden verwendet:

HM: Halle, Marienbibliothek   [= I B. Nr. 4]
W: Wiener Kodex 11.115   [= I B. Nr. 1]
D1: Editio princeps 1567   [= I A. 1567]
D2: Ed. Sudhoff 1925 = Huser   [= I A. 1589, 1925]
EL: Editio Latina 1575   [= I A. 1575]

Im Variantenapparat wurden nur inhaltliche Abweichungen und in besonderen Fällen die
individuellen Schreibweisen berücksichtigt, um den Apparat nicht unnötig zu belasten.
Auf die Anzeige gelegentlich variierender Schreibweisen, wie sie in der folgenden Tabelle
beispielhaft angeführt sind, wurde verzichtet:

als	<-->	wie
b	<-->	p
bei dem	<-->	beim
bergsucht	<-->	pergsucht
c	<-->	ch
ck	<-->	k
do	<-->	da
ein	<-->	ain
f	<-->	v
ietlich	<-->	jeglich
in	<-->	inn
ir	<-->	ihr
kranckheit(t)	<-->	kranckhait(t)
lung	<-->	lungen
müglich	<-->	möglich
nuhn	<-->	nun
seind	<-->	sind
seind(t)	<-->	sein
vff	<-->	auf
von	<-->	vom
von dem	<-->	vom
vß	<-->	aus
y	<-->	i
zur	<-->	zu der

2.3 Zum Verfasser und Inhalt der Schrift über die Bergkrankheiten

2.3.1 Biographische Aspekte

Zeittafel zum Leben des Philipp Theophrastus Bombast von Hohenheim, gen. Paracelsus[1] [= P.]

geb. 1493/1494	in Einsiedeln (Kanton Schwyz) als Sohn des Arztes Wilhelm Bombast von Hohenheim (um 1457–1534)
1502	Übersiedlung des Vaters nach Villach (Kärnten), der P. den ersten Unterricht in den Grundlagen der Alchemie und Metallurgie erteilt
um 1515	Promotion zum Dr. med. in Ferrara (urkundlich nicht belegt); anschließend bereist P. weite Teile Europas als Wundarzt
1524/ 25	Aufenthalt in Salzburg; durch seine Teilnahme an dem dortigen Bauernaufstand gegenüber der Obrigkeit macht sich P. unbeliebt und muss fliehen
1526	erwirbt P. in Straßburg das Bürgerrecht
1527	Berufung als Stadtarzt und Professor der Medizin nach Basel
1528	Anfeindungen der Medizinischen Fakultät als Reaktion auf die beißende Kritik des Hohenheimers an der Ärzte- und Apothekerschaft zwingen P. zur Flucht aus Basel; nach kurzem Aufenthalt im Elsass und Süddeutschland erreicht er
1529	Nürnberg, wo seine Syphilisschriften erscheinen (1529 über das Guajakholz, 1530 über die Französische Krankheit)
1531	bis Anfang 1532 ist P. in St. Gallen anzutreffen,
1533	oder 1534 wandert Paracelsus weiter durch das Inntal über Innsbruck und Sterzing nach Meran,
Ende 1533 bis Anfang 1534	Besuch der Berg- und Hüttenwerke des Tiroler Inntales
1534	Aufenthalt in Sterzing (Schrift über die Pest)
1535	Aufenthalt in Bad Pfäfers (Schrift über Bad Pfäfers)
1536	Aufenthalt in Augsburg, wo er den Druck der beiden Bücher der „Großen Wundarznei" überwacht,
Ende 1537 bis oder Anfang 1538	P. zog über Preßburg nach Wien, von dort über Villach (Kärnten) nach Klagenfurt
1541	gelangt P. nach Salzburg, wo er am 24. 9. 1541 stirbt

Angesichts der Fülle an Literatur, die Leben und Werke des ebenso gefeierten wie verteufelten Arztes, Naturforschers und Alchemisten Paracelsus (um 1493/94–1541) zum Gegenstand der Betrachtung machen[2], wird sich die folgende Darstellung hauptsächlich auf die Phasen seines Lebens beschränken, die ihm Gelegenheit zur Auseinandersetzung mit dem Bergbau und seinen Folgen für die Bergarbeiter boten.

Paracelsus wuchs in einer seit vielen Jahrhunderten vom Bergbau geprägten Landschaft auf. Nach eigenen Aussagen wurde er bereits von seinem Vater, der 1502 als

[1] Erstellt nach Müller-Jahncke, Wolf-Dieter: Paracelsus. In: Neue Deutsche Biographie Bd. 20 (2001) S. 61–64
[2] Vgl. Classen (2010); Dilg (1993; 2011); Franz (2007); Jähne (2011); Menzel (1989); Pagel (1962); Papadopoulos (2012); Wollgast (1993)

Stadtarzt nach Villach in Kärnten übersiedelte, in die Mineralogie und Alchemie eingeführt. Außer seinem Vater zählt Paracelsus eine Reihe gelehrter Geistlicher auf, die sich „mit sampt vilerlei geschriften der alten und der neuen von etlichen herkomen um seine Ausbildung bemüht haben"[3]. Neben der Theorie verweist er auf die praktischen Erfahrungen, die er schon früh in der alchemistisch-chemischen Kunst gesammelt hat, und hebt vor allem einen Namen unter den Alchemisten hervor: den „edel und fest Sigmund Fueger von Schwaz mit sampt einer anzal seiner gehaltnen laboranten". Sigmund Fueger war 1511–1529 Schmelzer in Schwaz in Tirol, er gehörte dem Grafengeschlecht Fueger von Friedberg an, das einen beträchtlichen Anteil am Silberbergbau in Schwaz in Tirol hatte.[4]

Das Interesse an der Metallverhüttung, am Erzabbau und seinen Produkten, das hier bereits in früher Jugend geweckt wurde, hat Paracelsus zeitlebens begleitet. Noch 1538, nach vielen Jahren ruhelosen Wanderns durch Europa, verfasste er mit den sogenannten Kärntener Schriften eine Art Huldigung für dieses Land, das bezüglich „der Künste, die die Metalle, Vitriole, Erze und dergleichen betreffen, das erste im deutschen Lande gewesen ist," und er fügte nicht ohne Stolz hinzu: „Wenn man im Grunde sehen will, was Bergwerke und die Arznei betrifft, so ist Kärnten das erste Land gewesen." Seine Kenntnis des Bergbaus in dieser Gegend kommt auch in der anschließenden Beschreibung der Erzvorkommen in Kärnten zum Vorschein: „In Bleiberg ist wunderbares Bleierz, das nicht nur Germanien, sondern auch Pannonien, die Türkei und Italien mit Blei versorgt. Auch Eisenerz wird zu Hutenberg und in seiner Umgebung gefunden. Vortrefflicher Stahl wird daraus bereitet. Viel Alaunerz, auch Vitriolerz in hoher Gradierung, Golderz und Waschwerke mit trefflicher Ausbeute findet man bei S. Paternion. Auch das Erz Zink, sonst in Europa nicht gefunden wird, ein gar fremdes Metall, das seltsamer als andere ist, wird hier gefunden. Auch treffliches Zinnobererz, das nicht ohne Quecksilber ist, ist hier. Verschiedene Margasiten, auch weißer, roter und schwarzer Talk sind hier..."[5]. Schließlich sind es die Bergwerke, die Paracelsus zur Verteidigung gegen sein „Landfahren" und fehlende Sesshaftigkeit ins Feld führt. Um ein guter Alchimist und Chemiker zu sein, muss der Arzt die Minerale vor Ort studieren, das aber heißt, „die Berge gehen ihm nicht nach, sondern er muss ihnen nachgehen", denn so fragt er weiter und greift auf seine eigene Erfahrung zurück: „Wie kann jemand hinter die Bereitung der Natur kommen, wenn er sie nicht sucht wo sie ist? Soll mir das verargt werden, dass ich meine Minerale aufgesucht habe, dass ich ihre Gemüt und Herz erfahren habe, ihre Kunst in meinen Händen gehabt habe, die mich lehrt, das Reine vom Kote scheiden, wodurch ich vielem Schlechten beikommen kann?"[6]

Die Vertrautheit des Hohenheimers mit der Arbeit der Hüttenleute scheint auch im folgenden Beispiel auf, in dem er die Schwierigkeit der ärztlichen Diagnose mit verborgenen Symptomen der bergmännischen Probierkunst vergleicht: „Er [der Bergmann] sei wie gut, wie richtig, wie kunstreich und wie geschickt er wolle, er erkennt ein Erz nicht, wenn er es das erste Mal sieht. Er weiß nicht, was es enthält, was es kann, wie mit ihm umzugehen ist, ob es zu rösten, zu schmelzen, abzutreiben oder zu brennen ist. Er muß es zuerst laufen lassen, es muß einige Proben und Versuche kosten, damit er sehe, was damit anzufangen ist. Wenn er es gut durch das Sieb gefegt hat, kann er sich einen sicheren

---

[3] Große Wundarznei, Paracelsus Werke, Ed. Sudhoff, Bd. 10, S. 354
[4] Schubert/Sudhoff (1887) S. 86
[5] Aschner (1926) Bd. 1, S. 465
[6] Aschner (1926) Bd. 1, S. 482

Weg vornehmen, dass es so sein muß. So verhält es sich auch mit den verborgenen lang-
wierigen Krankheiten, dass nicht so schnell ein Urteil abgegeben werden kann."[7]

Die Verhüttungspraxis war Vorbild für eines seiner wichtigsten Prinzipien, des „Archaeus", der einem inneren Alchemisten gleich in jedem Organ wirken und die Funktio-
nen des Organs steuern sollte. „Sich sol niemant hierin verwundern, das ich in den
microcosmum ein schmelzhütten sez, darzu ein schmelzer darin der archeus heißet"[8], er
ist die aktive lebendige Kraft, „die im menschen alle die vulcanischen [Feuers-] künste
volbringt, ordnet, schickt und fügt alle ding in kraft der gebnen künsten von got in sein
wesen, ein iegliche in sein lezte materia."[9]

Auch außerhalb seiner Schrift über die Bergkrankheiten lenkte Paracelsus die Aufmerksamkeit auf die Schädigungen, denen die Bergarbeiter ausgesetzt sind; in der Großen Wundarznei verwies er auf die „Vergiftungen der bergwerk im schmelzen, in gruben
und dergleichen", und warnte vor dem „brant der metallen, [...] dem brande aus den
salzwassern, kupferwassern, rostfeur und von schlacken", vor den mannigfaltigen Brand-
verletzungen, die sich beim Sieden des Vitriols und Alauns, aber auch „von erz begebent,
als vom rösten, schmölzen, abtreiben und dergleichen [...] auch bei denen die mit quek-
silber umbgon, zinober machen, minien und dergleichen"[10]. Er beobachtete die Schäden,
die in dem damals höchstgelegenen Bergwerksbetrieb Europas auf dem Schneeberg
(über 2000 m hoch) bei Sterzing durch Erfrieren entstanden und zeigt die Spätfolgen auf,
die bei Vernachlässigung dieser Gefahr auftreten können.[11]

Paracelsus hatte demnach ausreichend Gelegenheit, mit den Krankheiten der Berg-
und Hüttenarbeiter in Berührung zu kommen und ihre Ursachen wie Heilung zu studieren. Sudhoff datiert den Abschluß der Schrift über die Bergsucht und andere Bergkrankheiten in das Jahr 1534 und vermutet, dass ein in das Jahr 1533 oder Anfang 1534 fallen-
der Besuch der Berg- und Hüttenwerke im Tiroler Inntal den letzten Anstoß zur
Fertigstellung des Werkes gab.

2.3.2 Krankheitslehre des Paracelsus

Die Schrift über die Bergkrankheiten fand nur wenig später nach Vollendung (um 1531)
des Opus Paramirum ihren Abschluss, und knüpft unmittelbar an die Vorstellungen über
die Ätiologie und Pathogenese der Krankheiten an, die Paracelsus als Gegenentwurf zur
traditionellen, auf Galen zurückgehenden Humoralpathologie im Opus Paramirum entwi-
ckelt hatte. Anstelle der vier Säfte (*humores*) und Qualitäten konzipierte er als drei grundlegende Prinzipien *Mercurius, Sulphur* und *Sal*, aus denen sämtliche körperlichen Gebilde,
auch der menschliche Organismus, zusammengesetzt sein sollten und die sowohl Gesundheit wie Krankheit bestimmten. Diese Urbestandteile aller Dinge entsprachen den
alchemistischen Operationen, die beim Verbrennungsvorgang zu beobachten waren:
Sulphur (Schwefel) verkörpert das Brennbare, *Mercurius* (Quecksilber), das was sublimiert,
den Rauch und das *Sal* (Salz) den Rückstand der Verbrennung, die Asche. Sie gelangen
über die Nahrung in den Körper, in dem jedes Organ mit einem sogenannten „Archaeus",
einem „Meisteralchemist", ausgestattet ist, der die aufgenommenen Substanzen zerlegt,

---

[7]   Aschner (1926) Bd. 1, S. 492
[8]   Paracelsus Werke, ed. Sudhoff, Bd. 10, S. 316
[9]   Paracelsus Werke, ed. Sudhoff, Bd. 10, S. 314f
[10] Paracelsus Werke, ed. Sudhoff, Bd. 10, S. 177, 186, 206
[11] Paracelsus Werke, ed. Sudhoff, Bd. 10, S. 194f

entgiftet und die Lebensfunktionen auf chemischem Wege steuert. Versagt der Archaeus, so entsteht Krankheit bzw. Tod. Paracelsus beförderte somit die Annahme von einer räumlichen Lokalisation der Krankheiten und Ableitung der Krankheitsprozesse aus der spezifischen Veränderung der Organe. Die Idee der Krankheitsentstehung aufgrund einer gestörten, den Gesamtorganismus betreffenden Säftemischung wurde damit hinfällig. Nach paracelsischem Konzept liegt der Schauplatz der Krankheit vielmehr in einer stofflichen Entgleisung oder Entmischung der drei Prinzipien *Mercurius*, *Sulphur* und *Sal*[12], die bei Überwiegen des *Sulphur* Krankheiten wie Fieber, Pest, *Apostemata* oder *Ikterus*, bei Vorherrschen des *Mercurius* als Folge aufsteigender Dünste Manie, Fieberdelirien, Apoplexie und Tobsucht oder bei Vermehrung des Sal Wassersucht, Ulzera, Lungenschädigungen und Sedimentbildungen hervorrufen können. Eine bedeutsame Rolle spielen dabei die sogenannten tartarischen Krankheiten, die sich in Analogie zur Ablagerung von Weinsteinkristallen in Weinfässern durch Koagulation eingetrockneten Salzes als Konkremente (Gallen-, Blasen-, Nierenstein) oder Ausscheidungen an den Gefäßwänden, in Gelenken etc. im Körper bilden und auch äußere Hautausschläge verursachen sollten.

Neben diesen alchemisch-chemischen Prinzipien, auf der die paracelsische Krankheitslehre beruhte, waren für Paracelsus die astralischen Einflüsse von großer Bedeutung. Gemäß seiner Gedankenwelt bestehen unendlich viele Konkordanzen zwischen der kosmisch-siderischen Welt (Makrokosmos) und der Welt des Menschen (Mikrokosmos). Im Himmel gibt es nichts, was nicht auch im Menschen enthalten ist. Über diese Beziehungsgefüge muss der Arzt Bescheid wissen, um die Krankheiten zu erkennen und angemessen zu heilen. Denn mit den im Himmel kreisenden 7 Planeten stimmen die 7 Organe im menschlichen Körper überein: Jupiter entspricht der Leber, der Mond dem Gehirn, die Sonne dem Herzen, der Saturn der Milz, der Merkur der Lunge, die Venus den Nieren. Deshalb gilt für Paraceslus, wenn ein Arzt die Krankheiten auslegen, zählen und nennen will, so lehrt ihn das der Himmel. Er zeigt an aller Krankheiten Ursprung und Materie und was sie sind[13], und der Arzt muss die Einwirkung der unsichtbaren unkörperlichen Kräfte der oberen Welt auf die unteren Stufen des Kosmos wahrnehmen, um die Entstehung der Krankheiten zu begreifen. Denn die Ausdünstungen der Sterne enthalten krankmachende „Samen", die über die Luft zum Menschen gelangen und im Körper heranwachsen und ihr Gift ausbreiten, wenn nicht der Archaeus einschreitet. Neben der Philosophie (Naturforschung, Kenntnis der Natur in den unteren Sphären), Alchemie und Tugendlehre zählt daher die Astronomie zu den vier wichtigen Säulen, auf die sich die Paracelsische Lehre stützt[14].

Ähnlich wie die pathogenetischen Vorstellungen war auch die Arzneimittelanwendung von den chemischen Erfahrungen geprägt, die Paracelsus im Umgang mit der Metallgewinnung gewonnen hatte. Er setzte als einer der ersten in größerem Umfang chemische Substanzen nicht nur zur äußerlichen Behandlung, sondern auch gegen innerliche Leiden ein. Gegenüber den Kritikern verteidigte er das umstrittene neue Arzneimittelkonzept mit dem bis heute gültigen Prinzip von der Dosisabhängigkeit der Arzneimittelwirkung, das in dem berühmten Satz zusammengefasst ist: „was ist das nit gift ist? alle ding sind gift und nichts on gift; alein die dosis macht das ein ding kein gift ist."[15] Einige Seiten weiter gibt er das zweite Prinzip preis, das ihn bei der Herstellung chemischer Arzneimittel leitete: die Entgiftung mineralischer Produkte mithilfe chemischer Operationen wie Oxidation,

---

[12] Rothschuh (1978) S. 268f
[13] Paracelsus Werke, ed. Sudhoff, Bd. 8, S, 175f
[14] Rothschuh (1978) S. 93f
[15] Paracelsus Werke, ed. Sudhoff, Bd. 11, S. 138

Reduktion u. ähnlichem: „ob gleichwol ein ding gift ist, es mag in kein gift gebracht werden. als ein exempel von dem arsenico, der der höchsten gift eines ist und ein drachma ein ietliches ros tötet; feur in mit sale nitri, so ist es kein gift mer: zehn pfunt genossen ist on schaden."[16] Modern gesprochen hat hier Paracelsus die höchst giftige Arsenige Säure (Arsenik, As_2O_3) durch Oxidation mittels Salpeter (KNO_3) in das vergleichsweise ungiftige Arsenat $KASO_3$ überführt, eine Methodik, die über 300 Jahre später Paul Ehrlich, der Begründer der modernen Chemotherapie, mit Erfolg bei der Entwicklung des arsenhaltigen Salvarsans einsetzte.

Bei der Gewinnung sowohl pflanzlicher wie mineralischer Heilmittel verfolgte Paracelsus jeweils das Ziel, aus den Ausgangsstoffen durch Reinigung mittels Destillation und Extraktion die feinsten, arzneilich wirksamen Stoff zu isolieren. Er nannte diese Auszüge der reinen Wirkungsprinzipien Quintessenzen oder auch *Arcana* (Geheimmittel), in denen die alchemisch-chemische Kunst die rohen Werke der Natur vollendet hatte; nach paracelsischer Denkweise besaßen sie besondere, unsichtbare Kräfte und vermochten durch ihre astralen Korrespondenzen aus den kranken Gliedern das Unreine auszuziehen und das gestörte Verhältnis der *Tria Principia Mercurius, Sal* und *Sulphur* wiederherzustellen.[17]

2.3.3 Inhalt der Abhandlung über die Bergkrankheiten[18]

Die Abhandlung ist in drei Bücher unterteilt. Das erste enthält eine Darstellung der Berglungensucht, unter der die Bergleute und Salzsieder unter Tage zu leiden haben mit Diskussion der Ätiologie, Symptomatologie und Therapie der Erkrankungen. Im 2. Buch werden die Gesundheitsschädigungen beschrieben, die bei der Verhüttung und beim Schmelzen der Metalle auftreten. Das 3. Buch gibt eine Übersicht über die durch Quecksilber hervorgerufenen Erkrankungen; schließlich werden in zwei vermutlich aus einem vierten, nicht erhaltenen Buch stammenden Fragmenten Gefährdungen durch Berggeister, Schlagwetter und ähnliches dargelegt.

Das erste Buch beginnt mit der Frage nach dem Ursprung der Lungenkrankheiten; ihre Herkunft wird auf besondere atmosphärische Bedingungen zurückgeführt, vor allem auf das sogenannte Chaos, das Hauptelement der Luft, das von den Sternen beherrscht wird. Aufgabe des Arztes ist es, sich mit diesen astralen Emanationen des oberen Firmamentes, die alle klimatischen und meteorologischen Veränderungen der Atmosphäre einschließen, zu befassen, wenn er die Krankheit erkennen will. Die Kenntnis dieser Bedingungen, die für den Arzt essentiell sind, bilden den Inhalt jener Kunst, die Paracelsus als Astronomie bezeichnete. Anders, als man vermuten könnte, steht sie nicht in unmittelbarer Verbindung mit astrologischen Deutungssystemen, sondern sie leitet sich aus seiner Vorstellung ab über die Stellung des Menschen als Mikrokosmus in der Natur und seinen Austausch mit der Natur als Makrokosmos.

Analog zur astral beeinflussten oberirdischen Luft ruft ebenso die unter Tage herrschende, durch die Mineralien verdorbene Luft Schädigungen der Bergarbeiter hervor, die sich vor allem als Ablagerungen, als tartarus, in den Atmungsorganen manifestieren und die Bergsucht auslösen. Tartarus repräsentiert zum einen jede Art von Niederschlag und Sedimentbildung, zum anderen wird er als eine Mischung von Mercurius, Sulphur

---

[16] Paracelsus Werke, ed. Sudhoff, Bd. 11, S. 140
[17] Rothschuh (1978) S. 271
[18] Vgl. dazu Koelsch (1925) und Rosen (1941)

und Sal, den drei grundlegenden Kategorien der Materie, des Brennbaren, Verdunsten-
den und der feuerbeständigen Asche, aufgefasst. Am Beispiel der Arsenerze als Repräsentanten des merkurialischen Prinzips werden die unterschiedlichen Wirkungen der
mineralischen Gifte in festem und dampfförmigen Zustand aufgezeigt; dabei wird klar
zwischen chronischen und akuten Krankheiten unterschieden. Auf die drohende Gefahr
durch die unmittelbare Einnahme arsenhaltiger Substanzen gegenüber den geringeren
Schädigungen beim Einatmen wird hingewiesen, und ebenso die charakteristischen
Symptome chronischer Arsenvergiftung wie Durstgefühl, Blässe, Trockenheit im Schlund,
Magendarmstörungen, Hautausschläge etc. anschaulich geschildert. Als Vertreter des
sulphurischen Prinzips folgen die Antimonverbindungen mit ihren schädlichen Wirkungen
sowie die Alkalisalze als Träger des Prinzips Sal. Eine Reihe vorbeugender Maßnahmen
wie diätetischer Behandlung, der Einsatz besonderer Arkana wie Laudanum, Balsami-
scher und schweißtreibender Mittel mit fäulniswidriger Wirkung werden aufgeführt, die
zum Schutz gegen astrale und mineralische Einflüsse beitragen können.

Es schließt sich **im zweiten Buch** eine Betrachtung der Gesundheitsverhältnisse der
Salzarbeiter an, bei denen Paracelsus günstigere Erfahrungen als bei den Hüttenarbeitern
gemacht hat; die Gesundheitsschädigungen bei den Erzscheidern durch den Umgang mit
Salpetersäure werden beschrieben und auf einen Spiritus verwiesen, der sich beim Zu-
sammengießen von Wein und Salpetersäure wie ein „roter Scharlach" niederschlagen
sollte und vermutlich auf die Entstehung nitroser Gase Bezug nimmt. Als therapeutische
Gegenmittel gegen die mineralischen Krankheiten wird Wasser mit den zwei Qualitäts-
wirkungen Kälte und Nässe diskutiert; die Unterschiede zwischen Nässe, die nicht koagu-
liert, und Feuchtigkeit, die der Koagulation unterworfen ist, werden herausgestellt und
den Ärzten zur Beachtung nahegelegt sowie geeignete Rezepturen in Verbindung mit
reichlich Fett und Milch aufgeführt.
Weiterhin werden die schädlichen Wirkungen flüchtiger Bestandteile dargestellt, denen
vor allem Hüttenarbeiter und Metallschmelzer ausgesetzt sind. Die Krankheiten, die die
zerstörerischen Metalldämpfe im Gehirn, Lunge, Magen und anderen Organen auslösen,
werden aufgezeigt.

Das dritte Buch ist allein den Quecksilberkrankheiten gewidmet. Die Entstehung der
giftigen Dämpfe des Quecksilbers, das wegen seines flüssigen Zustandes als „Halbgewächs" zu betrachten ist, werden in Abhängigkeit von den siderischen Einflüssen und
elementaren Gegensätzen in der Natur erläutert und zu den Lunarischen Krankheiten in
Beziehung gesetzt. Die Manifestationsorte des Quecksilbers im Organismus werden eingehend beschrieben und Mittel zur äußerlichen wie innerlichen Behandlung der merkurialischen Krankheiten angegeben.

Zwei Fragmente, die vermutlich zum verloren gegangenen Vierten Teil der Schrift gehörten, informieren über die Wirksamkeit unsichtbarer Berggeister in den Stollen der
Bergwerke sowie über Donner- und Blitzerscheinungen unter Tage, die an Schlagwetterexplosionen denken lassen.

2.3.4 Schlussbemerkung

Wie schon Franz Koelsch in seiner umfassenden Untersuchung der paracelsischen Schrift
über die Bergkrankheiten herausgestellt hat, enthält die Abhandlung die Beschreibung
von Krankheitsbildern, die mit der heutigen Terminologie nur zum Teil in Übereinstimmung zu bringen sind. Dennoch ist festzustellen, dass hier zum ersten Mal Krankheiten

dargestellt werden, die eindeutig einer bestimmten Berufsgruppe zuzuschreiben sind[19]. Dazu zählen die Lungenkrankheiten wie die erst im 19. Jahrhundert ursächlich durch Robert Koch 1882 aufgeklärte Tuberkulose, chronische Bronchitis, Staublungenerkrankungen, Lungenkrebs, schwere Abmagerung und vorzeitiger Tod als Folge der Arbeiten in den Bergwerken; Paracelsus erkannte überdies die pathologischen Wirkungen, die sich aus der Einatmung und Verdauung giftiger Metalle wie Arsen oder Quecksilber ergeben, und er beschrieb Durst, gastrointestinale Störungen und Hautausschlag als Folge von Arsenvergiftungen, sowie Tremor, Verdauungsstörungen, Mundfäule, Kachexie, Schwärzung der Zähne als Einwirkung der giftigen Dämpfe bei der Quecksilbergewinnung. Wenn auch die kosmologische Verortung der Ätiologie der Erkrankungen gelegentlich anderen Wegen folgte als die heutige Pathogenese annimmt, so ist Paracelsus das bleibende Verdienst zuzuschreiben, als erster auf die Gesundheitsschädigungen sowie ihre Verhütung einer unter besonders gefährlichen Bedingungen tätigen Gruppe, der Berg- und Hüttenarbeiter, aufmerksam gemacht und sie herausgestellt zu haben.

2.3.5 Nachwirkung

Zur gleichen Zeit wie Paracelsus verfaßte der Chemnitzer Stadtarzt und Bürgermeister Georg Agricola (1494–1555) in lateinischer Sprache eine systematische Abhandlung über Bergbau und Hüttenkunde in zwölf Büchern, die vor allem eine ausführliche Übersicht über die technologischen Bedingungen unter Tage ebenso wie die metallurgischen Bedingungen und den Betrieb von Wasser- und Windkraft, Anlage der Schmelzöfen etc. lieferte. Dabei werden die Krankheiten der Bergleute nur sehr allgemein gestreift: er kündigt zu Beginn seiner Schrift an, die „nützlichen Seiten des Bergbaus (zu) behandeln. Zuerst nützt er den Ärzten, denn er liefert eine Menge von Arzneien, mit denen Wunden und Eiterungen geheilt zu werden pflegen, sogar die der Pest".[20] Im sechsten Buch macht Agricola auf die mannigfachen Unglücksfälle aufmerksam, die vor allem die Glieder betreffen, aber „andere befallen die Lungen, andere die Augen, einige endlich töten die Menschen". Er empfiehlt einerseits das Tragen hoher Stiefel als Schutz gegen die Wassermengen, andererseits hebt er die wasserfreien Gruben hervor, die ein fast noch schlimmeres Übel, den Staub, erzeugen; dieser dringt über die Luftröhre in die Lunge ein und erzeugt große Atembeschwerden, das sogenannte Asthma und die Schwindsucht. Außerdem warnt er vor schwarzem Hüttenrauch in den Gruben um Meißen, „der Wunden und Geschwüre bis auf die Knochen ausnagt" und wahrscheinlich arsenige Säure enthielt.[21]

So wichtig die Ermahnungen waren, die wenigen Zeilen indes, die sie im umfangreichen Gesamtwerk einnahmen, dürften kaum größere Aufmerksamkeit erregt haben; ebenso wenig trug sein 1530 gedruckter, eloquenter Dialog über den Bergbau und seine Wurzeln zum medizinischen Wissen bei[22], von einer „Bergsucht" als einer spezifischen Erkrankung der Bergarbeiter schrieb Agricola noch kein Wort. Hinzu kam, dass Agricolas Hauptwerk, das das gesamte Wissen über die Technologie der Bergwerkskunst enthielt, erst 1556, nach dem Tode Agricolas, in Latein und ein Jahr später in deutscher Übersetzung erschien; ähnlich wie die paracelsische Schrift über die Bergkrankheiten stieß sie jedoch anfangs nur auf verhaltenes Interesse. Der montanwirtschaftliche Niedergang in

---

[19]   Vgl. Rosen (1941) S. 54f
[20]   Agricola (1977) S. 17
[21]   Agricola (1977) S. 183ff
[22]   Agricola (1530)

der 2. Hälfte des 16. Jahrhunderts erschwerte zunächst die Verbreitung der erstrangingen Quelle über den Bergbau und das Hüttenwesen; die komplexe Beschreibung des gesamten Produktionsablaufs in allen Stadien verhalfen jedoch schließlich dem Werk, sich nach 1600 zu einem der angesehensten Standardwerke der Bergbautechnik zu etablieren[23].

Im sächsischen Annaberg befasste sich 1614 der gelehrte Stadtarzt Martin Pansa (1580–1626) eingehend mit den Gefahren und Krankheiten, denen die Arbeiter in den umliegenden Bergwerken ausgesetzt waren[24]. Er soll 400 Schächte befahren haben[25] und versuchte in einer eindrucksvollen Schrift, die Knappen auf die vielfältigen gesundheitsfeindlichen Bedingungen unter Tage aufmerksam zu machen. Er beschrieb die verderbenbringenden Stäube, die „auff die zarte Lung" einwirken und „machet sie schleurig". Auf dem Altenberg in Meissen fand er in den Gruben „schwartzen zehen Rauch, der die Wunden vnnd Geschwär biß auff die Bein frist, er zerfrisset auch die Eysen". Außerdem sah er, wie der Umgang mit den Gesteinen den „Häwern füß und hände, die von dem Wasser naß seyn, auffrisset, die Lungen auch sampt den Augen verderbet". Er empfahl daher, dass sich die Bergleute „nicht allein Wasserstiffeln hierzu machen lassen, sondern auch Hendschuhe, die biß an die Elnbogen gehen: Desgleichen sollen sie auch weite Blasen umb das Angesicht anlegen."[26] Weiterhin warnte er vor den Schäden des Quecksilbers, das „faulende, löcherichte und wackelnde Zeene, auch wol gantz und gar die Lähme" auslöse und „nachmals der Tod erfolgen muß"[27], er stellte vor Augen die „bösen Wetter im Schacht" und der „dicken Lufft oder dunst", die sich „auff die Lung" sencken, „davon die arbeiter schwerlich athmen, zu zeiten auch gar ersticken."[28] Er zitierte ausführlich die Atembeschwerden, ihre Ursachen und Abwehrmaßnahmen, die auch Paracelsus angeführt hatte, allerdings gelang Pansa nicht, der paracelsischen Grundauffassung der Krankheitsentstehung zu folgen; Pansa blieb allein den humoralpathologischen Vorstellungen verbunden. Er gab zu bedenken, „das es gefehrlich ist, dem Bergwerck obzuliegen, weil man viel böse Wetter, Stanck vnnd Schwaden in sich ziehen, daruber seinen Athem verlieren, lungsichtig werden, außdorren und manchmal vor der zeit sterben muß, zudem auch etliche im Bergwerck zu todt geschlagen werden, von der Fart in die Schächte und Sümpff fallen, Arm, Bein und Hals brechen [...]"[29].

Nach knapp 40 Jahren befasste sich in Leipzig in einer Inauguraldissertation Leonardus Ursinus (1618–1664) erneut mit der Peripneumonia der Bergleute und Hüttenarbeiter[30], kurz danach, 1656, widmete Samuel Stockhausen (1619–1656) der „Hüttenkatze" und Bergsucht eine eingehende Untersuchung[31], die vor allem Paracelsus als einen sich widersprechenden und unverschämten Lügner zu entlarven versuchte. Beide Schilderungen der Metalldämpfe und Staubeinatmung, die als wesentliche Ursachen der Lungenschädigungen beitrugen, hat Franz Koelsch eingehend untersucht ebenso wie die weitere Abhandlung des Freiberger Arztes und Berg-Physicus Johann Friedrich Hen(c)kel (1678–1744), der zwar eine breite Palette an Staubbildungen arsen- und schwefelhaltigen Erzes, bösartiger Luft und Aufnahme giftiger Metallteilchen durch verunreinigte Nahrungsmittel anführte, für Paracelsus selbst aber wegen seiner Art, so kauderwelsch zu schreiben, nur

---

[23] Suhlig (1977)
[24] Pansa (1614)
[25] Keil (2005)
[26] Pansa (1614) S. 41
[27] Pansa (1614) S. 43
[28] Pansa (1614) S. 44
[29] Pansa (1614) S. 82
[30] Ursinus (1652)
[31] Stockhausen (1656)

Verachtung empfand[32]. Fünfundzwanzig Jahre später, 1783, versank Paracelsus vollends von der Oberfläche in den Abgrund; in der mehr als 100 Seiten umfassenden Studie über die Krankheiten der Bergleute und Schmelzer, die Johann Christian Gottlieb Ackermann (1756–1801) als Erweiterung zu Bernardino Ramazzinis (1633–1714) berühmter Abhandlung über die Berufskrankheiten der damals bekannten Handwerker und Künstler erstellte, wurde Paracelsus mit keinem Wort mehr beachtet[33].

Dennoch ist die Einschätzung Schuberts und Sudhoffs sowie Koelschs zuzustimmen, die die paracelsische Lehre der tartarischen Leiden als eine der größten Leistungen des eigenwilligen Medizingelehrten betrachteten. Paracelsus versuchte mit diesem Konzept die pathologischen Vorgänge auf einfache chemische Prinzipien wie Fällung, Ausscheidung, Gerinnung und Ablagerung zurückzuführen, und es gelang ihm als erstem, die charakteristischen Atemwegserkrankungen und die Giftigkeit von Arsen, Blei, Quecksilber sowie anderen Metallen klar zu erfassen und darzustellen.

2.3.6 Inhaltsübersicht der einzelnen Kapitel

[I.] Von der Pergsucht vnd anderen Kranckheitten

01r Tractat I, 1. capitel
Unterscheidung der Lungensucht (peripneumonia) von der Bergsucht (morbus metallorum).

02r Tractat I, 2. capitel
Beschreibung des Chaos (sinnverwandt mit Gas) als Hauptbestandteil der Luft, das für die Entstehung der Lungensucht und der Bergsucht verantwortlich gemacht wird.

03v Tractat I, 3. capitel
Als Folge der verdorbenen Luft entstehen Ablagerungen in der Lunge, die mit der Bildung von Weinstein (Tartarus) verglichen werden.

04v Tractat I, 4. capitel
Die unterirdische, durch die Mineralien verdorbene Luft sowie ihr Chaos rufen ebenfalls Ablagerungen in der Lunge hervor, die die eigentliche Bergsucht verursachen.

05v Tractat II, 1. capitel
Die oberirdischen und unter Tage herrschenden Nebel werden als weitere Ursachen der Lungensucht und der Bergsucht herangezogen.

06v Tractat II, 2. capitel
Erörterung zusätzlicher Schädigungen der Lunge durch Kälte sowie saure und süße Getränke.

07v Tractat II, 3. capitel
Der im ober- und unterirdischen Chaos verborgene Schwefelgehalt ist für die Lunge unverdaulich und schädigt das Atmungsorgan, indem sich der Schwefel gleich einem Harz an einem Baum an den Lungenwänden absetzt.

---

[32] Hen(c)kel (1745) S. 10
[33] Ackermann (1783) Bd. 2, S. 1ff

08r Tractat II, 4. capitel
Über die Bestandteile Mercurius, Sulphur und Sal als grundlegende Kategorien der Mineralien und des von ihnen beeinflussten Chaos.

09v Tractat II, 5. capitel
Die Erze unterscheiden sich regional durch ihren Anteil an Mercurius, Sulphur und Sal, es wird eine Analogie zwischen den astralen und mineralischen Einflüssen auf den menschlichen Organismus hergestellt.

10r Tractat III, 1. capitel
Über die schicksalhafte Verbindung von Gut und Böse und die Fähigkeit des Arztes, beides voneinander zu trennen und das Gute zu bewahren; ohne das Risiko der Erkrankung indes ist kein Gewinn zu haben.

11v Tractat III, 2. capitel
Die unterschiedliche Wirkung der mineralischen Gifte in festem und dampfförmigen Zustand sowie ihre Verwendung als Arzneimittel werden am Beispiel der Arsenerze als Repräsentanten des mercurialischen Prinzips aufgezeigt.

12v Tractat III, 3. capitel.
Darstellung der schädlichen Wirkungen der Antimonverbindungen (als Repräsentanten des sulphurischen Prinzips) und der Alkalisalze (als Repräsentanten des Prinzips Sal).

14r Tractat III, 4. capitel
Notwendiger als die Erprobung besonderer Arzneimittel ist die Suche nach allgemeinen Arcana („Geheimmittel"). Das wahre Heilmittel ergibt sich aus der, die Krankheit hervorbringenden Ursache, so trägt auch das mineralische Gift zugleich das Mittel zu seiner Bekämpfung in sich.

15r Tractat IV , 1. capitel
Verteidigung der Überlegenheit medizinischer Erfahrung gegenüber der Theorie und ihrem „Geschwätz".

16r Tractat IV, 2. capitel
Über die Notwendigkeit der Krankheitsvorbeugung durch Diät und entsprechende Arzneimittel.

16v Tractat IV, 3. capitel
Rezept für ein Vorbeugungsmittel gegen astrale und mineralische Einflüsse, die nicht zu verhindern sind, aber vor denen sich der Mensch schützen kann.

17r Tractat IV, 4. capitel
Beschreibung sogenannter Manna-Präparate gegen bereits einsetzende Fäulnisprozesse.

17v Tractat IV, 5. capitel.
Empfehlung des Einsatzes mineralischer Salze anstelle von Gewürzen.

18v Tractat IV, 6. capitel
Diätetische Behandlung der Asthmakranken.

19r Tractat IV, 7. capitel
Über die Herstellung schweißtreibender Arzneimittel (Diaphoretica) und die Notwendigkeit ihrer Anwendung.

20r Tractat IV, 8. capitel
Verteidigung gegenüber dem Vorwurf der Unverständlichkeit des bisher Gesagten, besonders der Rezepte, mit dem Hinweis, dass es sich hier um Fachliteratur und keine po-
puläre Darstellung handelt.

**[IIA.]Das dritt tractat von den kranckheitten der Saltzertzen, naturlich vnd kunst-
lich [= Buch II, Tract. III und IV Ed. Sudhoff]**

20v Tractat III, 1. Capitel
Die Wirkungsweise der Salzerze, die in die drei, Gruppen Salze, Vitriole und Alaune unterteilt werden, sowie ihre Unschädlichkeit werden dargelegt.

21v Tractat III, 2. Capitel
Weitere Erklärungen zu den Heilkräften der Salze und ihren schädlichen Wirkungen,
wenn sie ungeläutert verwendet werden.

22v Tractat III, 3. capitel
Über die wohltätigen wie schädigenden Eigenschaften des Salpeters und salpeterhaltiger
Wässer.

23v Tractat III, 4. capitel
Die Bedeutung der Destillation und ihrer Produkte als Arzneimittel.

24v Tractat III, 5. capitel
Über die Gefahren und den Nutzen der Sublimation sowie anderer alchemi-
scher/chemischer Verfahren; erneute Reflexion über die Notwendigkeit, sich medizini-
sches Wissen durch Erfahrung vor Ort und nicht aus den Büchern anzueignen.

25v Tractat IV, 1. Capitel
Unterschiedliche Zubereitungsarten der metallischen Verbindungen und der Salze zu
Arzneimitteln.

26r Tractat IV, 2. Capitel
Vergleich der Wirkung von Metalldämpfen auf den Körper mit der Wirkung von Feuer.

26v Tractat IV, 3. Capitel
Darlegung der gegensätzlichen Kräfte von Elementen und Qualitäten (Complexionen).

27r Tractat IV, 4. Capitel
Weitere Erläuterungen des Gegensatzes von elementaren Wirkungen und Eigenschaften
der Komplexionen; Erörterung des Unterschiedes von (nicht coagulierender) Nässe und
(coagulierender) Feuchte (humidum).

27v Tractat IV, 5. Capitel
Erklärung der Krankheitsprozesse als Resultat elementarer Wirkungen anstelle humoraler
Eigenschaften und Einflüsse.

28v Tractat IV, 6. Capitel
Angabe entsprechender Gegenmittel, die nicht koagulierende, sondern wässrige Komponenten aufweisen.

28v Tractat IV, 7. Capitel
Beispiele für die Rezepturen einiger Arzneimittel mit wässrigen Komponenten.

[IIB.] Das Ander Buch Bergkranckheitten, betreffend die schmeltzer, abtreiber, vnd Silberprenner, vnd anderen so im metallischen fewr arbeitten [= Buch II, Tractat I–II, Ed. Sudhoff]

29v Tractat I, 1. Capitel,
Darlegung der schädlichen Wirkung flüchtiger Bestandteile, denen vor allem Schmelzer und Metallarbeiter ausgesetzt sind, mit anschließender Betrachtung der Bergarbeiter-krankheiten als unausweichliche Begleitumstände technologischer Entwicklung, der nicht zu entgehen ist.

30v Tractat I, 2. Capitel
Scheidung der flüchtigen von den festen Bestandteilen durch das Feuer.

32r Tractat I, 3. Capitel
Über das Eindringen des Quecksilberdampfes in den Körper durch Vermischung mit der Atemluft.

32v Tractat I, 4. Capitel
Erläuterung der Quecksilberwirkungen in der Lunge.

33v Tractat I, 5. Capitel
Verarbeitung der Merkurialdämpfe innerhalb des Lungengewebes.

34v Tractat II, 1. Capitel
Über die Verwandlungen der Metalle beim Schmelzen und ihre Zerlegung in die drei Grundprinzipien Mercurius (Rauch), Sulphur (Feuer) und Sal (Schlacke).

35v Tractat II, 2. Capitel
Darlegung der zerstörerischen Kräfte der Metalldämpfe und der von ihnen ausgelösten Krankheiten.

36v Tractat II, 3. Capitel
Beschreibung der Wege, über die die subtilen Metalldämpfe ins Gehirn eindringen und weiter in den Magen gelangen

37v Tractat II, 4. Capitel
Zusammenstellung der unterschiedlichen Metalldämpfe, denen Schmelzer ausgeliefert sind.

38v Tractat II, 5. Capitel
Beschreibung der Krankheiten, die die Metalldämpfe in den drei zentralen Organen, Gehirn, Lunge und Magen, verursachen.

[III.] Das dritt buch von den pergkranckheitten, dorin allein begriffen werden die quecksilberischen kranckheitten

39v Tractat I, 1. Capitel
Über die unvollkommene Natur des Quecksilbers, das nach Darlegung des Paracelsus nur ein „Halbgewächs", ein nicht zur Vollendung gelangtes Metall, darstellt, wie sein flüssiger Zustand anzeigt.

40r Tractat I, 2. Capitel
Quecksilber ist in allen Metallen in koagulierter („toter") Form enthalten.

41r Tractat I, 3. Capitel
Beschreibung der giftigen Dämpfe, die vom Quecksilber über und unter Tage ausgehen.

42r Tractat I, 4. Capitel
Vergleich mit den Ausdünstungen der Steine, Metalle und Kräuter.

43r Tractat II, 1. Capitel
Über die leichte Zugänglichkeit des Quecksilbers im Gegensatz zu Gold-, Zinn- und Silber-erzen, die erst aufgeschlossen werden müssen.

43v Tractat II, 2. Capitel
Erklärung des Wachstums der Mineralien im Inneren der Erde im jahreszeitlichen Rhythmus.

44v Tractat II, 3. Capitel
Beschreibung der unterirdischen jahreszeitlichen Rhythmen von Sommer und Winter, die das mineralische Wachstum in der Erde beeinflussen, in Analogie zu den meteorologischen Jahreszeiten über Tage.

45r Tractat II, 4. Capitel
Analogie zwischen den krankmachenden Einflüssen des Mondes und des unterirdischen Quecksilbers, das dem unterirdischen Wintergestirn vergleichbar ist und ähnlich üble Folgen zeitigt.

46r Tractat II, 5. Capitel
Darlegung der analogen Wirkung des Mondes und des unterirdischen Quecksilbers auf den Menschen, mit dem Unterschied, dass Quecksilber schon in geringsten Mengen im Menschen Schäden verursacht.

46v Tractat III, 1. Capitel
Bekräftigung der Feststellung, dass der Mensch, als Mikrokosmos geschaffen, durch diese Teilhabe an der Welt auch ihren sämtlichen Einflüssen unterlegen ist.

47v Tractat III, 2. Capitel
Erläuterung der elementaren Gegensätze in der Natur.

48r Tractat III, 3. Capitel
Über mögliche Konjunktionen elementarer Gegensätze, die sich nicht ausschließen müssen.

49r Tractat III, 4. Capitel
Das Quecksilber verhält sich im Körperinneren wie der Winter, der die Wärme nicht austreibt, aber abstumpft.

50r Tractat IV, 1. Capitel
Deutung der Krankheitsprozesse als Folge der im Mercurius enthaltenen Winterkälte, die die Wärme ins Körperinnere verdrängt, so daß schwere Erkrankungen der zentralen Organe entstehen, die sich durch Zeichen wie Zittern und ähnliche Symptome als Kälteschädigungen zu erkennen geben.

50v Tractat IV, 2. Capitel
Vergleich der merkurialischen Krankheiten mit den Lunarischen Krankheiten, die in enger Beziehung zu den verschiedenen Mondphasen stehen.

51v Tractat IV, 3. Capitel
Beschreibung der vielfältigen Erscheinungsformen Lunarischer Krankheiten, die vor allem das Hirn befallen, aber über das Hirn auch andere Organe in Mitleidenschaft ziehen.

52r Tractat IV, 4. Capitel
Erläuterung der schädigenden Wirkung des Quecksilbers; wegen der Unverdaulichkeit des Metalls ist die Einnahme quecksilberhaltiger fester Substanzen gefährlicher als die unsichtbaren Dämpfe

53r Tractat IV, 6. Capitel
Die Heilung der Quecksilberkrankheiten soll sich zunächst darauf richten, den abgelagerten (toten) Mercurius wieder lebendig und ausscheidungsfähig zu machen; Angabe der diagnostischen Zeichen.

53v Tractat IV, 7. Capitel
Kennzeichnung der bevorzugten Manifestationsorte des Quecksilbers im Organismus.

54r Tractat IV, 8. Capitel
Herstellung und Wirkung von Ätzmitteln zur äußerlichen Behandlung.

54v Tractat IV, 9. Capitel
Anwendung von Schwitzbädern und anderen schweißtreibenden Mitteln.

55r Tractat IV, 10. Capitel
Mittel gegen merkurialischen Tremor.

55v Tractat IV, 11. Capitel
Weitere Verordnungen gegen Gelbsucht, Wassersucht etc.

56r Tractat IV, 12. Capitel
Wirksame Arcana gegen heftig auftretende Krankheiten.

56v Tractat IV, 13. Capitel
Rezepte gegen Mundhöhlenerkrankungen, Schmerzen, Fäulnis und Ausfallen der Zähne.

57r Tractat IV, 14. Capitel
Arzneimittel gegen die durch die Grubenwetter verursachten Erkrankungen und Entzündungen

[IV.] Fragmente

57r Das ander capitel
Über die Tätigkeiten und Einflüsse unsichtbarer Berggeister in den Stollen, Gängen und Klüften der Bergwerke.

58r Das dritt capitel
Über Schwefeldunst und Blitz-, Donner- und Leuchterscheinungen unter Tage, die an Schlagwetterexplosionen denken lassen.

Von der Pergsucht vnd anderen Kranckheitten[1], fier tractat, durch den hochgelärten etc. Herrn Theophrastum Paracelsum von Hohenheim, beÿder Artzneÿ doctorn, beschriebenn.

5

Ex libris manuscriptis Theodori
10 Birckmannj Agrippinatis, AD 1563

Veri spes labor stimulus

[463 Su]

15

Von der Pergsucht vnd anderen Kranckheiten
vier tractat.

[01v]

Zu beschreiben die Kankheit pergsucht, ist erstlich von nöten
20 zu entdecken etlichs theils die also vnd lange
herkommen lungensucht, in was wegen sich dieselbige
begeb. Dan aus demselbigen grvnd wird gleichmes-
sig verstanden die gepurt vnd ursprung der pergsucht, welche beide sich scheiden allein im Element,
25 vnd der statt halben, vnd wachsen einen gleichmessigen
process. Nun ist die Lungensucht ein kranckheit der lungen
vnd was derselbigen müglich ist weiter im leibe zu
uergifften: Also ist auch[2] die pergsucht: Auff solches
folget[3] hernach die beschreÿbung ihm ersten tractat[4], die
30 gepurt der lungsucht, wie dieselbig iren vrsprung
nimpt, beÿ dem kürtzisten begriffen, so viel vnd nott
ist[5] hie einzuzÿhen[6]. Nach welchem verstand[7] folget
hernach der ander tractatt, in dem furgehalten
wird die gepurt der pergsucht. Nach dieser erkant-
35 nus folget hernach[8] der drit tractatt[9] von der erzeigung[10] vnd wesen des eusseren vnd inneren[11]

---

[1] kranckheitten] Bergkranckheitten W
[2] auch] nun D1
[3] folget] volgt nun D1
[4] tractat] buch, nemlich im ersten tractat D1
[5] ist] fehlt D1
[6] einzuzÿhen] anzuziehen D1
[7] verstand] von stvndan D1
[8] hernach] fehlt in D1
[9] tractatt] Tractat, in dem da steht W, D1
[10] erzeigung] anzaigung D1
[11] inneren] mittern W

I. Müller (Hrsg.), *Paracelsus, Klassische Texte der Wissenschaft*,
DOI 10.1007/978-3-642-41594-4_3, © Springer-Verlag Berlin Heidelberg 2013

leibes zusamen, wie[1] die kranckheit gemacht wird. Vnd
im letzten tractat von heÿlung derselbigen pergsucht[2]
mit seinen nottwendigen stucken verfast. Damit ihr
aber wisset was die pergsucht seÿ, die so die

5 ertzleutt, schmeltzer[3], knappen vnd was dem perg-
werck[4] verwand ist, es seÿ im waschwerk[5], im
silber oder golt ertz, saltzertz, alaun vnd schwefel-
ertz, oder in vitriolsud[6], in bleÿ, kupffer, zwitter[7],   [02r]
eisen oder quecksilber[8] ertz, welche in solchem

10 ertz pawen fallen in die lungsucht, in schwindung[9]   [464 Su]
des leibs, in magen geschwer. Dieselbigen
heischen pergsüchtig. Darauff wissent, das
von diessen kranckheiten beÿ den alten schribenten nichts
gefvnden wird. Darumb sie dan[10] bis hieher vnbe-

15 schrieben blieben ist, auch in der heÿlung ausgelassen.
Dieweill aber der Mensch in solchen kranckheiten[11] ein er-
fünder ist ihres vrsprungs, vnd durch das liecht
der natur dieselbigen zu ergründen, folgett
die beschreÿbung disser kranckheit, nach ordnung

20 der fier nachfolgenden[12] tractaten. Vnd wiewol[13]
das ist, das die Lungsucht, wie sie dan zu
teutsch oder Latin geheischen mag werden, mit
rechtem grvnd, wie dan das liecht in ihr natur[14] beweÿsset, nie beschrieben vnd erklert ist worden,

25 ob schon, als sie sagen, mit ihren rationibus
woll bewert, was die kranckheit an[15] ihr selbs seÿ, so
werden doch dieselb generationes[16] in der philosophie etwas liecherlichs[17] angesehen[18]. Darumb
so wissent, das nach dem vrsprung wie ich

30 furhald ihre gepurt ist, vnd also auch[19] der pergsucht. Dan die pergsucht in ihrer gepurt ist ein
zeugnuß der alten ihrsal in den geschrifften

---

[1] wie] wa D1
[2] pergsucht] Bergkranckhaiten oder Pergsuchten D1
[3] schmeltzer] fehlt in D1
[4] dem pergwerck] den bergwerken D2
[5] waschwerk] wasserwerck W
[6] vitriolsud] vitriol sieden D1
[7] zwitter] Zihn D1
[8] quecksilber] kochsilber W
[9] schwindung] schweinung D1, D2; schwinnung W
[10] sie dan] so sie dann bey den alten D1
[11] in solchen kranckheiten] solcher kranckhait D1, H
[12] nachfolgenden] heranchuolgenden D1
[13] wiewol] dieweil D1
[14] liecht in jhr natur] liecht inn der natur W; liecht der natur in ir D2
[15] an] in D1
[16] generationes] rationes W, D1,D2
[17] liecherlichs] lecherigs W, D1, D2
[18] angesehen] anzusehen D1
[19] auch] uß W

von der Lungen.

CAP. II.[1]

Nun ist der ding verstand also, das ir wissen,
5   das der lufft des corpus ist, aus welchem die
Lung ihr sucht erlangett[2], vnd ausserhalb der   [02v]
leiblichen lufft sthet der lung kein arges zu. Als
nem[3] ein exempel. Einer der da trinkt vnd dasselbige trincken schlecht der lungen zu einem schaden.
10 Dieser schad ist nicht aus dem tranck, svnder aus
dem lufft[4], der ihm selbigen tranck[5] ist. Derselbige
wirt an sich zogenn von der lungen, vnd in der
lung verzert. Dan ein ieglich Element hat sein
eigen magen im leib, vnd in dem selbigen magen
15 muß sein element verzert werden. Also verzert
sich der lufft in der lungen. Vnd zu gleicher
weÿß, wie der mage seine speiß dewet, ein theil
dem leib zu nuttz. Den andern schütt er von ihm.
Also ist auch auch von dem lufft zuuersthen, der[6] auch   [465 Su]
20 ein teill verzert wird, der[7] ander theil als ein ex-
crement[8] ausgelassen. Von dem lufft ist zu reden vnd in allen weg zuuersthen, wie ein speisse,
vnd wie müglich ist, das ein speisse kranckheit macht, also ist auch müglich vom lufft die ding zugepe-
25 renn. Also ist nicht[9] nott hie anders zu beschreiben,
als allein das CHAOS wol zu erkleren, der dan
allein das Element ist, das hie vorgenomen soll
werden vnder disser gleichnuß. Zu gleicher weÿse
wie ir sehet[10], das zwischen dem himel vnd der er-
30 den ein Chaos ligt, welches alle kranckheit macht, so der
lungen anligen, ihr fieber, ihr geschwersucht[11], ihr
fölli, ihr husten, ihr keichen, ir enge, mit sampt
andern speciebus. Dan der mensch muß[12] aus demselbigen chaos seine lunge erneren. Nun regirtt
35 sich der Chaos aus krafft der sternen. Wie nun dieselbigen vber in[13] herschen, also ist er, vnd wie

---

[1] CAP. II] Das ander capitel W, D1, D2; D2 fügt die Überschrift hinzu: Von der geburt vnd
vrsprung der lungsucht
[2] die lung ir sucht erlangett] die lungsucht herlangt D1
[3] nem] nempt D1
[4] lufft] lufft der [...] schüt er von im, also ist auch von dem [Z 18] fehlt D1
[5] tranck] trinken D1, D2
[6] der] doch D1
[7] wird, der] vnnd das D1
[8] excrement] experiment D1
[9] nicht] fehlt W
[10] sehet] secht D1
[11] geschwersucht] ir geschwer, ir schwinsucht W, D1, D2
[12] muß] fehlt in D1
[13] vber in] immerzů D1

dieselbige art[1] dem lufft geben wirt, also im-   [03r]
priemirt sie sich in die[2] lung. Das ist nun der
grvnd, aus welchem der artzt der lungen kranckheiten
erkennen soll, das sie aus krafft der sternen,
5   da sein. Zu gleicher weÿß als ein kranckheit, die von der
speis do ist. Es seind auch wohl so viel species
im Chaos, die den Menschen kranck machen,
als viell als in der speis wachsen, auch gleich so
woll bös vnd guth kocht als mit der speis. Vnd
10   wie müglich ist, mit der speisse falsche speis bereitten,
also auch mit Chaos zuuersthen ist. Wie nun das
exempel ausweÿsset, also der Chaos so do ligt
zwischen himel vnd erden ein speis der lungen[3], zu
gleicher weÿß wie die gewechs der erden ein speis des
15   magens sein, drum zu gleicher weÿß[4] gleiche
frucht zur narung vnder[5] denen so zwischen himel
vnd erden wonen, also verstanden[6] auch, das also
auch ein Chaos ist in der erden, der die lungen
fuert, deren die in pergen wonen, vnd wie die
20   auff der erden aus ihrem Chaos lungensüchtig
werden, also werden auch die lungensüchtig, die
in den pergen, dem irdischen Chaos vnterwor-
fen werden. Also scheiden sich die namen
nach iren Elementen, lungensucht[7] in denen, so   [466 Su]
25   auff erden seind, vnd lungensucht[8] in denen, so
vnter[9] der Erden seind. Auff das folget billich
ein ander Buch zuschreÿben, dan der himell[10] in
seinen sternen ist der, der die lufft kochet, so
zwischen ihm vnd der erden ligt. Also sthen[11] die
30   mineralia der erdenn, der[12] himel vnd sternen, vnd   [03v]
regiren denselbigen Chaos zu gleicher weÿß, wie
der außere himmel seinen Chaos, vnd zu gleicher
weÿß[13], wie ir sehend, das der aussere[14] vns toden
mag, also seindt auch sternen die ihn gleich töden
35

---

[1] art] art des geregirten chaos D2

[2] die] der D1

[3] lungen] lungen zůtregt D1

[4] drum zu gleicher weÿß] dorinnen zu beiden seitten W; darinnen zu beeder seiten D1; darumb ob der
erden zu beiden seiten D2

[5] narung vnder] nahrung wachsen W

[6] verstanden] verstehent D1

[7] lungensucht] lungsüchtig D2

[8] lungensucht] bergsucht W; Pergsucht D1; bergsüchtig D2

[9] vnter] in W, D1, D2

[10] himell] ober himel D1, D2

[11] stehn] seindt W

[12] der] der erdenn W

[13] wie der außere himmel seinen Chaos, vnd zu gleicher weÿß] fehlt D1

[14] aussere] arsenigk W; arsenic D1, D2

durch einfürung des Chaos. Das sein als[1] sternen,
von denen weitters zu schreÿben ist, in was wegen
sie imprimiren die kranckheiten der lungen, so viel[2] vnd
dem lufft sein magen zu vergifften muglich ist.

5

CAPUT III

Vnd[3] das ir den grund Asthmatis beim kurtzten verstanden[4], so wissend, das der himel ist das Ele-
10 ment fewer, vnd seine Elementische bewegung
gibt den[5] Chaos, der[6] hie vorgenomen wird, vnd
zu gleicher weÿß, ist wie ein wasser, das seud von
dem feuer, also ist der Chaos, dasselbich, so vom
Element des himels gesotten wird. Vnd wie
15 das fleisch im wasser, seine kraft in das wasser
gibt, also sein die sternen wie das fleisch, vnd
geben ire krafft in den bemelten Chaos, vnd wie
dieselbige suppen vom fleisch dem menschen ein
narung ist, also ist auch der Chaos, von dem hie
20 gesagt ist worden, ein narung des menschen.
Vnd wie die suppen im magen gedawet wird,
vnd hat sein svnder gurgell, also wird der Chaos
in der lungen gedawett, vnd hat auch sein eigne
gurgel, vnd wie dieselbige eingelechte[7] ding im
25 wasser ihr eigenschafft haben vnd demselbigen[8]   [04r]
nach dem menschen gesont vnd vngesund[9], also
auch dieselbige sternen, die in den Chaos[10] gelegt werden, der massen ein suppen geben, gesund oder vngesvnd. Dan das ist die suppen,
30 in der die pestilentz bereitt wird, welche durch
die lungen Rhor[11] iren eingang hatt, vnd weitter   [467 Su]
nach seiner Anatomÿ geschicht, wie ein fogel der
nach seinem Nest fleucht, vnd so Gott den Menschen nit von anbegin verordnet[12] hett, bewartt[13] zu
35 sein vnd[14] zu lassen, die von dem des Sam bleiben,

[1] als] also D1
[2] viel] weit W, D1, D2
[3] vnd] nun D2
[4] verstanden] versteht D1; verstandent D2
[5] den] der W; dem D1
[6] der] so D1
[7] eingelechte] eingeleiten W; eingelaitten D1; eingelegten D2
[8] demselbigen] derselbigen W
[9] vngesvnd] ungesunt geberent W, D1, D2
[10] die in den chaos] so inn das Chaos D1
[11] lungen Rhor] lung ror W; lang rhor D1; lungror D2
[12] verordnet] nit verordnet W
[13] bewartt] berait D1
[14] vnd] vnd kinder hinder im D2

soll[1], wer wolte selig werden[2]. Also wissen auch
von der lungen sucht, das sie kumpt von der
krafft der sternen durch aussiedung ihrer eigenschafft, welche in dreierleÿ wege sich in[3] der lungen
5　ansetzt auff Mercurialisch, wie ein sublimierter rauch, der sich coagulirt, vnd wie ein saltz
geist, der sich von der resolution, in coagulationem
congeliert, und zum dritten, oder wie ein sulphur
der durch ihr verberirung[4] an die neben wende[5]
10　geschlagen wirt. Zu gleicher weÿß als ihr seht ein
weinfaß[6], das zu herbst zeitten mit wein an-
gefült wird, der lautter ist, vnd anzusehen, on
alle corporalitet der greiffliche congelation[7].
Vnd aber im[8] ausgang des Jares, so der wein
15　wider heraus gossen wirt, so werden dieselbigen dreÿ species, mercurius, sulphur vnd sal[9] am selbigen
faß angelegt[10] gefvnden, das tartarum ist.
Also auch zu gleicher weÿß wie in dem wein ist,
das nit dorin gesehen wird, also ist auch im　　　　　　　[04v]
20　Chaos ein Corpus, welches sich an die lungen anhen-
ckett[11] als[12] sein vaß vnd sich bituminirtt, wie ein
muscilago in sein viscositet, nach welcher die coagulation anghet, welches die materia der Lungsucht ist.
25

CAPVT IIII

Nicht das ich wolte ein[13] species der lungsucht be-
schreÿben, sonder was hie gemelt ist worden,
30　ist ein vnterrichtung, das er[14] auß dem himel
vnd Chaos auch verstanden also zu sein in der
erden, wiewoll das ist, das die jhenigen, so[15] der
philosophi der erden vnderricht werden, auch wer-

---

[1] die von dem des Sam bleiben soll] die von den der sam beleiben soll W; die vor der sünd bleiben sollend D1

[2] werden] bleiben W, D1, D2

[3] in] an D2

[4] ihr verberirung] reverberi(e)rung W, D1, D2

[5] neben wende] nebenwand D1

[6] weinfaß] rein vaß D1, D2

[7] congelation] coagulation D1

[8] im] zu D1

[9] mercurius, sulphur vnd sal als alchemistische Zeichen

[10] angelegt] angehenckt D1

[11] anhenckett] anlegt D1

[12] als] als an W, D1, D2

[13] ein] die W, D1, D2

[14] er] ihr D2

[15] so] so von D2

den auslegen die lungsucht[1]. Drumb ie eines
das ander erklerett vnd zuuersthen gibt welcher   [468 Su]
der irdischen kranckheit ein vnderricht hatt, der hatt
sie auch in dem firmament. Der recht schreibet
5 von den[2] firmamentischen kranckheiten, der hatt auch recht
getroffen die kranckheiten[3] der erden. Der die erden[4] nitt trift,
hatt auch ihm himel verschossen[5]. Dan also ist der Medicus gegrvnd, das er ihm licht der natur nit
allein siben sternen kentt, sonder die stern alle, die
10 das[6] firmament begreifft. Bleibt auch nit allein
im selben wissen, sonder weÿß er dasselbigs, so
weÿß er auch die erden, vnd also auch die andern
zwei Element in ihrer Astronomj vnd philosophi.
Also auff[7] solches wissent, wie der Chaos sein
15 gepurtt hat, also ist die erden ein himel solcher[8]
generation, vnd die mineralia, so in der Erd
liegen, seind das firmament[9] des himels,   [05r]
aus diesem Element des feuers[10] entspringt
das feur, das der erden den[11] Chaos macht.
20 Zugleicher weÿß wie das Chaos ist zwischenn
dem Himel vnd der erden, vnd dasselbige[12]
Chaos wird zu einer suppen seiner mineralien, zu gleicher weÿß wie der ausser Chaos
ein suppen der sternen ist, vnd so wonung[13]
25 in der erden gesucht werden vnd gemacht[14],
so müssen dieselbige ihre lungen füren vnd
neren auß dem selbigen Chaos, so darinnen
ist, vnd was nun ihn dem chaos[15] gekocht
ist worden, dieselbige mineralische impression
30 ist der tartarus der lungen, den ich hie ein
pergsucht nenne. Vnd also ist der modus
generandi in beÿden kranckheiten ein proceß[16], der sich

---

[1] lungsucht] lungsucht, das ist der vrsprung der bergsucht vnd herkomen W, D1, D2; W und D2 fügen nach
"herkomen" ein: thailen der species vnd herkomen der lungsucht
[2] den] fehlt D1
[3] der hatt auch recht getroffen die kranckheiten] fehlt W
[4] die erden] es aber D1
[5] verschossen] verstossen D1
[6] alle, die das] als das D1
[7] auff auch D1
[8] solcher] diser D1, D2
[9] liegen, seind das firmament] seind oder ligen deß firmaments D1
[10] des feuers] der erden W, D1, D2
[11] den] ain W; fehlt D1; ein D2
[12] Chaos ist zwischen [...] dasselbige] fehlt D2
[13] vnd so wonung] welche menschen nun ire wonungen D2
[14] gesucht werden vnd gemacht] suchen vnd machen D2
[15] so darinnen ist, vnd was nun ihn dem chaos] fehlt D1
[16] ein proceß] impressiert D1

endett auff die dreierleÿ species mercurius, sulphur vnd sal[1]
nach inhalt seiner vorbehaltenen eigenschafft,
wie dan im selbigen fleisch die art auß-
getragen[2] ist. Vnd wie disser punct groß
5 zumercken ist, das dieser Chaos in zweÿer-
leÿ leiben wircket. Dan ir wissen[3] das der
erden eigenn[4] ihr leude[5] gemacht sein[6] worden,
wie wir aus Adam leut gemacht sein worden,
zwischen himel vnd erden im lufft zu sein,
10 als ihr dan auch wisset von Nÿmphis, darumb der Chaos der erden den erdleuten
zu einem[7] lufft geben ist, vnd der Chaos des was-   [05v]
sers zu einem lufft den Nÿmphen[8] geben, vnd
dieselbigen also aus disem lufft leben. Das[9] ist nun   [469 Su]
15 der ein leib von erdleutten, den[10] ich weÿtter in die
Archidoxa[11] befelch, vnd den bucheren paramiridis[12],
aber den anderen leib zuuerston, so die menschen
sich inwoner machen in den pergen, vnd doch[13] der
Erden leut[14] seind, so folget hieraus[15], das der
20 menschliche Chaos mit ihn in die perge gefürtt
muß werden, dan aus ihrem Chaos[16] wird ire[17]
lungen erhalten. Aber do wird ein vermischung des
irdischen vnd[18] firmamentischen zusamen vnd wird
da aus zweÿen eines, zugleicher weis wie ein ehe[19].
25   Jetzt ist der mensch veghich derselbigen constellation
der erden[20], aus welcher constellation die pergsucht
ihren anfang[21] nimptt.

30

---

[1] mercurius, sulphur, sal] als alchemistische Zeichen
[2] außgetragen] ausgangen W, D1, D2
[3] wissen] sehet D1
[4] eigenn] aigenschafft D1
[5] ihr leude] inleutt W; inn Leut D1; Inleutt D2
[6] sein] ist D1
[7] einem] einer D1
[8] nÿmphen] himphen D1
[9] das] so D1
[10] den] die D2
[11] archidoxa] archidoxes W, D2; archdoxis D1
[12] paramiridis] paramidis W; paramiris D1, D2
[13] doch] doch nit W, D1, D2
[14] der erden leut] die Erdleut D1
[15] hieraus] fehlt D1
[16] chaos] chaos, das ist dem menschlichen chaos D2
[17] ire] die D1
[18] vnd] vnd des D1
[19] ein ehe] einer D1
[20] erden] vndten D1
[21] anfang] anhang D1

Der Ander Tractat
von dem Vrsprung[1] der Bergsucht
vnd herkommen[2].

5   Das erst Capitell.

Vorzuhalten den andern tractat, darinnen begriffen
der pergsucht vrsprung vnd herkommen, ist erstlich
zu wissen die erfarenheit disser[3] dingen, so aus dem
10 augenschein vnd offendlicher erkentnuß, mügen
erkent vnd befvnden[4] werden, welche die ding
sein, auß denen der husten, das keichen, die lungensucht[5] sampt allem irem anhang gemacht
vnd geporen wird, vnd nach inhalt der selben   [06r]
15 erfarenheit, teilt sich aus die theorica beÿ der
suchten der lungen, vnd des pergs, dan zu
gleicher weis wie ir versthon mügen[6] dieselbige
ding, die sich[7] augenscheinlich beweisen, das sie
die lungensucht machen, also werden sie auch nach[8]
20 ergrunder philosophi gefunden, also auch zu sein
in der influintz, wie im ersten tractat vorgehalten ist worden, dan ir sehed, das eusserlich in
dem Chaos zwischen himel vnd Erden nebel wachsen,
vnd dieselbige Nebel in mancherleÿ weg, vnder
25 welchen etliche seind die da ein Asthma[9] machen,
husten vnd keichen, das ist nun die erfarenheit,   [470 Su]
das wir solches begreiffen[10] mügen, das der
Nebell ein vrsach ist, also auch dieweÿll der nebel aus dem firmament seinen vrsprung
30 nimpt, so ist ein Nebel im berg, aus welchem
die pergsucht wachsen mag, vnd stercker dan
von dem eusserlichen. Nun in[11] vrsach dieser Nebell zu ghen[12] in sein herkommen, so befind sich
das derselbige aus der spher Galaxia[13] kumpt,
35 dieselbige die in machen, seind auch in der Erden, itzt ist das[14] miner eins solchen nebels auch

---

[1] vrsprung] vrsprung vnd geburt D2
[2] vnd herkommen] fehlt W, D1, D2
[3] disser] deren W, D1, D2
[4] befvnden] erfvnden D1
[5] keichen, die lungensucht] keichen der lungensucht D1
[6] versthon mügen] verstanden vnnd D1
[7] sich] sie D1
[8] nach] inn D1
[9] asthma] asma W, D1
[10] begreiffen] ergreyffen D1
[11] in] fehlt W, D1, D2
[12] ghen] geben D2
[13] spher Galaxia] speer galexe D1; sphaer galaxae D2
[14] das] es D1

eine vrsach, vnd die erkantnus derselbigen
miner gibt die erkantnus der heÿlung, zu
gleicher weÿß als die erkantnus des feuers
gibt die erkantnus, womit es auszuleschen ist.

5 Dan also müssen alle kranckheiten erkent werden, die da   [06v]
in die heÿlung gehören, drumb auch der dott[1]
unheilbar ist, dan der himell seiner constellation
nie[2] erfvnden worden. Also wissen weitter, wie
vom himel[3] zuuersthen ist, also sein auch[4] regen, reif,

10 vnd dergleichen, dabeÿ auch ein winterliche kelte,
aus welchen auch das keichen[5] entspringen mag.
Die ding seind alle in den pergen zu betrachten.

Das Ander Capitell

15

Wie[6] von den dingen so den asthma[7] machen, als kelti
vnd hitze, als ein gleichnus: eine große hitzige lunge,
die do mit gheliger kelti abgekület wird, die felt
auch in das keichen, also nim[8] auch die saure trinck,

20 auch die süssen, wie nun ein solche gheliche erkeltung
der lungen, auch die sewri vnd suesse, das keichen
macht, also auch in den pergen zuuersthen ist, in
der gestalt das die arbeit[9] ein hitz der lungen an-
wirft[10] vnd die kelti derselbigen confin, die sich

25 im Chaos eintreibt[11], vrsacht[12] die schnelle külung der
lungen nach aufgehörtter arbeit. Dan ob schon die
kelti nit endfindlich da wird sein, so ist sie doch
wesentlich im alant[13], vnd in der terrestreitet[14] der
erden, vnd feld in die wirckung gleich als wehr

30 sie getruncken. Dergleichen auch von der sewr
zuuersthen ist, wie ir sehn, das ein schlee ir sewri[15]   [471 Su]
des perges durch sein superficies verschlossen, in
der Erden; vnd dieweÿl wir wonung[16] in den pergen

---

[1] dott] ladt D1

[2] nie] ist nie W

[3] himel] nebel W, D1, D2

[4] auch] aus D1

[5] keichen] reissen D1

[6] wie] weiter W, D1, D2

[7] asthma] asma W, D1; W und D1 schreiben durchgehend "asma" für "asthma", die Abweichung wird im folgenden nicht eigens vermerkt

[8] nim] fehlt W, D1, D2

[9] die arbeit] die da arbeitten D1

[10] anwirft] antrifft D1

[11] eintreibt] antreybt D1

[12] vrsacht] ursach D1

[13] alant] interlinear: fornicibus; alant W; abant oder alant D1

[14] terrestreitet] terrestritet D1

[15] sewri] seurin mit einer haut verschleußt, also wird auch die seuri W, D1, D2

[16] wonung] nahrung D1

machen, so wandlen wir in derselbigen sewri.   [07r]
Nun ist das ein sewri, die da khumpt auß den
vitriolatis, eine auß den Aluminibus, wie dan[1]
schleen vnd erbselen auch mügen verstanden wer-
5   den, wo aber die coniunction sich verfügen mag,
das der ding sewri vnd dergleichen im Chaos
der Erden angezogen werden, vnd die lunge
ist begierig auf sie, itzt wird sie verletzt, zu
gleicher weÿse, als einer, der do einen sonderen
10 begirde hatt, kreiden[2] zu essen, der ander essig
zu trincken, welcher begirde viell mehr seind,
wie also diese begirden iren ursprung nemen,
also werden sie auch in der lungen gefunden,
aus solcher begirde zeugt sie an sich, ietzt den
15 Alumen, ietzt den Vitrioll, ietzt den Salpeter etc.
vnd so die lung diesen lust buesset[3], so geschicht ir wie einem krancken, dem seine lust
zum eigen arge ausschleid[4]. Also macht diese
sewri auch wie ein essig oder sauer tranck
20 ein heischer der lungen, nach welcher müglich
ist, das keichen anzufallen. Vnd wie ir nun
also von der sewri ein unterricht habt, so sollen
ihr auch von der süsse versthon, die auch verschlossen wird[5] wie die süsse in Ribes[6], vnd
25 so wir in die pergen[7] wandlen, so ist vns gleich
als essen wir dieselbige süsse, dan die ding
der erden zu essen, gleich geschicht, gleich als
ese man ribes mit den zenen[8], allein in dem   [07v]
vnderschiede, das der berg süsse im Chaos genossen
30 wird, vnd so die süsse[9] in die lung verfürt, so
gibt dieselbige süsse die pergsucht, aus vrsach die
an andern enden[10] erzellt wird.

Das dritt Capitel

35

Dieweÿll nun die ding furzunemen seind, die
vns eusserlich die heischeren[11] zu erinneren[12] geben,

---

[1] wie dan] wie von den D2
[2] kreiden] kreutlein D1
[3] disen lust buesset] ihren lust biest D1
[4] ausschleid] außschlecht W, anschlecht D1; anschlegt D2
[5] wird] ligt W, D1, D2
[6] ribes] fehlt D1; im reibes D2
[7] pergen] leng D1
[8] zenen] jenen D1
[9] die süsse] der lust die W, D1, D2
[10] enden] orthen oder enden D1
[11] heischeren] haisere W; haysere D1; heysere D2
[12] erinneren] erkennen W, D1, D2

vnder welcher auch eine ist[1] die feiste. Dan so die   [472 Su]
lunge sich mit feiste belästiget[2], so mus sie auch
desselben schaden erwartten, wie dan kvndpar
ist. Nun seind der feiste mancherleÿ die wir essen
5   von fleisch oder von fisch[3], sichtlich oder vnsichtlich[4].
Dorumb werden auch mancherleÿ lungensucht erfun-
den, do einer von dieser feiste heischer wird, der
ander von einer anderen. So nun das also die
augen sehen vnd begreifen mügen, so gibt die natur
10   einem[5] unterrichtung, das die feiste auch in dem Chaos
gefvnden werden vnder der Sonnen auch in der Erden. Nun ist ein igliche feiste nichts als allein ein
sulphur[6], der sich austheillt in mancherleÿ art, vnd
wege. auff das folget nu, das das sÿdus in seiner
15   wirckung, in solcher materia auch angezaigt, zugleicher weÿß als der plast von dem ingeweid, von dem
anzvnden print, vnd ist nur[7] ein tunst, also in solcher
gestalt ist auch der Chaos mit einem fixen sulphure[8] gestelt.
so derselbige schwefel[9] von der lungen angefast[10] wirt,
20   so henckt er sich an ir an, gleicher weÿß als ein hartz
auswendig an einem baumb, vnd nach mancherleÿ
art vnd weg der miner[11], werden mancherleÿ   [08r]
hartz an der lungen geporn, welches hartz die
klag ist, vnd vrsach der pergsucht[12]. Nun ist
25   das die vrsach[13], darumb der Chaos zu hartz
wirt, welches doch nicht sein Vltima materia ist, so die
lunge dieselbige nit verdawen mag, zugleicher
weÿsse wan[14] der magen erkent mag werden schwach
zusein, vbell zu dawen, darauß[15] ihm dan man-
30   cherleÿ zusthet, also widerfirt solches hie auch
der lungen. Damit nun ir diesen sulphur[16]
im Chaos verstanden, so nempt euch das exempel,
Ihr sehn das himlitzen zu wetters zeitten[17], nun ist

---

[1] vnder welcher auch eine ist] vnnd welche ausser eine ist D1
[2] belästiget] belustigt W, D1, D2
[3] fleisch oder von fisch] von allem flaysch vnnd vischen D1; von oel, fleisch oder fischen W, D2
[4] sichtlich oder vnsichtlich) fehlt D1
[5] einem] eine D1, D2
[6] sulphure] schwebel W
[7] nur] nun D1
[8] sulphure] als alchemstisches Zeichen; schwebel W
[9] schwefel] sulphur D1
[10] angefast] angezindt oder gefaßt D1
[11] miner] minera D1
[12] der pergsucht] fehlt D1
[13] nun ist das die vrsach] fehlt D1
[14] wan] wie W, D1, D2
[15] darauß] darumb D1
[16] sulphur] schwebel W
[17] wetters zeitten] winters zeiten D1

kein sulphur[1] zu sehn an dem ort, vnd aber so es
brind, so muß es allein ein sulphur[2] sein, vnd ist müglich, das diser himlitz erblinde, vnd so die feuchte[3]
im Chaos nit angeporen were, so würden durch
5   ihn die heusser verbrent. So nun das müglich
ist vnd den augen verstendig, so ist auch ein solcher himlitz in pergen offenbar, vnsichtig zuko-
men, auch sichtig zu khomen[4]. Vnd wie das sichtig
müglich ist, schaden zu thun, also ist es auch müg-   [473 Su]
10   lich[5] dem vnsichtigen, dan zu gleicher weÿsse
wie ein gehlinger dunst, der in einen schlecht,
mag die lungen vberhartzen, also ist es auch
müglich, das[6] von den mineris ein solcher
dunst geporen werde, wie solcher viell im hi-
15   mell ersehen werden.

Das viertt Capitell

So nun das allein[7] die vrsach ist, das ein sulphur[8]   [08v]
20   im Chaos ligt, vnd derselbige ist der, der die
lung verletzt, aus vrsachen wie angezeigt ist,
also[9] auch im selbigen[10] chaos ein eingemischter
Mercurialischer rauch, welcher dem Chaos die dicke
gibt, nimpt im sein perspicuitet[11], derselbige
25   ist zu gleicher weÿß, als so in einen gieng[12] ein
gehliger dunst von einem aufgehenden[13] mercurialischen[14]
Arsenic, den ein iglicher solcher dunst gibt ein
euuige treffenliche heissere. Ein solcher dunst ligt
auch im Chaos, wird auch offtmals zu dem selbi-
30   gen ein anderer geboren, zu gleicher weÿß als im[15]
Chaos der welt ligt ein sulphur[16] noch vber den selbigen
feld der himlitz hinzu, also werden zwen scheden
erkent, dermossen verstanden auch in der erden

---

[1] sulphur] schwefel W
[2] sulphur] als alchemistisches Zeichen; schwefel W
[3] feuchte] frucht D1
[4] zu khomen] fehlt W, D1
[5] ist, schaden zu thun, also ist es auch müglich] fehlt D1
[6] ist es auch müglich, das] ists D1
[7] allein] fehlt D1
[8] sulphur] schwebel W, schwefel D1, D2
[9] also] also ligt W, D1, D2
[10] im selbigen] dem D1
[11] perspicuitet] prespiruitet D1
[12] einen gieng] einem gang D1
[13] aufgehenden] aufsteigenden W, D1, D2
[14] mercurialischen] mercur als alchemistisches Zeichen
[15] im] ain W, ein D1
[16] sulphur] als alchemistisches Zeichen; schwefel W

zu sein, ein fixum mercurium[1] für vnd für wie ein Arsenic[2], vnd zufallender durch tegliche constellation,
dan die minere[3] seind wie die sternen im firmament.
Darumb erkennen was miner dieselbige region
5   besitzt, dieselbige ist die influentz, als so Cachimia da were, so ists aus Cachimia der sulphur[4] geboren, vnd gleich als woltest sprechen, das Land
ligt unter der Jungfrawen, vnd wie der Astronomus das sỹdus erkent, was eim iederen
10   auff seinem hauptt sthet, also erkennet auch
der irdisch philosophus, was in dem selbigen
perg inclinirt, oder die constellation[5] ertregtt, dan
die erden tregt iren marcasitam, die ander
ihren Antimonium[6], vnd also was do dieselbige   [09r]
15   region in sich begreifft, dasselbig gibt[7] ein
Chaos, von dem gemeld ist worden, vnd wie
der Astronomus sagt, der stern gibt die influentz, also auch dieser philosophus sagt,
in der erden sthett operimentum[8], aus dem   [474 Su]
20   endspringet[9] der Medicus, sagt also: diese
pergsucht ist ein Resina, welches geporen ist
aus dem Chaos, in dem gesotten ist der stern[10]
vnd miner operimentum[11]. Nun folgt auf das,
das die species der minere im alle[12] woll sollen
25   in ihrer eigenschafft erkent werden. Dan es ist
mercurius der marcasiten[13] weis vnd rott, sulphur[14] des talcs[15]
gelbrott vnd schwartz[16], sulphur[17] des ogers[18], sulphur des zi-
nobers[19], sulphur des wildens[20], sulphur des kisses, sulphur des

---

[1] mercurium] als alchemistisches Zeichen
[2] mercurium für vnd für wie ein arsenic] mercurium wie ein arsenik für vnd für D2
[3] minere] minera D1
[4] sulphur] als alchemistisches Zeichen; schwebel W
[5] constellation] constellationes D1
[6] antimonium] antimoni D1
[7] gibt] ligt D1
[8] operimentum] operementum D1
[9] endspringet] entspringt dise influentz, vnnd also entspringt W, D1, D2
[10] stern] asterem D1
[11] operimentum] operementum D1
[12] alle] als D1
[13] mercurius der marcasiten] als alchemistisches Zeichen für mercurius (Verwechselung mit Zeichen für Schwefel); schwefel des marchasiten W; sulphur der marcasitta D1; sulphur der marcasiten D2
[14] sulphur] hier vnd in den folgenden Zeilen als alchemistisches Zeichen ; schwefel W
[15] talcs] talchs W, D1; talks D2
[16] schwartz] schwartz schwefel des cachimia, braun vnnd schwartz W; schwartz: sulphur deß cachimien, braun vnd schwartz D2
[17] sulphur] schwefel W, D1, D2 (durchgängig in den folgenden Zeilen)
[18] ogers] agers D1
[19] sulphur des zinobers] fehlt D1
[20] sulphur des wildens] schwefel des im obern Schwefel der wildnus D1; schwefel des wismats D2

marmels, sulphur des dufisteins[1], sulphur der anbetisten[2].
Vnd also dergleichen[3] vill halben, nit nach[4] zu erzelen. Vnd wie ir hie also[5] sulphur verstanden, also hand ihr auch mercurium[6] cupri, mercurium des bleiertz,
5 mercurium des zwitters[7], mercurium des zincken, mercurium des Arsenics vnd dergleichen, vnd in allem wege wie
ihr von mercurio vnd sulphure verstanden, vom sal auch zu
erkennen ist. Dan es ist Sal vitrioli[8], Sal alu-
mini[9], Sal entali, Sal petrae[10], Sal salis comunis, Sal
10 salsus gemme[11] vnd dergleichen andere mehr. Die-
ses Sal, dieser sulphur, dieser mercurius sein species[12], die den[13]
Chaos selber seind, nach inhalt genaturt der-
selben region[14].

15   D a s   f u n f f t   C a p i t e l l.   [09v]

Also mercket von dem spiritu[15], das der mercurius[16] gibt fuliginem[17].
Dan zu gleicher weyß wie ein sublimatum[18] ultimam
materiam erzeigt, also auch dieser spiritus, darumb
20 ist sein pergsucht trucken vnd dürre, vnd spiritus
mercurii[19] gibt sein resinam vnd der spiritus salis seinen
tartarum. Das seind zwei hauptstuck[20] der pergsucht.
Nun ist nit minder, wiewol Marcasita ein namen
hat, auch cachimia, so ist doch nit ein art in densel-
25 ben zuuersthon. Dan die änderung der Erden än-
dert auch diselbige[21] miner, als ir sehn das[22] die form
der lender verandert wirt[23], vnd wiewoll ein kraut   [475 Su]
einen namen hat als caepe[24], so ist doch so offt ein

---

[1] dufisteins] dufftstain W; tufftstains D1; dufftsteins D2
[2] anbetisten] amatisten W, ametisten D1; amethisten D2
[3] dergleichen] der D1
[4] nach] not D1, D2
[5] also] nach mit dem W; mit dem D1, D2
[6] mercurium] hier vnd in den folgenden Zeilen als alchemistisches Zeichen
[7] zwitters] zwitter ertz D1
[8] vitrioli] vitriolis D1
[9] alumini] aluminis W, D1, D2
[10] petrae] salis petri W, D1; salis petrae D2
[11] sal salsus gemme] sal salis gemmae W, D2; salgerimię D1
[12] species] spiritus W, D1, D2
[13] den] dann W; der D2
[14] derselben region] denselben regionen D1
[15] also mercket von dem spiritu] also zumercken von den spiritus D1
[16] mercurius] als alchemistisches Zeichen
[17] fuliginem] filigenem D1
[18] sublimatum] sublimation W, D1, D2
[19] mercurii] als alchemistisches Zeichen; sulphuris D2
[20] zwei hauptstuck] die drey hauptgeschlecht W, D1, D2
[21] diselbige] fehlt D1
[22] das] das sich W, D2; das sie D1
[23] wirt] fehlt W, D1, D2
[24] caepe] coeps D1

region, als so offt ein andere form, vnd doch
caepe[1]. So nun die form anderst ist vnd sich etwas
verandert, also wissen auch von derselbigen eigenschafft, das sie in der natur auch also durch die ir-
5 dische krafft, anders vnd anders geendert wird,
   in[2] die eigenschafft etlichs theils, desselbigen land
der Erden. Drumb dieselbige[3] ertznei desselbigen
lands nutzer ist, dan die frembde zugeprachte,
also wirt gleiches mit gleichem in widerwertiger na-
10 tur geheilett, dan den mineris muß als viel
zugeben werden, als viel dem himel, welcher die
sternen regirtt, als auch die Erden die miner,
vnd himell vnd Erden seind zweÿ gleiche himmel,
vnd die miner, vnd das sÿdus, seind zweÿ
15 gleiche[4] sÿdera. Der also in einem erkant ist,
der ist auch erkant im andern[5]. Darumb der   [10r]
mercurius[6] seinen anfang in der Astronomÿ weist[7] vnd
beschleust mit der philosophi. Dan die Astronomia gibt ihm die constellation des firmamentz,
20 vnd der miner, vnd die philosophi gibt die eigenschafft, welche beide beschlossen werden mit der
Cur. Dan dieweÿll der Mensch Microcosmus
ist, so mus er[8] in die eussere erkantnus gefürtt
werden, vnd die Nouilunia[9], exaltationes[10] vnd
25 dergleichen nicht allein in den planeten suchen,
auch im irdischen astro, dan kan lunaria sich
in den lauf[11] beweissen, so ist es ein exempel,
das der Luna noch[12] mehr seind, wie dan auch
andere ding seind, die do augenscheinlich
30 in ihnen selbst cursum coelestem beweÿsenn vnd
furstellen. Also wirt dieser tractat beschlossen,
wie die pergsucht aus den dreierleÿ Mineralibus[13]
wechst, das ist von ihren speciebus[14] die da seind
im Chaos, welcher von den mineris ausghet
35 wie ein stim vom Mvnde.

---

[1] caepe] coeps D1
[2] in] fehlt D1
[3] dieselbige] fehlt D1
[4] sÿdus, seind zweÿ gleiche] fehlt D1
[5] andern] andern oder vom andern D1
[6] mercurius] als alchemistisches Zeichen; medicus W, D1, D2
[7] weist] nimpt W, D1, D2
[8] er] es D1
[9] nouilunia] fehlt D1
[10] exaltationes] extractiones D1
[11] lauf] lufft D1
[12] Luna noch] lunaria W; lunarien D1, D2
[13] mineralibus] mercurialischen species D1
[14] speciebus] spiritibus W, D1, D2

TRACTATUS TERTIUS[1] von
den wercken, so die kranckheit
macht[2]

[476 Su]

5   CAPUT I.
Dieweÿll nun in diesem tractat furzuhalten
ist vom werck der kranckheit[3], wie sie geporen
wird, so nun aber der Mensch gesetzt ist
in das zerprechlich leben, dermaßen, das viel
10   dingen seind, die in dötthen, vor welcher

[10v]

er sich auch, so er vnwissend ist deren dingen, nit
hütten kan, ist ihm[4] gepürlich dasselbig zu erzelen,
welches allein durch den artzt beschen mus, der
sölches im befelch hatt. Drumb in auch Gott beschaffen,
15   die döttliche art zu vorkhummen[5] vnd zu verkleren,
wie die natur wider die natur strebt, wie ihr[6] eins
in der natur wider das ander ist. Zu gleicher weis
wie die thier auff erden, die sich zusamen rotten[7]
wider ein ander. Dan das soll sich der Mensch
20   versehen[8], das in den vnempfindlichen dingen ein
gleichmessige feindschafft ist. Dan zu gleicher weis
wie der Crocodil[9] durch seinen athem den menschen
verderbt vnd döthet, also dötten vns auch die dunst
solcher mineralien. Dieweÿll aber Gott guts vnd
25   böß beschaffen[10], die nit müglich sein, das sie beÿ
ein ander sthen[11], vnd doch in eim stand. Hierauf
hat er den artzt gesetzt, dem tödlichen menschen
furzuhalten seinen feind, den er ihm auff sein
leib vnd leben stellt, vnd im selbigen sich der Mensch
30   wisse zu bewaren vor ihm. Dan wie auch auß
Gott volget die lehr, dadurch wir den Teuffel
kennen, den feind der Seel, vnd dasselbige
durch Propheten vnd Apostel, also hat er auch
den feind des leibs angezeigett, im liecht der na-
35   tur dieselbige zuerkennen, was gifft, was böß,
was gutt, was nützt dem Menschen seÿ, auff
das er sein lang leben behalt, domit ihm das gifft,

---

[1] Tractatus Tertius] Der drit tractat D1, D2
[2] von den wercken [...] macht] ersetzt D2 durch: des ersten buchs, von der anzeigung vnd wesen des
eußern vnd ineren leibs zusamen, wie die kranckheit gemacht wird
[3] kranckheit] krankhaiten D1
[4] ihm] nun D1, D2
[5] zu vorkhummen] zu erkennen D1, D2
[6] ihr] ie D1, D2
[7] zusamen rotten] zusamen rot(t)ieren W, D1, D2
[8] versehen] fursehen D1
[9] crocodil] arsenico D1
[10] beschaffen] erschaffen hat D1
[11] das sie beÿ ein ander sthen] bey einander zustehn D1

so beÿ dem gutthen sthet, sein leben nit breche, hat
er dem Artzt die erkantnus gegeben, das guth
vnd böß in eim ding anzuzeigen, vnd nachfolgend   [11r]
auff ihn den Vulcanum verordnet, durch wel-
5   ches kunst[1] gleich dem tod ist, der scheid das
ewige vnd das döttliche von einander, welche
kunst bilich mors rerum[2] heischen soll. Dan das   [477 Su]
nichts soll, kumpt von dem das etwas soll.
Auff das ist bilich zuschreiben von den dingen,
10   dieweÿll wir wider[3] essen noch trincken mügen
ohne sorge des leibes[4] den lufft zu vns vnd von
vns one schaden den nitt sicher steth, auch wider
Summer vnd Winter vns günstig zu sichern,
vnd das ihenigen so wir im garten pflantzen
15   vnser eigenschafft[5] mit ihm aufziehen. Darbeÿ auch
gold vnd silber müssen wir haben, auch an-
dere metallen, eisen, zihn[6], kupffer, bleÿ,
quecksilber[7], so wir dasselbigen haben wollen, so müssen
wir darbeÿ wagen leib[8] vnd leben, mit fienden[9]
20   so gegen vns standen[10], also auch so wir ander
dingen haben wollen, das wir zu nutz vnsers
gesondes lebens gezwungen werden zugebrauchen,
so ist nichts, das nit vnseren feind mit ihm trage.
Dieweill so viel in erkantnus natürlicher dingen
25   ligt, welches der Mensch von im selber nit
mag ergründen. Darumb in Gott beschaffen hat
als einen artzt, itzt aus dem wortt[11] entsprin-
get ihm die erkantnus des liechts der natur,
das guth zuentdecken, auch zu wissen das guth
30   in dem bösen, was dem gesonden leben vnge-
hörig[12] ist zu erkennen, vnd zugleicher weÿß wÿe der   [11v]
Teuffell aus dem Menschen getriben wird, also
durch solche artznei die giftigen kranckheiten, vnd
wie böses böses vertreibt vnd wie guth das guth
35   behalt.

                    Das Ander Capitell[13].

---

[1] kunst] kunst guts vnd bös von einander gescheiden werden. welches kunst W, D1, D2
[2] mors rerum] morer D1
[3] wider] weder W, D2
[4] leibes] feindts W, D1, D2
[5] eigenschafft] aigen gifft W; eigen gift D2
[6] zihn] zyn D1
[7] quecksilber] als alchemistisches Zeichen; kochsilber W
[8] leib] unser leib
[9] fienden] vill feinden W; vil feinden D2
[10] standen] stehn D1
[11] wortt] fehlt D1
[12] vngehörig] angehorig W, D1, D2
[13] das ander capitell] das fünfft capitel D1

Also ist nott die bergkranckheiten furzuhalten, vnd dieselbige
ding zu erkennen[1] geben, aus den sie geboren
werden, wie dan in den vorgemelten tractaten
angezeigett. Nun ist vnsere artzneÿ mercurius, sulphur vnd sal[2],
5 nun ist vnser gifft auch aus denen dreÿen dingen.
Dan in eim sthen sie beide. So befinden wir durch
mortem rerum[3], das das ihenige so vns helffen
mag in vnseren nötten, auch dasselbige beÿ ihm
gehabt[4], das vns die nott gemacht hatt, als ein
10 Exempell. Ich setz ein pergman, der[5] sucht silber, bis er dasselbig find vnd hats, so erlangt
er nun ein Ertze, nun folgt dem nach, die-   [478 Su]
weill er das ertz sucht, vnd mitt umbghet, so er-
langet er seine kranckheit, die auff erden, außerhalb
15 in der erden nit sein mügen. So er nun[6] die kranckheit hatt, vnd nimpt dasselbig ertzt, so er gehau-
en hatt, vnd lest das silber daruon schmeltzen,
so find er in dem, das do von weicht, dasselbige,
das in kranck hat gemacht[7]. Jezt find er auch
20 dasselbige im abtreiben, das in auch gesvnd
mag machen. Drumb so wissen das der Dunst,
so von dem ertz ghet, hatt derselbige gifft art
in ihm, die ihm schmeltzen von dem silber weicht.
Dan kan die rosen ihren geschmack geben vnd
25 wider[8] durch iren geschmack in ein ohnmacht füren,   [12r]
vnd der corpus der rosen bleibt vngeletzt[9], also
wissen auch ein ausgehende krafft von den ding,
so sie ihn menschen kumptt, wiewoll das corpus desselbigen giffts nit do ist, so ist doch die
30 bosheit beÿhändig mit einer solchen schwechi.
Aber das sÿe den menschen in die lange kranckheit treibt,
welches zu[10] kurtz würde, so das corpus selbst an
der stat da stund. Als ein exempel. So ein Arsenic eingenomen wird, so ist ein schneller
35 behender geher dott da. So aber das corpus nit
eingenomen wird, aber sein spiritus, so macht
es[11] auß einer stvnd ein jarlang, das ist was
das corpus zuwegen bringt in 10 stvnden,

---

[1] zu erkennen] zuerkleren, zuerkennen D1
[2] mercurius, sulphur, sal als alchemistische Zeichen
[3] mortem rerum] merdem roris D1
[4] beÿ im gehabt] bey jm behelt D1
[5] der] fehlt W, D1
[6] nun] nit D1
[7] kranck hat gemacht] kranck macht oder gemacht hat D1
[8] wider] uns W, D1, D2
[9] vngeletzt] vnuerletzt D1
[10] zu] jn D1
[11] es] er D1

daran macht der spiritus zehn jar, mag auch nit
in einen solchen[1] volkhommenen grewlichen dott
fallen als in beÿ wesen[2] des corpus, vnd wissen
hierbeÿ auch, welcher dan will die bergkranckheit
5   in gewisse erkantnus fassen, derselbige mus
wissen desselbigen corpus behende kranckheit vnd tod,
nit allein[3] eigenschafften vnd zeichen, so do aus
dem selben corpus werden. Vnd beÿ den selben
gewiß abgenomen zeichen, mag er abnemen die-
10   selbige pergsucht, was species es seÿ, das ist aus
was corpus dieser spiritus gangen seÿ[4], so werden die zeichen erkent. Als ein exempell.
Die einwonung[5] des Realgars macht ein ausgedor-
te lungen, aus welcher dürre der Athem ver-
15   ändertt[6] wird, hiemit ein keichen, auch mit
einer endtferbung im angesicht[7], macht auch spelt   [12v]
vnd schrunden in der leberen, mit dem selbigen   [479 Su]
laufft ein vnnatürlicher durst, naget vnd zemalt
die vell[8] ihm magen, das sie wie ein rinden an
20   eim baum abschiffert, vnd mit demselbigen trucken im grublin[9] eine schwere harte dawung. Auf
solches nachfolgend viel zufallender hitzt, klopffen
vnd zittern im hertzgrüblin[10], demnach ein ausschla-
gung in alle glieder, auf solches[11] die breune vnd
25   ein mittlaufende hauptsucht. Also merken wie
was diese werck des gifts sein, vnd in was
kranckheitten sie khomen, also in langen iharen
vnd tagen gibt derselbige spiritus des Realgars
auß ein solche gleichmessige kranckheit, die den vorge-
30   melten zufällen vnderworffen werden. Solche
infuerte[12] bergleutt, sind leichtlich nach den leufen
des aussern himels zu allen himlischen kranckheiten gefür-
dert[13], als zu fiebern, zu schwindsucht, zur daubsucht, zur breun.
35

                         Das Dritte Capitell.

---

[1] solchen] fehlt D1
[2] beÿ wesen] beywesen sein D1
[3] nit allein] mit allen W, D1, D2
[4] das ist aus was corpus dieser spiritus gangen seÿ] fehlt D1
[5] einwonung] einnemung D1, D2
[6] verändertt] außgedoerret D1; verwandlet D2
[7] im angesicht] fehlt D1
[8] vell] fel D1; falt D2
[9] grublin] grueblein D1
[10] hertzgrüblin] hertzgrueblein D1
[11] solches] solches volgt D1
[12] infuerte] inficiert W, D1, D2
[13] gefürdert] genoedt D1

Also wie gemeld ist von wercken des gifts, wie
sie die kranckheit macht, ist das genötigst in diesem
tractat zuerkhennen, allein die zeichen, die da
genomen werden aus den corporibus, wie obsthet,
5 welcher so viell sein, das ihr menig[1] nit mag
gezelet[2] werden. Doch in der kurtze merken, das
vnder dem Realgar alle Arsenicalia, auch operimentiua verstanden vnd begriffen werden.
Welcher aber in sonderheit ihre species woll mag   [13r]
10 ergrunden durch viel vnd lang erfarenheit,
in den corporalischen infectionibus, der mag
die spiritus desto gewisser distinguiren[3] vnd
diuidiren, wiewoll in der cur, vnder dem Realgar[4] genomen wird, vrsach[5], das die Arcana[6]
15 furgelegt werden. So aber particulariter die
cur gefürtt soll werden, ist nott die ding woll
vnd eigentlich zu spezificiren, wie sich dan
die humoristen[7] pflegen, also auch vom Realgar,
mancherleÿ species verstanden werden. Der-
20 massen merck auch von Antimonio, vnder
welchen alle marcasita, Cachimia, Talck,
oger vnd dergleichen verstanden werden. Dan   [480 Su]
so das gifft Antimonÿ eingenomen wird,
so gibt es einen druckhen dürren husten, vill
25 stich in den seitten vnd[8] hauptwhe, vill aus-
dörrung der stuell, viel miltzgeschwer, hitzig
blutt, raudich vnd kutzlich[9], dorrett auß vnd
mehret die geelsucht, was also die zeichen begreifft, da ist ein geist Antimonÿ zugefallen
30 aus den obgemelten Mineralibus. Dermassen
auch sollen ir wissen, das vnder dem namen Alkali viel mineralia ihre spiritus treiben
in menschen, gifts weÿsse, so ist doch das
capitell vnder dem namen Alkali, welches
35 döttung[10] sich also erzeigtt, macht engen atthem
vnd stincken aus dem munde, wirfft viel
gehoeders[11] aus, viel brennen vnd sod[12], gleich als   [13v]

---

[1] menig] menge D2
[2] gezelet] erzelt W, D1
[3] distinguiren] disomginiern D1
[4] Realgar] realgar das capitel W, D1, D2
[5] vrsach] ursacht W, D2
[6] arcana] arta jme D1
[7] humoristen] homoristen D1
[8] vnd] vil D1
[9] kutzlich] kretzig W, D1, D2
[10] döttung] bedeutung D1
[11] gehoeders] ghoeders W, geaeders D1; koders D2
[12] sod] satt W, sathen D1, sodt D2

obs[1] im magen seÿ, macht[2] auch dem magen eine
durchflüssige natur, viell grimmen, reißen im bauch,
dort ausfauld die lunge vnd den magen hinweg, spaltet[3] die leber vnd miltz, schmeltzett die
5   nieren, scherpffet den harn, durch sein auffressen[4]
feullt die Region der Nierenn, dreibt polutiones,
auch blutt durch den harn, vnd wo an solchen örtt-
ern vnd glideren kranckheiten ligen, die bewegts vnd
treibts herfur. Vnder das Alkali gehören die spe-
10   cies des blawen vnd weÿssen Vitriols, vnd die
dreÿ species Aluminis, Rochae[5], scisci, plumosi,
auch die species Salis communis, gemmae, silicis
vnd was dergleichen inen anhengig ist. Nun mercken auff die gemelten vnderrichtung, das ir
15   die vnterscheid halten desselbigen ärtz, vnd
welcherleÿ es seÿ. Dan es ghet an ein Realgar
vom gold, vom silber, vom eÿsen, von kupffer,
von zihn, etc. Auch ein Antimonium vom gold, silber, eisen etc., auch ein Alkali derselben vnderscheid,
20   so nott ist der Cur halben furzunemen, in ihren
corporibus woll zu erkennen, darbeÿ auch der
landsart, wie sie nach derselbigen fallen. Dan
die augen beweÿssen grossen vnderscheid in denselben simplicibus, dan die vngerische region
25   auch die Steurische fallen vngleich in ihren anzeigung[6], vnd beschliessen doch am letzten mit gleichen
metallen. Also auch die Ertzpurge[7], Sturische[8]   [14r]
perge fallen in ein ander glat[9] gegen den hohen   [481 Su]
Meischnischen purg[10], vnd also auch von den andern
30   zuuersthen ist, vnd wiewoll sie sich neher scheÿden
vnd abteillen dan gemeld ist, als Raurisch
vnd Castein[11], als bintzgaw[12] vnd Burgaw[13] vnd
noch mehr[14], als 2 stollen neben einander, solches wir[15] alles befollen der erfarenheit, ohn

---

[1] obs] fehlt D1

[2] seÿ, macht] sie machen D1

[3] spaltet] spelt D1

[4] auffressen] außrösen D1

[5] rochae] als rochi D1

[6] anzeigung] anzaigungen D1

[7] Ertzpurge] etschburg W; Ottspurg D1; Etschbirg D2; Ottospurgum EL 30

[8] Sturische]Inischen burg W; Imschenburg D1; Inischenbirg D2; Inschenburgum EL 30

[9] glat] glas W, D2; vitrum D1

[10] Meischnischen purg] Mixnischen burg W; Mixmischburg D1; Meißnischen Birg D2;
   Altomixmischburgum EL 30

[11] Raurisch vnd Castein] uris vnd gastein W; ruris vnd gastein D1; rauriß vnnd gastein D2; Ruris et Gasteina EL 30

[12] bintzgaw] pintzgaw W; bintzgaw D1; Bintzgouia EL 30

[13] Burgaw] Langenaw D1; Bangau W, D2: Langenouia EL 30

[14] mehr] näher W; neher D2

[15] wir] wirt W, D2; wirdt D1

welche in diesen kranckheitten kein verstand
kan[1] sein, vnd nützlich ist. Das die Corpora alle,
wie sie in speci[e]s gefvnden werden, mit irem
actu kend vnd gesehn[2] werden, wie sie ir bos-
5 heit[3] vnd gifft verstellen[4]. Dan der Marcasiti-
sche sulphur[5] nimpt[6] den schlaff, der Vitriolische sulphur[7] gibt
den schlaff[8] bis zum tod. Also seind auch widerwertige Salia, auch Mercurialia, das befill
ich weitter einem iglichen in sein erfarenheit.
10

Das viertt Capitell.

Vnd wiewoll der feind vill seind, vnd nit wol
in die zall zubringen[9] dem Artzt, so ist doch
15 dasselbige nicht von nötten. Dan der solche
ding woltt ausecken, der wurd der practica
zuuill irrung einfüren. Dan die practic ist dermassen, das sie auch[10] den Arcanis[11] entgegen sthen
den kranckheitten, wie ihr nun das Arcanum sol-
20 lend versthen. Das merckent also. Ihr wissen,
das villerleÿ[12] Arsenicalia vnd dergleichen auß
dem gold ghen. Der nun dieselbige species,
in sein sondere recept[13] füren will, der ght vom   [14v]
Arcano, vnd neigett sich zur irrung auff die schwein
25 wege. Der aber solches für sich nimpt vnd nimpt
das gold[14] vnder die hend, derselb ght zum Arcano. Dan das gutte heÿlt das böse, so beÿ ihm
gestanden ist, als ein exempel. Was die geelsucht
macht, heilt auch die geelsucht, vnd[15] so das gutt
30 gescheiden wirtt von ihm[16], so ist das arcanum wider die geelsucht da, vnd darumb entpfahett es
den namen Arcanum, das aus demselbigen

---

[1] kan] mag W, D1, D2
[2] gesehn] gesucht D1
[3] bosheit] beschaid D1
[4] verstellen] fürstellen W, D1, D2
[5] sulphur] als alchemistisches Zeichen; schwefel W, D1
[6] nimpt] nimpt vnd gibt D1
[7] sulphur] als alchemistisches Zeichen; schwefel W
[8] der vitriolische sulphur gibt den schlaff] fehlt D1
[9] zubringen] zusetzen D1
[10] auch] uß W; auß D1, D2
[11] den arcanis] der archemey D1
[12] villerleÿ] viererlei D1, D2
[13] sein sondere recept] ein iglichs inn sein sonnder recept W; ein jedes in sein species D1; ein jeglichs
    in sein sunder recept D2
[14] gold] gůt
[15] vnd] das ist also, im selben ding ist das böse vnd das gute, aus dem bösen wechst die gel-
    sucht, vnd W, D1, D2
[16] von ihm] vom bösen D2

bösen villerleÿ gelsucht[1] erscheinen mügen. Der
nun ein igliche geelsucht sonderlich[2] betrachten wil,   [482 Su]
der weis nitt, was das Arcanum ist. Dan das Ar-
canum heillt dieselbige species alle, so ein
5   particularis medicus einem iglichen sein sonder-
diet vnd recept suchen will, dasselbige suchen
wird zu lang dem krancken, dan nach art
vnd[3] Cur dieser[4] ordnung[5] nimpt sich der vrsprung
LAUDANI, das ist materiae perlatae[6], das so vill
10   ist, als wan ein perlin ausgezogen wird, vnd
dasselbige perlin heilt nun dieselbige kranckheit,
so aus dem seinen bösen[7] endspringen. Dan die
Artzneÿ, so paralÿsin[8] heilt, soll vnd muß[9] auß demselbigen ghen, so das selbige macht. Jezt ist
15   nach dem Arcano gehandellt, vnd die sorge vilerleÿ species derselbigen kranckheit hinweg genomen.
Also werden die Arcana verstanden hie auch von
den Mineralibus[10]. Das auch das GOLDT ein ar-   [15r]
tzneÿ seÿ aller der kranckheiten, so seine ertzknap-
20   pen erlangen. Also auch der SATURNUS beÿ ihm
hatt sein Arcanum deren krankheiten, so aus dem bleÿ
ghend. Also fur vnd fur mitteinander zuuersthen,
ist, dahin gericht was vns durch vnsere hend
schedlich sein mag, dasselbig wirt auch durch[11]
25   vnsere hend wider zur artzneÿ bracht, vnd
was diesem Arcano[12] nit müglich ist, das wird
weitter vnmüglich erfvnden. Dan zu gleicher
weÿß wie wir sehn, das wo[13] stich vnd wunden
zum tod müssen ghen, beÿ denen kein hulff
30   noch rad gefunden mag werden, also auch
hie an dem ortt. Die Mineralia durchdringen
die glieder des lebens, das sie sich vergleichen
solchen döttlichen wonden vnd stichen. Also
will ich beschlossen haben diesen tractat, mit
35   gnugsamer furhaltung dieser ding, so hierin
furgenomen sein worden. Darneben so der

---

[1] villerleÿ gelsucht] manicherley gesuchten D1
[2] sonderlich] fehlt D1
[3] vnd] diser W, D2
[4] dieser] vnnd W, D2
[5] vnd Cur dieser ordnung] diser cur vnd ordnung D2
[6] materiae perlatae] materia perlato D1
[7] seinen bösen] seim besten D1
[8] paralÿsin] parelisem D1
[9] heilt, soll vnd muß] heilen soll, muß W, D1, D2
[10] mineralibus] mineralischen D1
[11] vns durch vnsere hend [...] auch durch] fehlt D1
[12] diesem arcano] disem archanum D1; disen arcanis W, D2
[13] wo] vns W, D1, D2

Asthma gnugsam erkent wird, wie er zwischen
dem himel vnd Erden wachst, nachfolgend
wie die pergsucht sich gepürtt in der Erden,
vnd wie wirckung solcher[1] gifft durch einan-
5 der wircken, ist weitter[2] die ding zuuerlassen
vnd die heÿllung solcher kranckheitten furzu-
haltenn.   [483]

TRACTATUS IIII^{tus} von der

10

heÿlung der pergsucht.[3] Cap. I.

Dieweÿll sich nun furhin geburtt mit den ge-   [15v]
lertten vnd philosophis nit mehr zureden,
sonder mitt den erfarnen[4] den nutz der perg-
15 leutten zu betrachten, die bemelden bergsucht
ihnen zuwenden, so ist eines iden erfarnen art
vnd geborner brauch gegen den erfarnen, wenig
geschwetz zu pringen[5]. Dan beÿ den erfarnen[6]
wird gesucht[7] die gesondheit der krancken[8], mit
20 kurtzen wortten, vnd das die wörtter der[9] geschwetz nit gesond machen, auch nit mügen
lieben vnd wollgefallen den krancken. So ist
auch die erfarenheit dermossen gegrund, vnd
gesetzt, das der verstand irer werck gegen ein
25 iglichen sich selbst, ohn maulwercken[10] sich zu erkennen gibt. Darumb so ist weitter auf dise
practica acht zu haben, wie sie in ihr selbst da
sthet, in ihr selbs bleÿben lassen[11], vnd dieselbige
erfarenheit sich selbst verteidigen lassen, vnd
30 die werck ansehen, demselbigen glauben[12] der
Artznei erwegen solle. Dan die werck seind
also lautter, das sie der disputation nit bedürffen,
welche furhin die sein werden, folgett hernach.
Darbeÿ seÿ einem iglichen sein erfarenheit vor-
35 behalten. Dan wer khan oder mag der artznei
ihr end ergründen, dieweill vnd auch die Schul

---

[1] wie wirckung solcher] wie weit solche W, D1, D2

[2] weitter] weiter von nöten W, D1, D2

[3] pergsucht] Der viert tractat. D1; D2 fügt hinzu: von der heilung der bergsucht mit seinen notwendigen stucken D2

[4] den erfarnen] der erfarenhait D1

[5] zu pringen] zutreiben oder zugebrauchen D1

[6] wenig geschwetz zu pringen. Dan beÿ den erfarnen] fehlt W

[7] gesucht] betracht W, D1, D2

[8] krancken] kranckhait D1

[9] der] vnnd D1

[10] maulwercken] mühlwerck D1

[11] da sthet, in ihr selbs bleÿben lassen] bleiben D1

[12] glauben] glauben welche ein ieglichern ungleubigen zum glauben] W, D2

der Artznei ohn ende geben vnd beschaffen ist.
        Ein iglichs guts gibt dreierlei margariten,
        sein dreierlei böses zuuertreiben[1]

5   Das ander[2] capitel.   [16r]

Nun ist erstlich hie von den pergkranckheiten furzuhaben[3]
dieser Artickel, vnd nacheinander[4] nach in ir
capitel ausgeteillt erstlich furzukomen, den
10 selbigen perggeisten[5], auff das sie on inficirt   1.
lassen ihren ertzman, vnd das wirt angefangen,   [484 Su]
vor dem vnd sie den perg- vnd den ärtzgeistern vnderworffen seind. Zum andern ist euch[6] woll   2.
vnd gutt zu wissen, das die glieder des men-
15 schen, lungen, leber, nieren, magen, ingeweid etc., ihren kheins ausgenomen so vill
der leib ihnen hald[7], mit der zeit der vergiften ertz geistern, fressen sie die hauptglider
im leib auß, welchem sie zur fewlung ghen.
20 Nun mügen die selbige feulungen nit ge-
heillt werden mit erfüllung vnd erstattung
des hingenomenen teils, solches aber one
weitteren schaden zu bewaren, wie ein Astronomischen[8] wolff schaden, folget hernach sein
25 preseruativis. Zum dritten vber das so den   3.
preseruatiuis[9] zugepürtt, volget sein eigen
capitell von dem diet, vnd ordnung derselbigen, in welchen der mensch sich selbst
bewartt, das er den ertzgeisten kein vrsach
30 gebe, sich selbst auch ihnen vnderwürfflich
zu machen. Zum vierten die natürlich heÿ-   4.
lung aus den artzneÿen vnd krefften, so den
naturlichen Astra[10] vertreiben. Dan sie seind
auch heÿlung der pergsucht. In dem so die recept   [16v]
35 wie hernach folgt, gesetzt sein. Zum funfften   5.
die heÿlung aus den Arcanis, wie gemeld ist,
in was weg ein iglichs gutts dreierleÿ Marga-

---

[1] Die beiden letzten Zeilen nicht in W, D1 und D2
[2] ander] fünfft D1
[3] furzuhaben] im Ms Korrektur durch den Schreiberin: furzunemen; furzunemen W, D1, D2
[4] nacheinander] einander W, D1, D2
[5] den selbigen perggeisten] dieselben bergkgayst D1
[6] euch] auch D1
[7] ihnen hald] innhat W; in hat D1; innehalt D2
[8] astronomischen] estiomenischer D1, D2
[9] den praeseruatiuis] dem preseruaticus D1
[10] astra] asthma W, D1, D2

ritten gibt, sein dreierleÿ böß[1] zu vertreiben.
Demnach am letzten den beschlus vber das buch. 6.

Das Dritt Capitell, von
preseruatif der Jugent.

5

Ein exempell verstand, der himel ist der, der
vns durch sein Astrum inficirtt, so vil vnd ihm
zugeteilt ist vns[2] zu beschedigen[3]. Nun mügen wir
10 demselbigen nit widersthen, dan er ist in vnser
hand nit, das ist, wir mügen der influentz
nit furkhomen, als wenig wir den schne vnd
regen wehren[4] mügen, also müssen wir auch
fur sich lassen ghen den Ertzgeistern ihr impressi-
15 on. Aber das mercken[5], dieweÿll dem Regen
ein dach gefvnden wird, der Sonnen ein
schatten, also in derselbigen gleichnus wirt
ein Camin gefvnden, dardurch die impression   [485 Su]
nit ghen mag, dieselbige verstanden also.
20 Ein iglicher, der noch ledig ist, vor der infection,
der wirt erhalten durch die Essenttias Tartarj,
genomen vnd gebraucht all Monat ein moll,
mit guttem schwitzen volbracht[6]. Das recept
ist also:
25   Rec. liquoris Tartari unz. ij. Olei colchitarini[7] scrup. ij.
        Laudani papaueris[8] drach. j. gemischt vnd eingegeben
dreÿ gersten körner schwer, wiewol auch das sein   [17r]
mag. Das nach gesondheit der Complex ein
mal im halben jar genugsam wehr, sthen beÿ
30 einem iglichen erfaren artzt, wiewol Perlatum
auri vber das vnd ander alle ist.

Das 4. Capitell von den
anderen preseruatiff auff
35   die feülüng.

Denen[9] aber, so in die feulung, wie obge-
melt[10], gefallen sein, denselben ist Manna[11]
perlata am besten. Nun ist Manna ein ig

---

[1] böß] biß D1
[2] vns] vnd W, D1
[3] zu beschedigen] zubeschedigen zůsteht D1
[4] wehren] wenden W, D1, D2
[5] mercken] werck D1
[6] all monat ein moll, mit guttem schwitzen volbracht] fehlt D1
[7] colchitarini] colcotharini W; colcholarini D1
[8] papaueris] purissimi D2
[9] denen] deren D1
[10] wie obgemelt] fehlt D1
[11] manna] manna calabrina D2

liche süße, die aus einem iglichen ding gezogen
wird. Diese Manna ist aus den speciebus
Balsami. Darumb ist die art vnd kraft do[1],
das sie nicht faulen lest, durch diese Manna
5 mus der leib erhalten werden fur faulung,
vnd allein widerston diesen bergsüchtigenn zer-
prochenenn feulung. Nun ist furhin nott, dise
Manna zu entdecken, vnd ist eine im Vitriolo[2],
eine in Urtica, auch eine in Magneten, die-
10 se dreien Manna seind die Balsam, die hie
die feulung[3], wie angezeigt[4] ist, praeseruierenn.
Nun ist ihr auszug[5] also. Das Manna vitrioli[6] durch sein phlegma so lang abstrahirt werde,
bis sie in honigsuisse falle, die sich auff braune
15 zucke[7], sein dosis ist alle tag[8] ein tropffen in Aqua
Veronicae. Die beschreÿbung Mannae Urti-
cae ist also. Das sie alkaliziertt[9] werde, dem
nach in seiner aquoscitet so lang rectificirt durch   [17v]
Ventrem Equinum bis die oleitett begegne,
20 die do abgescheiden soll werden von seinen fe-
cibus. Darnach gebraucht vier[10] tropffen alle tag,   [486 Su]
wie obsthet. Die ausziehung der Mannae
Magnetis ist, das er in ein Alcool gepracht werde vnd stratificirt auf ein anderen mit lima-
25 tura chalÿbis[11], in gleichem gewicht, vnd luto
sanguinis[12] verklebet[13] in ein gefeß, von glas, vnd
gesotten in der oleitet der weidaschenn[14] auf
seinen mensem[15], vnd dieselbe limatura cum
Vino rectificato[16] digeriirt, so lang bis der wein
30 rott wird. Demnach den wein von der rötti
scheiden, so bleibt manna Magnetis am boden,
die khein haupttglied faulen leßt, wie obstet vom vitriolo
gebraucht.

---

[1] vnd kraft do] fehlt D1
[2] vitriolo] victriol D1
[3] feulung] kranckhait der feulung D1
[4] angezeigt] gemelt D1
[5] auszug] außgang D1
[6] vitrioli] victrioli D1 (die in D1 übliche Schreibweise, sie wird im folgenden nicht besonders vermerkt)
[7] zucke] zicke W, D2
[8] alle tag] allwegen D1
[9] alkaliziertt] abcholisiert D1
[10] vier] drey D1
[11] chalÿbis] calibus D1
[12] sanguinis] sapientiae D1
[13] verklebet] wol verklaibt D1
[14] weidaschenn] waydaeschen D1
[15] seinen mensem] nach "mensem" in W, D1, D2 eingefügt: darnach genommen die Limatur vom
Magneten
[16] cum vino rectificato] cum vini rectificati D1

Das 5. Capitell vom wesenn
der diett.

Wiewoll es ist das der artzten gebrauch bisher ge-
5 wesen, mit trefflichem fleiß, speis vnd tranck
zuuerordnen, so ist es nit minder in dennen
krancken, so sie verstanden haben, wird ihnen
solchs zugegeben, vnd nachgelassen. Aber das
es hie in der pergsucht müge herein gefürtt
10 werden, mag nit sein. Dan vrsach, do ist ein
ander himel, nit der ausser ober[1] himel, sonder
der himel der die erd selber ist. Also wissen
das ein iglicher himel sein speis in seim reich
zuuerordnen hatt. Darumb so bleibt, was in pla-
15 nitie[2] ist, seinem oberen himel, was aber den   [18r]
irdischen himel begreifft, das mus sein diet,
das ist sein speis vnd tranck von dem selbigen
nemen. Nun aber dieweÿll der mensch auf
dieselbige narung nit geboren ist, sonder auf[3] die
20 planitz, aus der vrsach, so behelt er das
eussere regiment, vnd bewart sich von dem ause-
rem Asthmate, auff das die inner zu der aus-
erenn nit schlage, also bewart er sich vor den
dingen, die den Asthma machen, wie in den
25 vorderen tractaten erzellt ist, vnd mercke das
darbeÿ auch, das hitze im perge abgelescht mit
demselbigen wasser, nit ein ausser kranckheit, sonder
ein pergsucht macht, auch dergleichen von den   [487 Su]
anderen also zuuersthen ist. Das diet aber
30 so aus der bergart fleust[4], das gehalten soll
werden mit sampt dem anderen, ist das sie sich
fleissen des mehreren teils, so es sein mag, ihre[5]
speise saltzen mit dem saltz, das aus dem Salpeter in pergen wachst, wie ein gemeines saltz
35 gesotten vnd bereitt wird. Dabeÿ auch nun
ein sölch saltz aus dem Alumen[6] gesotten an
statt des gewürtz zu gebrauchen, dan es saltzt
nichts, es würtzt aber[7], damit wil ich also angezeigtt han[8] das saltz vnd gewürtz, das in den   [saltz, wurtz
40 ertzen ligt, meer dan ich anzeige[9], den erfarenen   ex alumine]

---

[1] ausser ober] eusser oder ober D1
[2] planitie] planitio D1
[3] auf] fehlt D1
[4] fleust] fleucht D1
[5] ihre] vnnd jhr D1
[6] alumen] alun D1
[7] es würtzt aber] aber es würtzelts mit D1
[8] damit wil ich also angezeigtt han] weil ich also anzaigt hab D1
[9] anzeige] meldt vnnd anntzaig W, D2

heimsetze, die ding zu verbesserenn.

Das Sechst Capitell.   [18v]

5 So nun die natur in den dingen hoch zu betrachten ist,
   vnd durch die natur die ding beschehen müssen, so
   hört darzu, das die scribenten mit ihrer gloß nit
   allein glaubwirdig anzunemen, sonder auch weiter
   der natur nach zu gründen, aus welcher die rechte
10 lehr vnd vnterricht khumpt, so befindet sich in
   ihr, das in Asthmate allein die arcana zu betrachten
   seind, vnd nit die composita[1]. Darumb dieweÿl
   der mensch vnder dieselben Arcana gewidmett[2]
   ist, so seind sie auch hie in der pergsucht breuch-
15 lich. Wiewoll ein ander himell, so dregt doch aus,
   das der mensch von der oberen weld ist, durch
   solche arcana sich zu defendiren[3], das auch die
   ärtzgeist, sich nit mügen widerstellen, in dem so das
   selbige naturlich Arcanum[4] in die mineralische artt
20 gefürtt wirtt, vnd wiewoll das ist, das die mineralia ihr eigen artzneÿ haben, wie auch die planities[5]
   ihr eigen hatt, so lendet[6] doch der mensch auff
   beÿden seitten, dieweÿl er sich unterwürflich macht
   beÿder wonung. Nun ist aqua panis porcini[7] ein
25 sonderlichs arcanum, das einen iglichen Asthma,
   der nit fault, zu recht brengett. Wan so die lung
   in die diaphoretische artt gebracht wird, so haftet nichts bös in ihr[8], also auch mit der leberen, magen, vnd anderen gliedern. Dan wan   [488 Su]
30 sie diaphoretisch[9] erhalten konnen[10] werden, so
   wird ir kein ertzgeist schaden thun, vnd den schaden er gethan hatt, durch sein diaphoretische na-   [19r]
   tur austreibett. Dan das do schwitzt, an dem
   hangett[11] kein muccilago, kein resina, auch
35 kein tartarum. Dan aus mangel dieser dinge
   schweßenden kraft, faren fur die ding, die in
   denen iij, wie gemeld sein, ein schaden möchten

---

[1] composita] composition D1
[2] arcana gewidmett] archano geordnet D1
[3] defendiren] defendiren vnderstehn D1
[4] arcanum] archano D1
[5] planities] planeten D1
[6] lendet] lehnt D1
[7] porcini] parcine D1
[8] haftet nichts bös in ihr] schafft nichts baß jhr D1
[9] diaphoretisch] diaphoretischen W, D1
[10] konnen] mugen W; mag D1; mögen D2
[11] hangett] hafft W, D2

thun, nit allein an eim glid[1], sonder an allen.
Dan durch Vesicam diaphoreticam, auch Regionem Renum[2] diaphoreticam setzt sich kein
griß noch stein an diese diaphoretische art, wie sie
5   hie beim kurtzten[3] begriffen ist, vnd an anderen örter[4] weitter ausgestreckt. Denen, die der natur
erkantnus haben, vnd aber die praktik nit, den
ist die cur genugsam angezeigt, was weitter
in solchem wege zu begreiffen ist in der ertz-
10   weld, folgett hernach.

Das Siebent Capitell.

Also furzufaren von den materialibus der inne-
15   ren erden, die auch der mossen sollen verstanden werden, das der hauptgrund ist allein, die geleztenn glieder wider zupringen
vnd füren in die schwitzende krafft, das ist
das sie schwitzen wie ein haut in eim bade,
20   die sich eröffnet, vnd wie dieselbige wende[5]
sein, wen sie mitt weinstein[6] angehencktt wehren,
wie ein vaß, oder mit einem bitumine viscoso[7] vberzo-
gen, oder dergleichen mit eim Alcali. Deren stucken
wurde keins an der hautt bleÿben, so von innen heraus   [19v]
25   ein genugsamer schweiß anfielle. Darumb so ist
hie allein die natur diaphoretica zu betrachten der
glieder, so mitt solchen dreien stücken behenckt[8] seind,
realgare, antimonio vnd Alkali. Der Realgar ist
der fuligo, Antimonium ist das muccilago, oder nach
30   besserem verstant firnisium, vnd das alcali ist tartarum. Das seind die, durch die die luft glieder
beschwerd werden. Drauf[9] mercken, das aus den
metallen dreÿerleÿ aracana perlata[10] ausgezogen
werden, vnd ein iglich beheld sein diaphoreticam   [489 Su]
35   virtutem, welche auff die dreÿ obgemelte species
allein gehörig seind, die luftglieder in ihr eigen
natürlich " wasser zu bringen. Durch welches eigen   "forte waesen
wasser die obgemeldten dreÿ ding abgewahsen werden,
gericht vnd geschicht durch ihr emunctoria. Dieweil

---

[1] an eim glid] mit dem glied D1
[2] renum] fehlt D2
[3] kurtzten] zum kürtzesten D1
[4] örter] enden W, D1, D2
[5] wende] wunden W; würde D2
[6] weinstein] tartarum D1
[7] viscoso] kyß D1
[8] behenckt] angehenckt D1
[9] drauf] darumb D1
[10] arcana perlata] archanum perlato D1

nun die ärtz apoteken keine species hatt als seine
metallen, drumb ist die Cur also, das aus dem gold
der virtrioll gezogen werde, vnd der sulphur[1] durch die
drotten[2] vnd sein [prima] materia[3] gestelt[4] werde, wie ein mercurius[5] vi-
5   uus[6] liquefacti auf braunfarb, vnd[7] das nit netzt, so
lang bis für sich selbst in humido resoluirt werd. Wie
ihr also von golt[8] erkennen, so habt ihr auch in den
anderen vij metallen vnder einem proceß begriffen,
aber mit ausgeteilter bereittung, welche im buch der
10   bereittung, da de morte rerum tractirt, wird genugsam furgehalten, hie nit not zum andern mal zu erzelen.

Das viij Capitell.

15   Vnd wiewoll die ersten tractat den physicis[9] schwer   [20r]
vnd frembd sein, vrsach das ihn auch schwer
vnd frembd seind die bergkwerk, vnd ihn anligen,
billich ist hieraus, das ich furfare mit der erfarenheit
im licht der natur, dieweil vnd[10] fur vnd fur ein
20   igliche lehr aus Gott[11] kumpt, vnd die artznei von wegen der krancken[12] beschaffen ist, so soll sie nit verhalten
noch verporgen bleiben. Darumb ist woll vnd billich
gehandellt in den ersten 3 tractaten. Das ich aber
im vierten handel[13], mag von etlichen geklagt werden, in
25   dem das die artznei nit nach gemeiner ordnung angesetzt sein, den ist die antwort gegeben, so die gemeine ordnung nuttzlich wehr, so wehre ihr nit ver-
gessen worden. Dieweil aber die krankcheit vnverruckt
bleibt, so ist es diser meiner ordnung notturftig,
30   dan die werck machen sie glaubwürdig, so bin
ich auch vngezweiffelt, das der verstand, der zu den
recepten gehörtt, zu schwer vnd viel zu schwer etlichen
sein mag, die sollen sich bey der antwort begnugen   [490 Su]
lassen, die also ist, auf dem bergwerck zuuerwan-
35   ten[14] dem bergwerck[15], sonderlich den Herrn der pergen,

---

[1] sulphur] schwefel W, D1
[2] drotten] drohten D1
[3] materia] als Abbreviatur ma^a; prima materia W, D2
[4] gestelt] gestalt D2
[5] mercurius] als alchemistisches Zeichen
[6] mercurius viuus] argentiui viuum W; argenti viui D1; argentum vivum D2
[7] vnd] und das per se resolvirt D2
[8] golt] als alchemistisches Zeichen
[9] den physicis] der phisic D1
[10] dieweil vnd] die D1
[11] aus Gott] außgehet vnnd D1
[12] krancken] kranckheit D1
[13] aber im vierten handel] jhn vorhandeln
[14] zuuerwanten] zu verwarthen W
[15] dem bergwerck] fehlt D1

auch den anderen so der metallen erfaren seind,
denen ist genug gesagt vnd verstendig bei menig-
lichen, so nun die ein ding verston, die es antrift,
acht ich fur genugsam, dan wie kan ein seidensticker
5   den seiler mit seinen schnuren[1] zu einem seidensticker
machen. Darumb sol einem iglichen furgelegt werden
dasselbige, das ihn antreffen ist, also bleibt die kranckheit
dem pergkwerck, also auch das püch dem perg-
werck[2], also auch der verstand bei ihnen zu erfaren.   [20v]
10

FINIS LIBRI PRIMI[3].

D e r d r i t t t r a c t a t von den kranck-   [504 Su]
heitten der Saltzertzen, naturlich
15   . vnd kunstlich. Das erst Capitell.[4]

Dieweil die ertzkranckheiten der pergen alle in dieses furnemen genomen vnd vermeind werden,
unter welchen auch die saltzertz furzuhalten sein,
20   nun ist nit minder sie wircken nit in den leib hinein. Dan vrsach, ir geist seind Vapores, die sich
resolviren an der werme, vnd ob sie schon als geschicht, ein feuchten lufft machen, vnd mit sampt
dem andern lufft an die dreÿ bemelte[5] örter ko-
25   men zum hirn dringen[6] vnd magen, so seind sie ohn
schaden, vnd mer der gesundheit zuzulegen,
dan der vngesondheit, dan vrsach der saltz geschlecht sein dreierleÿ, under denen alle species begriffen
vnd benennett werden. Nemlich Salz, Vitriol
30   Alaun. Damit vnd sie probirt werden, das sie in-   3 salis species
wendig mehr gesond dan vngesundheit bringt,
so mercken also. Das saltz an im selbst, so es
durch[7] die nasen ghett, so macht es die sternutationes[8], wo nitt, so durchdringett es[9] zum hirn vnd re-
35   solvirt die phlegmata[10], den mucum vnd Apostemata, das sie die selbe nit zu hauf samlen[11], vnd
dörret ihm selber den innern kopf auß, das gutte, ge-

---

[1] schnuren] schmieren D1
[2] also auch das püch dem pergwerck] fehlt D1
[3] Finis libri primi] Ennd des ersten buchs von der bergsucht W, D2; der Satz fehlt D1
[4] In D2 folgt an dieser Stelle "Das ander buch der bergkranckheitten" [491ff Su], in der vorliegenden
Edition S. 48ff
[5] bemelte] vorgemelten D1
[6] dringen] lungen W; lung D2
[7] durch] durch oder inn D1
[8] sternutationes] stren latrones D1
[9] durchdringett es] tringts D1
[10] phlegmata] elementa D1
[11] zu hauf samlen] zusammen hauffen D1

sonde vnd durre köpff in demselben sein, trift
es dan die lunge, so resoluirt es dieselbe ding ihn
ihm[1], die zum husten, keichen[2], wollen[3] dienen, auch
so die lungen vlcerierenn leidlich[4], so wend[5] sie es   [21r]
5   ab, vnd ist gleich wie ein Balsam am selbenn
ortt, lest nit faulen, lest nit ansitzen, was sich coaguliren will, vnd inspissieren[6], das resoluirt
disser feuchter lufft. Also auch so es in den ma-   [505 Su]
gen kompt lufts weÿss, so reiniget es densel-
10 bigen von seiner feuchte, wiewol sunst der saltzes
artt nit ist, so es für sichs selbst genomen wird,
das vrsacht[7] das also ihm lufft vermischt wirtt,
nemlich die hochste Essentia so ihm saltz ligt. Dan
die subtilisten Essentia ist die, die zu einem luft
15 wirtt, also ist es auch dem magen nütz zu seiner
dawung[8], behalt ihn vor schleim vnd wust, beÿ
guttem lust zu essen, zu dem das es den augen,
ohren vnd zenden woll thut. Also sollen ihr[9] auch
versthen vom Vitriol, so sein spiritus in den
20 lufft komt durch sein trucken geruch, oder
durch sieden, so wird auch ein feuchte luft daraus,
dieser lufft ist die subtiliste Essentia Vitrioli,
vnd hat die eigenschafft, wie das saltz im hirn,
lungen vnd magen. Vber das aber seind heim-
25 lich Arcana ihn ihm, vor viell schwere[10] vnd grose
kranckheitten, als in der geelsucht, vbergang der
gallen, vnlust zum essen, zu fill feiste. Dergleichen
auch, so durchdringet es von dem magen in die
lebern, furt vnd treibt auß den griess, vnd diesel-
30 ben gepresten[11], denen so teglich in disem luft
wonnen, purgiret, reiniget vnden vnd oben
aus, auch die lungen, werd[12] das pleurisim,   [21v]
die fallendsucht, vergicht, den kramp. Also wei-
ter auch merckend vom Alaun, so er also in
35 lufft steigt vnd angenomen wirtt. Wiewol er nit
so starck in der balsamischen artt[13] ist, so hat er
doch des saltzes eigenschafft vnd darbeÿ zu heilen,

---

[1] ihm] jhr D1
[2] keichen] raichen D1
[3] wollen] volle W; vnd zur völle D1; völli D2
[4] leidlich] wollt W, D1, D2
[5] wend] winden D1
[6] vnd inspissieren] fehlt D1
[7] das vrsacht] desse ursach D1
[8] dawung] doerung D1
[9] sollen ihr] sollen wir D1
[10] schwere] geschwer D1
[11] gepresten] presten D1
[12] werd] wehrt D1, D2
[13] artt] krafft oder ahrt D1

was sich zu der öfnung schicken will[1], wendet auch
ab die hitzigen[2] estiomonischen flus, auff das sie
nicht in die auswendigen rinnen[3] gangen. Also wissent von denen dreÿen, wie sie in ihren lufft ge-
5 naturt seind, das sie mer löblich dan schedlich
erscheinen[4].

Das Ander Capitell.

10 Nun weiter von den dreien[5], wie sie also[6] zu luft
werden, so seind sie auch eusserlich kein schad,
allein durch lange ubung den augen zu hitzig,   [506 Su]
auch den nieren[7]. Dan also ist ir artt, so ir lufft
eußerlich mitt[8] maß, zeitt vnd stvnd administrirt
15 vnd gebraucht wird, das sie villereleÿ auswen-
diger kranckheit[9] heillen. Dan aus denen dreÿen
salibus wird ein igliche scabies geheilt nach
ordnung der concordantz, wie die kranckheitt[10]
vnd artznei zusamen gehörig sein. Dan der luft
20 Aluminis heilt pruritum, der luft Vitrioli
Alopetiam[11], der luft salis die scabiem, darbeÿ auch die offen scheden nemen sie in die heilung, inwendig vnd auswendig, gleich als ein
wund tranck, mit sampt einem gutten auswendi-
25 gen Cerot, so die ordnung derselben Vlceration
mit ihrem contrario disponirt wirt. Darumb
so ist von irem gift nit viel zu schreiben, seind   [22r]
gar nahent in der temperatur, wie das saltz,
das allen complexionen, qualiteten, vnd hu-
30 moribus[12] fuglich ist. Darumb so wissen auch von
den handwercken, so mit dem saltz umbghen,
dorin sich netzen, baden, oder darbeÿ in ander
wege dasselbig auswendig brauchen, das sie
(es sei dan ein mercklicher vrsprung da) al-
35 le flusse vnd vbrige feuchtigkeit des leibs ver-
zehrn. Darbeÿ auch die handwerck, so solche
stuck geprauchen, als ferben, seifen machen

---

[1] schicken wil] schickt D1
[2] hitzigen] fehlt D1
[3] rinnen] rhennen D1
[4] erscheinen] sich erzeigen vnnd scheinen etc. D1
[5] von den dreien] fehlt D1
[6] also] alle D1
[7] nieren] oren D2
[8] mitt] nach D1
[9] kranckheit] kranckeiten D1
[10] kranckheitt] kranckeiten D1
[11] alopetiam] alopicia D1; der luft Vitrioli Alopetiam] fehlt W
[12] vnd humoribus] zum morbus D1

vnd dergleichen, das sie die gesundesten
handwerck[1] sein, ohne merckliche vrsach leichtlich[2] nit kranck werden. Dargegen aber wie
nun die gutteit derer dreien gemelt ist, so
5 ist auch gebürlich von dem gifft, so hie mag
gespüret werden, auch zu schreÿben, vnd das
ihn dem weg. Ein iglich ertz, das nit geleu-
ttert ist, sonder ligt noch in seiner permixtion[3],
macht die spitzen rauden, macht auch dergleich
10 zittermal[4], böse zehn, vnd der alaun in seiner
erden macht alle die wesenn, die dan macht
alumen[5] plumosum, aber hierinner werts
in den leib handlen sie nicht arges, so seind
auch die kranckheitten, so sie auswendig macht,
15 nit großer bosheit voll[6], von[7] innen heraus arg   [507 Su]
vnd boß, als sie sich auswendig erzeigen.
Sobald sie aber in die bereittung geno-
men werden, so seind sie wie obsthet. Darbeÿ   [22v]
wisse auch, das villerleÿ geschlecht der Saltze
20 seind, als Salpeter vnd dergleichen, also auch
villerleÿ vitriol, also auch villerleÿ alumen[8], so
sollen sie doch alle mit gleichem verstand erkant werden, vnd dorinnen nichts zu ermessen,
als allein die stercke, wie sie in einem iglichen
25 gradett[9] ligtt, demselbigen nach[10] von vnd zu geben.

Das Dritte Capitell.

Damit vnd die ding betreffend die salia gnug-
30 sam ausgelegtt werden, so gepürtt sich auch
zu reden von den scheidern. Dan die selbige
stucke so sie geprant[11], werden aus den gemelten
dreien salibus genomen, an stat aber der gemeinen saltz[12], salpeter. Vnd wiewol der Sal-
35 peter nit Salpeter[13], sonder Salniter ist, der da
auß den nitris gesotten vnd gemacht wirt, je-

---

[1] handwerck] handwercker D1

[2] leichtlich] fehlt D1

[3] permixtion] W und D2 fügen ein: das hat gifft inn im. alls der vitriol inn sein ertz, der macht reudig, schewig vnd kretzig, lockt den estiomenischen flüssen vom leip heraus. das salz inn seiner permixtion

[4] macht auch dergleich zittermal] zitrachten vnnd D1

[5] alumen] aluminis D1

[6] bosheit voll] beschaidt volgt nicht D1

[7] von] nit von W, D2

[8] alumen] aluminis D1

[9] gradett] gradiert W, D1, D2

[10] nach] fehlt D1

[11] geprant] gebrauchen W, D1, D2

[12] saltz] saltz nimpt man D1

[13] nit salpeter] fehlt D1

doch aber so kompt es in die gewechß der minera-
lischen¹, darauff billich ist sein art² auch zu entdecken, in moszenn zu sein, wie von den Salibus
gered ist. Nun ist aber weitter zu mercken,
5   wie aus den dreien mehr oder weniger gemacht
wird Aqua fortis, Aqua gratationis, Aqua Regis vnd dergleichen, wie sie genent mügen
werden, was dieselbige dem menschen mügen
zufügen, ist also zuuersthen. Erstlich das ein
10 Compositum da wirtt, dasselbige compositum
bricht die natur, der eigen³ einigenn dinge,
das weitter von iglichen besonder nit zu reden   [23r]
ist, sonder nach inhalt derselben composition.
Dieweil ihr aber mancherleÿ seind, als
15 scheidwasser⁴, das auß vitriol vnd salpeter
gemacht wirtt oder aus alaun vnd Salpeter
oder mit Salpeter vnd gebrenten alaun, do
wissen in dem, das die stercke des wassers
furzunemen ist, dan dieselbigen spiritus seind
20 ihre stercke. Nun seind die spiritus die⁵ so
den lufft verenderen. Also kumpt das subtiliste von den spiritibus in den luft, den
wir an vns fahen, vom selben luft⁶, wie er in   [508 Su]
vns kumpt, was er in vns wircke, das
25 merckend also, zu gleicher weis wie ein Vinum
correctum, der in das Aqua fort[is] geschutt
wird, niderschlecht seine spiritus, wie ein
rotter scharlach, vnd scheidet von einander
die stercke vnd die schweche, also verstanden
30 auch, so bald ein Aqua fortischer spiritus kumpt
in die inwendigen regiones der Menschen,
als bald werden seine spiritus nider geschlagen vnd geschwecht, das sie weitter die
krafft, so sie vor dem distilliren empfangen
35 haben, nimer beÿ inen gefunden werden.
Dieweill nun die krafft ihnen durch die natürlichen feuchte gebrochen wird, so ist nitt
weiter nott hie zu wissen, dan der nider
geschlagen spiritus in verzerung⁷, dan sie gehn   [23v]
40 ihn keine⁸ feulung, darbeÿ treiben sie sich auch

---

¹ mineralischen] mineralien D1
² art] ort D1
³ eigen] fehlt D1
⁴ scheidwasser] aqua fortis D1
⁵ seind ihre stercke. Nun seind die spiritus die] fehlt D1
⁶ den wir an vns fahen, vom selben luft] fehlt D1
⁷ verzerung] verzert D1
⁸ keine] die W

selbest aus, aus ihrer eigenen virtute[1] expulsiua. Nun aber weitter, dieweil gradirstucke
zugeschlagen werden, als cinober, plumosum,
spangruen[2] etc., ist von denselbigen ein solches zu
5   uersthen, das dieselbige gradirstuck nitt nider
geschlagen werden, sonder bleiben an ihrer ne-
quitz, der Cinober wie ein sulphur[3], der plumosum
wie ein fix sal[4], der spangruen wie ein fixer Acetum, dieweill sie nun fix bleiben, so mercken, das
10 sie on schaden vom leibe nitt komen, aber also
ist ihr werck, das sie also hefftig durchdringen
das hirn, lungen vnd magen, das sie aus ihren
natürlichen krefften komen, also das sie ihre
alte digestiones vnd expulsiones nimer haben,
15 was weitter aus dem endspringett, das gibt
die erfarenheit zu erkennen. Demnach vnd dieselbige condition vnd eigenschafft ist.

                    Das viertt Capitell.

20

Wie obgemeld ist, so werden auch vielerleÿ von den
Aquis Regum[5] verstanden, dieweill sie aber mit
anderen zusetzen gemacht werden als mitt
eier kalck[6], als mit dem wasser[7] vom Eÿ, vnd
25 dergleichen, so werden sie schwecher dan die
vorderen sein, doch neben dem gradirwasser
zu erkennen, so ist auch hiebei zuuersthen, das   [509 Su]
ihm distillirn vielerlei ding genomen werden,   [24r]
ausserhalb den salibus, vor denen sich mehr
30 zu hütten ist, dan vor den salibus, als die
Correction mellis, die Correction tartarij vnd
dergleichen, so seind dieselbige der artt, das
sie sich nimer lassen von dem ort pringen,
da sie angesetzt haben, was sie für kranck-
35 heit machen, haben sonder artt zeichen vnd eigenschafft, welche nach der erfarenheit sich selber
zuergeben[8] geben. Also sollen ihr auch in dem
weg[9] von anderen distillationibus[10] versthen, geno-

---

[1] virtute] virtutes D1
[2] spangruen] spongrün D1
[3] sulphur] als alchemistisches Zeichen; schwebel W
[4] sal] als alchemistisches Zeichen; saltz W, D1, D2
[5] aquis regum] aqua regis D1
[6] eier kalck] ayerkalck D1
[7] wasser] weissen W; weißen D2; EL albumine
[8] zuergeben] zu erkennen W, D2
[9] in dem weg] fehlt D1
[10] distillationibus] distulationen D1

men aus dem grund, der ihr Vltima materia[1] anzeigt. Dan wie die ander[2] sich zu tugenden erzeigt, der mossen verstanden von allen Salibus
vnd distillirten[3] dingen. Dan sich begibt offt
5 vnd vill, das ein ding guth ist, vnd aber in
der distillation[4] ein lautter[5] gifft wird, als hö-
nig vnd Saltz, dan salz in seinem rauch,
macht denen, so domit schmeltzen[6], ein verenderts verprunnen[7] gebluth. Also thun vns auch
10 die Salia, so sie zwischen[8] zuschlagen den ertz
die so heimlich schmeltzen, also auch in solcher artt begegnett auch den glasseren vnd
ihres gleichen, den goldschmiden, den
müntzern, die[9] solch zusetze, schmidigkeit,
15 flusse, gradation, cement vnd dergleichen
suchen vnd machen, nit allein ihm regall[10],
sonder auch in anderen[11] particularibus, als
dan auch die Alchemisten sein, die in solchen
mineralibus vilerleÿ[12] suchen im probiren[13], im uni-   [24v]
20 uersal, im particular, vnd dergleichen. In wel-
chen allein zu erfaren seind die ding, domit
sie umbghendt, nach dem zu handeln, so sind
aber viel der Alchimisten, die groß alter erlangen,
darinnen zuuermelten[14], das die spiritus der dinge
25 sie dahin moechten dringen[15], ichs aber kans nit
achten, sonder mehr dem zugib ir abstinentz,
hungerj, wandelen, vbung, gepresten, welche
einen alten menschen machen, von ihnen selbst,
so dan gutte spiritus hinzuschlagen, als gemeld
30 ist, so ist ir gesundheit desto grösser, vnd
aber die, so sich mit essen nit[16] halten, komen dahin
auch nit, dan grosse[17] ordnung fordern[18] die

---

[1] materia] als Abbreviatur ma^{a}
[2] die ander] dieselbig W, D1, D2
[3] distillirten] distulierten D1
[4] distillation] distulation D1
[5] ein lautter] eitel D2
[6] schmeltzen] umbgehn (Schmeltzer, Münster, Alchimisten vnd dergleichen) als durch reuerbation, cementationes, calcionation vnd dergleichen arbait D1
[7] verenderts verprunnen] wendetz verprunnen W; verbronnen D1
[8] zwischen] fehlt W, D1, D2
[9] die] wie gemelt D1
[10] regall] realgar D1
[11] anderen] allen D1
[12] vilerleÿ] mancherley D1
[13] im probiren] machen vnd beraiten D1
[14] zuuermelten] zuvermueten W, D2
[15] dringen] bringen W, D1
[16] nit] dermassen nit D1
[17] grosse] auß D1
[18] fordern] so dern D1

ding zu halten.   [510 Su]

Das funfft Capitell.

Also ist auch weitter von solchen arbeitteren zureden,
5 als von denen, die mit subliemieren umbghen,
die mügen ohn schaden sich nit woll erhalten,
so ist doch wie obsthen der hunger vnd arbeit[1]
der dingen die beste verzerung. Darbeÿ auch wissen das die sublimationes ihn ihnen haben
10 mancherlei gutte tugend, als sublimatum[2] mercurium[3]
hat die eigenschafft, das sein lufft laxirt,
der nun einer solchen laxation notturfftig
ist, dem ist es nutzlich, dergleichen die sublimation arsenici[4], gibt ein hitzigen spiritum in
15 seinem lufft, in solcher hitz wird auch 4na [25r]
curirt, auch etliche morbi acuti, auch etliche
flus, nemlich des podagram, vnd artetica
vnd andere flus, so auch das lignum guaiacum[5] an ihn zuuertzeren hatt. So ist auch
20 im luft mercurii[6] alle thugent mercurii. Darumb dieselbigen, so des sublimirens[7] sich gebrauchen,
von pustulis nit gepeinigt werden. Also
seind auch praecipitationes, reuerberationes[8],
calcinationes, rostrina[9], prennen vnd dergleichen
25 vielereleÿ bereittung, in welchem allein ein
lufftgeist aufsteiget, der dan derselbigenn
natur vnd eigenschafft ist wie dasselbige
aus dem es ghet. Wie nun dasselbige vnd
der laborant sich zusamen concordirent, das
30 ist den arzten[10] zu befelehn, so umb sie wonen
mit teglicher erfarenheit. Also verstanden
nun diesen tractat. Das die Salia in mancherlei da sein vnd gepraucht werden, iedoch aber mit solcher giftigkeit nit als die
35 metallen. Darumb ein artzt, der die dingen
will ein wissen haben vnd gutte erkantnus,
der soll sich in diser mineralischen schull
erfaren machen, von welcher nit zu sagen noch

---

[1] vnd arbeit] fehlt D1
[2] sublimatum]sublimiren W, D1, D2
[3] mercurium] als alchemistisches Zeichen; argentum viuum W, D1
[4] arsenici] arsenico D1
[5] lignum guaiacum] holtz, fewer D1
[6] mercurii] als alchemistisches Zeichen
[7] des sublimirens] die sublimation D1
[8] reuerberationes] venerationes W
[9] rostrina] resten W; rösten D1, D2
[10] arzten] korrigiert [I.M.] aus "ersten" im Ms

zu schreiben ist, ohne¹ grosse der ding augen-
scheinliche kundschafft, ist auch hierinnen nichts
zu lerhen, es seÿ dan der Schuler, vnd dieselben, so do lehren wöllen, in der Mineralischen²
5 welt gewandlet, vnd aufgezogen, ohn
welches nicht müglich ist, die ding zu entdecken.   [25v]
Was aber in erkantnus denselbigen blinden
geben³ wird, wer kan sagen, das es nit ein abma-   [511 Su]
len seÿ, das nimer⁴ das sein mag, das abge-
10 malet wird. Es hangen alle Zeit mangell,
gepresten, uitia da, die dan vnlust machen.
Ein mensch wird durch den menschen gemacht⁵,
also durch abmalen vnd abbutzen⁶ wirt nichts
perfect, nichts probirt, nichts bestelt, allein es
15 gange dan vom grund aus, den der flus ghet
do, die drincken, welche darnach dürstig sein.

        End des Dritten tractatz.

20   D e r   V i e r t t   T r a c t a t t.⁷
                     CAPVT I⁸

Darnach wie vorgehalten ist in den forderen dreÿ
tractaten⁹, von den mineralischen kranckheitten,
25 vom herkhommen vnd vrsprung der dingen, soll
itzt im fierten¹⁰ tractat von der heÿllung beschlossen werden, nit nott hie zuverzelen¹¹, so seind
derselbigen zweierlei, von den metallischen mi-
neralibus¹² eines, das ander von dem saltz, so wis-
30 send, das sich dieselbigen von allen anderen scheiden, in sunderliche Cur gefurt sollen werden,
des ersten was die metallischen fixen sulphur¹³, sal und mercurius¹⁴
antrifft, vnd die jenigen, so nitt fix geachtet
werden, ein description in ihrer heilung ge-
35

---

¹ ohne] ein W, D1
² mineralischen] minerischen
³ geben] gebornn W
⁴ nimer] miner D1
⁵ gemacht] gemacht nicht durch den maler W, D1
⁶ abbutzen] ablesen W, D1, D2
⁷ der viert Tractat ist in D1 hinter dem vierten Tractat des dritten Buches als fünfter Traktat eingeschoben;
in D1 beginnt hier das dritt Buch von quecksilberischen kranckheiten.
⁸ CAPUT I] von der heilung. Das erst Capitel D1, D2
⁹ in den forderen dreÿ tractaten] im vordern vierten Tractat D1
¹⁰ fierten] fünfften D1
¹¹ zuverzelen] zuercleren D1
¹² mineralibus] mineralien D1
¹³ sulphur] schwebel W
¹⁴ sulphur, sal, mercurius] als alchemistische Zeichen

brauchen. Was aber[1] vom Saltz zu wissen ist,
dasselbig ist fast die Artznei an im selbst. Aber   [26r]
betreffend die handwerck[2] vnd kunstler[3], die
dan auch mitt solchem rauch inficirtt werden,
5 denselben ist ein mehrers anzuzeigen, iedoch
in allem dem wie vorgehalten ist, gepurtt sich,
die artznei in ander weg anzugreiffen, auf
das die fixen vnd subtilen spiritus, ihn
ihren arcanis[4] vberwonnen werden.
10

Das ander Capitell.

Domitt vnd die recept zu componiren gelernett werden in den kranckheitten, so aus
15 den mineralischen[5] vrsprungen komen, so   [512 Su]
wissend am ersten, das aus dem lufft, so
ihn disem buch begriffen ist worden, allein
das Element feuer furgenomen sol werden,
in der gestallt, das hie an dem ort Elemen-
20 tische wirkung volbracht wird, zu gleicher weis
wie ihr sehend an einem feuer dasselbig wie
es verzertt wie ein Element, vnd nit als wie
ein werme, als die Sonne, die trucknett
auß, nit wie ein feuer, sonder aber wie ein war-
25 mes ding. Diese warme vnd das feuer seind
zweierlei, das ein als Element, das ander
als qualitet. Nun ist hie von der qualitet
nicht zu reden, sunder allein furzunemen
das Element, zu gleicher weiss wie ein feuer
30 im holtze arbeitt, also merckend[6] auch die
spiritus ihn dem glid, daran es sich gesetzt
hatt, vnd das es nit so schnell als das holtz ver-   [26v]
printt, vrsacht die lebendige krafft, die ein
wachsende feucht ihn ir hatt, aus welchem dem
35 feuer sein gewalt genomen wirtt, so lang bis
dieselbige zu wachsen[7] abnemptt.

Das Driitte Capitell.

40 Darauff folget nun, das die Ertznei in krafft
der Element gegen diesem feuer sthan soll,
zu gleicher weyß, wie allein wasser feuer lescht

---

[1] aber] aber nachuolgt W, D1; aber nachuolgendt D2
[2] handwerck] handwercker D1
[3] kunstler] kunstner D1
[4] arcanis] archanum D1
[5] mineralischen] mineralien D1
[6] merckend] werden W; wercken D1
[7] zu wachsen] gewachsen D1

vnd sonst nichts. Dan die wircklichen Ele-
mentten mussen mit wircklichen[1] Elementen
vberwunden werden. Dan ein anderst ist ein
qualitas[2] vnd Elementum[3], das ist, ein anders
5   ist warm, ein anders ist feuer, so ist hie der
wermi nit acht zu han, sonder des feuers.
Darumb nit Complexion auff complexion[4] komen mag, dan feuer wird von den complex-
ionirtten[5] nit vberwunden, sonder complexio
10   vberwind seins gleich, vnd Elementum seins
gleich, dan ein exempel, es wehre ein kranckheitt, die wehr an ir selbst warm, nun mus
dieselbige werme[6] eine feuchte beÿ ir han, oder
ein truckene angeporen als sein diathesin, als
15   de gradibus et complexionibus verstanden
wirtt. Auff das folget nun, das auch die Artznei durch ein solch diathesin gemacht sol wer-
den, hie aber betreffend die Element sein die   [513 Su]
ding nit zu betrachten, dan in dem Element   [27r]
20   ist kein diathesis, sonder die einige[7] natur
ist meister vber die ander, als die nesse des
wassers ist meister vber das feuer, vnd weiter[8] kaldes noch warmes nitt[9]. Darumb ist das
wasser naß, vnd wider[10] kalt noch warm. Das
25   es aber kald zu sein gesprochen[11] wird, ist ein
zufallende kellt, die in der wirckung der
nässi nit bleibtt, noch wircklich[12] ist. Zugleicher
weÿß ist die kelti im wassser frembd, als
wan du es beÿm feuer sieden magst[13], wan
30   das feuer nimmer do ist, so kumpts[14] in sein
temperatur, also auch wan die frembde
kelti von ihm weicht, so kompt es eben in
dasselbige mittell, wie es komen ist vor den
das gesotten war[15].
35   Das Viertt Capitell.

---

[1] wircklichen] wirkenden W, D1, D2
[2] qualitas] qualitetisch D1
[3] elementum] elementisch D1
[4] complexion] complex D1
[5] complexionirtten] complexen D1
[6] werme] kranckheit D1
[7] die einige] die eigen
[8] weiter] weder] W; weiter weder D1
[9] nitt] fehlt D1
[10] wider] weder W, D1, D2
[11] gesprochen] gebrochen D1
[12] wircklich] hilfflich W, hülflich D1, D2
[13] magst] last oder machest D1
[14] kumpts] kumbt es wider] W; kompts wider D2, D2
[15] war] hat W, D2; ist D1

Also wissen hie, das die kranckheit ein Element
ist vnd [nit] dÿe[1] qualitet vnd complexion, so
nun die kranckheitt ein Element ist, vnd
nemlich des feurs, so ist vonnötten, die artz-
5 neÿ auch zu vnterscheiden, vnd dieselbige
dermossen erkennen, das in ihr das Element nessi seÿ, vnd nit die Complexion
oder qualitas[2] humiditatis, dan nessi vnd
feuchti ist zweierlei, vnd haben die vnderscheid,
10 was naß ist, das wird nit verzerett, was
aber feucht ist, das mag trucken werden,
was trucken mag [feucht][3] werden, das soll wider
das Element nicht. Was aber vnverzerlich ist, das   [27v]
soll das erkennen ihn dem, was der coagulation
15 vnterworffen ist, das ist feucht[4], was aber der
coagulation[5] nit vnderwürfflich ist, das ist naß,
die ding zu erkennen braucht ein erfarnen
in transmutationibus, vnd in praeparationibus der
artisterei, der[6] ich an dem ort die ding befelch.
20 Nun hat es den grund ihm menschen, das feuer
vnd die nesse, das die ness nitt coaguliertt
wirtt als dan die humida, welches so sie wider
ein sölch feuer administriertt werden, so coagu-
lirenn sie sich, ietz schlecht eine truckne zu den
25 anderen, vnd dem feuer wird holtz zugetragen.
Das aber naß ist, ob es gleich woll vom feuer   [514Su]
in ein dampff distillirt[7] wirtt, noch bleibt
das Element vnzerprochen, dan es redistil-
liert[8] sich, dieweill der mensch den Alembicum
30 auff ihm tregtt.

[Anm. in der Hs:]
Liquida coagulantur,   Humida coagulantur-
non siccantur. Humi-   aber die nessi nit.
35 da quatenus exiccan-
tur, coagulantur. J. D.

Das funfftt Capitell.

40 Nun weitter von der artznei zureden, so wissen

---

[1] dÿe] nit die D2
[2] qualitas] qualitet D1
[3] [feucht]] fehlt W, D1
[4] was der coagulation vnterworffen ist, das ist feucht] fehlt D1
[5] coagulation] congulation D1
[6] artisterei, der] artisten, den D1
[7] distillirt] distuliert D1
[8] redistilliert] distuliert D1

noch eine krafft, so die Elementische[1] macht in
naturlichen dingen vbersehn, vnd ist es ein nessi,
so ist die wassersucht geporenn, die sonst keinen
anderen vrsprung hatt, ist die truckne gewaltig,

5 so folget Ethica vnd seine species hernach, [28r]
dan kan man sprechen, du hast den mitt
purgirn verderbtt, das ist nun ausserhalb dem
Element beschen, so kan man auch wol sprechen,
du hast vbersehn das Element ignis vnd den

10 kranckenn in marasmum[2] bracht, also auch wird
das Element Aer vbersehn, so bringstu den krancken in Colicam vnd Contracturam. Also auch
wirtt Elementum terrae vbersehen, so felst den
krancken in die quartanas[3] exaltationes, wie

15 nun die vier kranckheiten elementisch sein, nit humores[4], so
gebürtt sich auch in diser monarchei zu schreiben,
vnd derselbigen nach zu procediren. Also ist das
angezeigt, das das medium[5] auch hierin gehalten werde, vnd nit weitter vbertretten,

20 damit nit die gemelte kranckheitten nachfolgen.
So ist die Sum also, das die Mineralisch kranckheit
ein materialisch feuer ist, wie in seinem
mvndo die natura[6] specifica einheld, drumb
so mus die artzneÿ ein materialische[7] Nessi

25 auch sein. Dergleichen wie obsthet, vnd also
durch die artznei vnd disen proceß wird humidum radicale erhalten, das in seiner quan-
titet bleibt, vnd dieweÿll sie bleibt, so
mag keine kranckheit gespürrt werden, wel-

30 che Elementischen Nessi seine recept hernach folgen.

Das vj. Capitell. [28v]

Also müssen die artzneien ausgelesen[8] werden, die

35 der coagulation[9] entledigett sein, als nemlich ein exempel vom Alumine, im selben ist die Nessi vnd die coa- [515 Su]
gulation. So sie nun von einander gescheiden werden,
so kumpt qualitas auff ein art[10], vnd Elementum
dergleichen. Nun ist das Element aluminis das

---

[1] Elementische] elementischen art D1
[2] marasmum] marasmonem W, D2; marasmouem D1
[3] quartanas] quartanische W, D1, D2
[4] humores] homores D1
[5] medium] medium terminum D1
[6] die natura] de naturae D1
[7] materialische] materische W
[8] ausgelesen] außgelassen D1
[9] coagulation] congulation D1
[10] art] ort D1, D2

nehst am element wasser, vnd das Element wasser
ist auch gestanden[1] in seim Hÿle[2], wie der alumen
nach seinem Sud, und nach denselbigen gescheiden
worden von seinen coagulatis[3], vnd in das lautter
5   eigen[4] Element gangen, vnd aber der artzneÿischen
Arcanis[5] berawbett, welcher beraubung der alumen[6]
keine tregtt, dan das wasser ist allein ein artznei wider die[7] microcosmische feuer. Darumb so
ligt weitter der grvnd allein, die Aquositet
10   von alumine[8] zunemen vnd dermossen rectificirtt,
das es nahend sich dem zucker vergleicht, vnd
getruncken auff einen scrupulum, vnd so die kranckheitt[9]
des Elementz der kranckheitten[10] wider gespierett[11]
werden, aber[12] abzuleschen wie vor, wiewoll solcher
15   arcanen mehr sein, befil ichs[13] der Vulcanischen
schull, die ding beÿ ihr[14] zuerfarenn, welche hie zu
erfaren nit mügen verzeichnett werden.

Das vij Capitell.

20

Außerthalb den Arcanis seind noch etliche sim-
plicia[15], die sich dem Element wasser ver-   [29r]
gleichen in dem, so ihn die coagulation[16] ge-
nomen wirt, von welchen das Capitell ietzt
25   lauttet, als nemlich das wasser Marrubÿ
das wasser Barbae Jouis, auch Betonicae vnd
Nenupharis. Dieweill aber die kunst solcher
segregation[17] nit beÿ den Apotecken[18] ist, so
volgett die vnterricht, wie sie zu bereitten sein,
30   auff das die handwerck leutte, so mit solchen
spiritibus angezund, erhalten werden, dergleichen auch die so Alchimisten genent werden,

---

[1] gestanden] gefunden W
[2] hÿle] jle W; zilo D1
[3] coagulatis] congulationes D1
[4] eigen] eyß D1
[5] arcanis] archanus D1
[6] alumen] alumi D1
[7] wider die] wider das holtz fewr der Alumi ein ertzney wider das W, D1
[8] alumine] alumis D1
[9] kranckheitt] zeichen W, D1, D2
[10] kranckheitten] kranckheit
[11] gespierett] gespürt W, D1, D2
[12] aber] wider D1
[13] befil ichs] beuilch ich die D1
[14] die ding beÿ ihr] fehlt D1
[15] simplicia] simplici D1
[16] coagulation] congelatio D1
[17] segregation] preparation D1
[18] apotecken] apothegken W; apotheckern D1

auch[1] schmeltzer, vnd die so in diesen tractaten
furgehalten sein worden, ihn[2] selbst helflich er-
schiessen mügen, vnd ist die vnterricht[3] des
coquerens[4] also, das die gemelte kreutter, oder
5   ihr gleichen contvndirett[5] in ihre grüne werden,
vnd mit so viell milchraum[6] vermischt, vnd
in einer kanten gesotten durch Balneum marÿ[7]   [516 Su]
auff ein stvnd[8], darnach gessen nuchtern, diese
speise praeseruirt vnd conseruirt, defendirt
10 vnd curiert die Alchimisten, goldschmid, schmeltzer[9] vnd die ihringen, so in diesem buch furgehalten sein worden. Darauff hab acht, das fur
ein teill milchraum das corpus[10] sei, oder doch
am wenigsten ein feiste milch, zum anderen
15 teil die kreutter wie gemeld sein, oder
irs gleichen, wie sie sein[11], oder safft, wiewoll   [29v]
auch dieselben kocht, vnd nachfolgend mit milch-
raum decoquirt, wie obstet. Ausserhalb dem
proceß werden die Mineralischen kranckheitten nitt
20 genoetiget[12].
                                    FINIS

25

30

35

---

[1] genent werden, auch] fehlt D1
[2] ihn] fehlt D1
[3] vnterricht] vnderrichtung D1
[4] des coquerens] coquirens W, D2; jhrer beraitung D1
[5] contvndirett] columiert D1
[6] milchraum] milchram W
[7] marÿ] marie W, D1; maris D2
[8] stvnd] uhr
[9] schmeltzer] müntzer, schmeltzer W, D1, D2
[10] corpus] corpus (das ist butter) D1
[11] wie sie sein] fehlt D1
[12] genoetiget] geweltigt etc. D1

Das Ander Buch
Bergkranckheitten, be-
treffend die schmeltzer, abtreiber,
vnd Silberprenner, vnd anderen
5   **so im metallischen fewr arbeitten.**
Theo[dori]. Paracelsi.[1]
CAPVT I.
Der erst tractat von
der materien so solchen schaden
10   thut.

Ein ieglich ding, das in das feuer geworffen wird,
hat zweÿerlei betrachtung ihn ihm, eine von dem
fixenn leibe, die ander von dem zergenglichen. Nun
15 ist von dem fixen leibe hie nichts zu reden, dan
aus den fixis[2] corporibus ghet nichst[!] schedlichs aus,
sondern bleiben ohn schaden dem menschen in der
feuerarbeit[3]. Weitter aber von dem zerprechlichem
leibe, der alle wege beÿ dem fixen sthett, wirtt
20 des buchs furnemen sein, welcher zerprechlicher
leib allein durch das feur erfunden vnd erkend wird, dan ihm feuer ist die scheidung[4]
des bestendigen vnd vnbestendigen. Dieweil
nun der mensch die ding zur scheidung fugett[5],
25 so ist heraus zuuersthen von den dingen, so
ihn hierinnnen begegnen. Dan die zerprechlichen
seind ohn gifft vnd bosheit nitt. Wan ein iglich
gutt ding, das erlangt soll werden, mus
von dem bösenn gescheidenn sein. Nun ist
30 die art do, das nicht liebes ohn[6] leides vber-
khommen[7] wirtt, so starck held sich[8] der
feind bei dem gutem eingerissen[9], welcher das
gutte haben will, der muß des bösen auch
gewartten. Dieweill nun der mensch den
35 metallen[10] so starck nachsuchet, ohn angesehn
die leibschaden, vnd so hefftig den dingen an-
ligt, das er sich mitten in die feind ergibt,
vnd sich den feind ringes weÿsse[11] umb ihn,

---

[1] Name des Autors fehlt in W, D1, D2

[2] fixis] fixen D1

[3] in der feurarbeit] som im fewr arbeit D1

[4] scheidung] beschaidung D1

[5] fugett] furt W; fügt D1, D2

[6] ohn] oder W

[7] das nicht liebes ohn leides vberkhommen] das es mit lieb ohn laid nit uberkommen D1

[8] starck held sich] lang hat sie

[9] eingerissen] umbgerissen D1

[10] den metallen] in metal D1

[11] zu ringes weÿsse] zu ringsweis W, D2; gleich rings D1

noch so verharret er von wegen des gutten,
so ihm selbigen gift ligt. Dan einer der do
schmeltzet, der sicht den rauch von dem ertz,
das er ein gift[1] ist, vnd sicht das es ein hütten-
5 rauch ist, vnd schmecken denselben[2] das nichts
guts an ihm[3] ist, noch vber das alles so ver-
gissen[4] er seiner eigen gesondheit, wie feind   [492 Su]
seinem leibe das gifft[5] ist, vnd betracht nitt,
das sein mund vnd nasen offen sthen, vnd
10 das der athem in in ghett, vnd mitt dem
athem derselbige[6] huttrauch, vnd sicht[7] vnd endpfind,   [30v]
das zu langen tagen das gift sein tod ist, aber die
ding vnangesehen[8] wils gott also haben, das die
schetz vnd wonderwerck gottes, so er in den metallen
15 beweÿsset, erforschett vnd gefunden werden, drumb
er die kunst des findens[9] zu erkennen geben hatt,
auch darbei die notturfft der[10] scheidung das[11] ertz
vom silber vnd gold zu pringen. So nun die
ding gottliche ordnung sein, vnd doch die kranck-
20 heitten zufellig, so folget auf das, das von
wegen deren dingen der arzt geschaffen ist, auf
das er vorkhomme, vnd wende die krankheiten,
so auf nachgehn vnd erforschung göttlicher ordnung einfallen. Dan so guttig ist Gott, das er
25 vns nit verlaßt, allein so wir seiner barmherzig-
keit nach grunden, so finden wir solche grosse
tugend in der Artzneÿ, das ihre tugend alles
gifft vberwindet, auff solche göttliche barmher-
zigkeit der grossen vnmeslichen tugenden
30 der artznei, ist billich dieses buch zu ordnen,
ettliche tractat zubeschreiben, damit das wesen
der kranckheit[12] begriffen wirt, mit sampt der
eigenschafft vnd natur des zerprechlichen leibs,
nachfolgend die heillung vnd artznei, so in
35 solcher kranckheiten die monarchÿ fuerenn.

Das ander Capitell.

---

[1] ein gift] gifftig D1
[2] denselben] an ihm D1
[3] ihm] ihm selbs D1
[4] vergissen] vergifft D1
[5] seinem leibe das gifft] sein leib dem gifft D1
[6] derselbige] denselben D1
[7] vnd sicht] an sich zeucht vnnd sicht D1
[8] die ding vnangesehen] die ding angesehen D1
[9] findens] feinds D1
[10] notturfft der] fehlt D1
[11] das] des D1
[12] kranckheit] kranckhaiten D1

Also ist der geprechlicher leib in seiner natur, das
er dreÿ leibe an ihm hatt, nemlich sal, sulphur vnd mercurius[1]. Die
dreÿ werden ihm feuer von einander gescheiden,   [31r]
vnd wiewoll der fixe leib in denen dreien
5 auch sthett, so scheidet sich doch solches in den
fixen, von dem nitt fixen, so nun der zerbrechliche leib durch die krefften des feuers sich zur
teilung schickett, so ghett ein teill in das
Sal[2]: das ist die aschen vnd schlacken so
10 do werden, von diesen ist kein furnemen zu-
schreiben. Weitter der leib sulphuris[3] vnd der leib mercurii,   [493 Su]
die zweÿ seind das furnemen dis buchs,
dan der leib sulphuris ist ist das feuer, sunst brennet
nichts, dan der sulphur, der leib mercurii ist der rauch,
15 der sich vom feuer hindan schlegtt, die 2 leibe
sind die, aus welchen die kranckheiten der feurlew-
tten wachsen. Nun ist das erste hie zu betrachten, was das corpus seÿ, so in das feur
geworffen wird. Dan aus dem selbigen ne-
20 men sich die species des feurs, vnd des
rauchs, dan ein iglicher metall gibt seinen
eignen rauch vnd feuer, dan anderß ist der
rauch des zwitters, anders des kupffersteins,
anders des bleiertz etc. Vnd wiewoll allein
25 der sulphur brind, allein der mercurius raucht, so seind
doch ihr mancherleÿ species, wie dan man-
cherleÿ aschen vnd schlacken sein, die ding
aber zuerkennen lern vnd gibt die erfarenheit der beiwonung, darumb furhin allein
30 das nott ist zu tractiren, das do brent, vnd
das do raucht, in der gestallt, einniglich feuer   [31v]
hatt seinen lufft, der ihm angeporenn ist,
der sich auch nimpt aus dem sulphur. Derselbige lufft hatt sein natur als ein lufft, in dem
35 ein impression ist, diese impression nimpt sich
aus dem sulphurischen ärtz, zugleicher weis
wie ein gilge, die gibt einen geruch von ihr,
der ist ihr angeporen, vnd wie dieser geruch[4]
eine naturliche impression ist, die sich nit schei-
40 dett von dem leibe, also ist auch ein solcher
geruch im sulphur, welcher geruch ein lufft geheischen wirtt. Auff solches folgett das die so
ihm feuer arbeitten, denselbigen lufft, der
vom feuer ghett, vnd nitt von der wellt an

---

[1] sal, mercurius] als alchemistische Zeichen
[2] sal] saltz W
[3] sulphur und mercurius im folgenden Text der Handschrift durchweg als alchemistische Zeichen
[4] von ihr, der ist ihr angeporen, vnd wie dieser geruch] fehlt D1

sich nemen, zu gleicher weis als wan ein nebell ligt, der auch ein sonders lufft ist.
Also wissen aus das, das die zerprechlichen
corpora im Element feuer, einen eignen luft
5   machen, aus welchem lufft sich gleich so woll
zu erhalten ist, als aus dem lufft, den wir end-
pfahen, das beweist der Salamander, der nitt[1]
aus dem lufft, auß welchem der mensch lebett,
sich erheltt, sonder aus dem lufft[2] des feuers
10 eigen ist, in krafft des Elements hat der Sa-
lamander sein athem, der nun ausserhalb dem   [494 Su]
feuer kein leben hette. Also verstanden, das
aus dem sulphurischen Ertz ein eigen Element
lufft geporen wird, vnd wiewol dieser lufft   [32r]
15 allein im feuer ist, vnd nit ausserhalb, so
aber das feuer ein werme von im gibt, so
gibts auch desselbigen lufts eigenschafft von
ihm, wie die lilien[3] ihren geschmack, was
also naturlich vom liligen geschmack zu reden
20 ist, das ist auch von der wermi des feuers
zuuersthen, betreffend das eingemischt
Element lufft.
                        Das dritt Capitell.

25 Also sollen ihr auch furhin versthen von dem leib
mercurii[4], der bleibt ihn Sal nitt, bleibt auch nit im
leibe des sulphurs, sondern fleuchtt das feuer.
Dorauff wissen, so es abscheiden will, so wirt
aus ihm ein rauch, das thutt die zerprechung,
30 so durch das feuer zugefugt wird. Nun ist
sein art, das in das feur in mossen verwandlet,
das er vnbekanter im gleichen[5] wird. Darumb er aber hie furgenomen wirt, ist also.
Dieser rauch hencket sich an, darbeÿ zu erkennen
35 ist, das er nit zerghett[6] oder verschwind, wiewoll in das feuer verleuert[7], auch der sulphur
auch das sal[8], so fertiget er sich an die küle[9]
vnd schlecht sich an, beÿ dem selbigen[10] wird
gefunden, was species er seÿ, dan ein iglich

---

[1] nitt] ist D1
[2] auß welchem der mensch lebett, sich erheltt, sonder aus dem lufft] fehlt D1
[3] lilien] lilg W, D1
[4] mercurii] als alchemistisches Zeichen
[5] vnbekanter im gleichen] unbekannt menniglichem W, D1, D2
[6] zerghett] ihrr gehet D1
[7] verleuert] fehlt D1
[8] der sulphur auch das sal] dem sulphur vnnd sal nahent geht D1
[9] küle] kiele D1
[10] dem selbigen] demselben anschlahen W, D1

rauch ist ein mercurius[1]. Dieweill er nun erkent
vnd gefunden wird, das er nitt verschwindet,
sondern bleÿbtt, vnd dasselbig das da bleÿbt[2],   [32v]
wird erkend, ihn was giftigkeit es ist. Al-
5 so do ist der huttenrauch in vill formen, vnd
wie er ist, was aus dem ertz aufsthet, das ist
Arsenicois, das ist realgar, das ist operiment,
vnd dergleichen mit vill speciebus zuerkennen.
So wir nun dasselbige betrachten, das diser rauch
10 ein mercurius[3] ist, darbeÿ auch das dieser mercurius ein Arsenic ist, ein Realgar vnd ein operiment[4],
vnd wissen hierauff was böse gift die dreÿ[5] seind,   [495 Su]
mit was geferlickeit sie vnser leben suchenn,
vnd darbei wissen vnd erkennen mügen, das
15 ir anrhüren[6] vngesont ist, so ist billich zu betrachten,
das der rauch vor dem vnd er angesessen ist,
in denselbigen gifftigen krefften ist, gleich
so woll als angesessen, vnd sehn augenscheinlich, das der luft vnd der rauch ein ding
20 werden, vnd in ein vnzerbrechliche mixtur sich
verwandlen. Vnd aber der mensch mus den
lufft han, so muß er eh[7] disen mercurium auch han.
Dan es ist vnmüglich, den lufft zu scheiden beÿ
den menschen, sonder wie er in seiner commixti-
25 on[8] sthet, also mus er angezogen werden.

Das viertt Capitell.

Nun ist die frage auch einzufuren, dieweill
30 eim menschen die lufft zu scheiden nit müglich[9] ist, vnd was das feuer in den luft treibt,
das bleibt im lufft, dan der lufft verzert den   [33r]
rauch nitt, dieweill nun der mercurius bleibt, so wird
er an sich gezogen, von den obern sternen
35 von der erden auff bis in ir[10] region, zu gleicher weÿß, wie die zungen der compassen von
dem Mittagischen magneten umbkert vnd
angezogen werden, darauff wissen nun, das die sÿdera ihren abtrinnigen vnd veriachten vom

---

[1] mercurius] als alchemistisches Zeichen; mercurij D1
[2] das da bleÿbt] fehlt D1
[3] mercurius] als alchemistisches Zeichen
[4] operiment] operment D1
[5] dreÿ] dieselben drey D1
[6] anrhüren] artherien D1
[7] eh] je W, D, D2
[8] commixtion] coniunction D1
[9] nit müglich] vnmüglich D1
[10] ir] die D1

feuer mercurium bei ihnen haben, den sie auch,
eh er war[1], gekocht vnd bereitt haben, denselbigen
bereitten sie zum anderen moll vnd verwandlen ihn in die constellation, mit sampt der
5   impression. Diese vereinigung ist ein Mutter
der fiebrischen suchten, aber dieweill das furnemen hie nit ist, dasselbige zuerkleren, sunder allein was die feuerleut betreffen befihl
ichs sein eigen bucheren. Nun weitter dieweil
10 vnd der rauch mit samptt dem lufft den athem
geben, itzt ist zu betrachten dasselbige vbel,
so aus solchem angezogenem athem endspringt,
der nichts ist als allein der Mercurius peccans.
So merckend 2 theilung so hie geschehen, der
15 rechte lufft verpringett sein recht ampt vnge-
hindert, des Mercurÿ zu gleicher weis, als
einer dem ein wasser gefelscht[2] wirtt, vnd
wird für den durst getruncken, so verpringt
das wasser sein ampt vnd lescht den durst,
20 one hilf des gefelschten dinges, also auch mitt   [33v] [496 Su]
diesem lufft zuuersthen ist, der sich scheidett
vom bösen, aber im menschen, das ist ihn der
lungen, dise scheidung macht ettliche Vltimas
materias, das ist der mercurius[3] kumpt hinein, vnd das
25 die wend[4] vnd region der lungen, mit der zeÿtt
sich ausdorren, nach welchem seins eigen geur-
sachten ausdorren henckt er sich an, vnd aber
das die lunge mit samptt ihrer region einem
Ventri equino[5] vergleicht wird in allen seinen[6]
30 eigenschafften vnd krefften[7], darumb so muß
der mercurius[8] ein alteration[9] an sich nemen, vnd durch
die kreffte Ventris equinj sich verwandlen,
anders dan es in der schmeltzhütten verwandlen
mag. Dan wie ihr ein gleichnuß sehen von der
35 speis, dieselbige ist lustig vnd fein, so bald sie
in magen kumptt, so nimpt sie ein grewliche
verwandelung an sich, das thut Venter Equinj
stomachi, vnd weitter so es kumpt in die intestina, so nimpt es ein ander verwandlung
40

---

[1] war] gar D1
[2] gefelscht] gefast oder gemacht D1
[3] mercurius] als alchemistisches Zeichen
[4] wend] wind D1
[5] equino] equini D1
[6] seinen] jren D1
[7] vnd krefften] fehlt D1
[8] mercurius] als alchemistisches Zeichen
[9] alteration] alcocalia D1

an sich, das thut Venter Equinus intestinorum[1],
vnd also merken, das sich solche digestiones
im leibe mancherleÿ befinden, als dan auch in
der lunge eine ist.

5   Das funfftt Capitell.

Darauff gebürtt sich also zureden. So nun der mercurius[2]
in die lungen khumpt, so nimpt er ihm ein wand
fuer, daran er sich klebett, wie dasselbige   [34r]
10   die ordnung begreifft, oder der Casus,
drumb vom anhencken, statthalbend betreffend, nitt fill furzunemen ist. Den in
den Anatomj werden solche sublimationes[3] vilfeltig
gefunden, nutzlich einem iglichen artz zu erfaren.
15   Aber so es hinein kumpt, so lest sich die wirckung
Ventris[4] Equini also an, etlichen mercurium[5] pu-
trificirt es in ein oleitett oder feuchtigkeit[6], etliche
in ein spermatischen schleim, etlichen in ein
saltzischen[7] materien, ettlichen in ein dragagan-
20   tische[8] resolution, ettliche in ein fönugretischen[9]
mucilaginem, ettliche in ein lederischen leim, etlich
gleich einem hornleim[10], vnd solcher artt seind   [497 Su]
viell. Darauff zu wissen ist, wo solche putrefactiones[11]
entstehend, das man dieselbige erkennen in
25   was Vltimam materiam[12] der Venter Equinus pulmonis sie gefürtt hatt, dan ein idlich ding, das
ihn ein region kumptt, vnd derselbige region
speisse nitt ist, das mag nit digerirtt werden.
Darumb folgett ein putrefaction Ventris Equi-
30   ni hernach, so sie dan dün oder dick oder
in was wege es beschehen mag. Darauff
ein auffmerckung sich geburtt, ob dise putrefaction[13], resolution sich in die Carnes[14] pulmonis setzt, oder in ihr lacertos, wie sich
35   dan in derselben region[15] begibt, vnd wie

---

[1] venter equinus intestinorum] ventri equini intestines D1
[2] mercurius] alsalchemistisches Zeichen
[3] solche sublimationes] sal sublimationes D1
[4] ventris] venter D1
[5] mercurium] mercuri D1
[6] feuchtigkeit] feistigkeit W, D1, D2
[7] saltzischen] sultzische W, D1, D2
[8] dragagantische] dragantische W, D2; tragantische D1
[9] fönugretischen] psilische D1
[10] hornleim] hörnlein D1
[11] putrefactiones] putrifaction D1
[12] ultimam materiam] ultimas materias W, D2; materia D1
[13] putrefaction] putrificirte W, D1, D2
[14] carnes] cannas W, D1, D2
[15] region] resolution D2

woll es ist, das sich begibt[1], das solche resolu-
tiones durch ire scharpfe putrificierung dermossen zu   [34v]
penetriren schicken. Durch welches penetriren
solche liquores durchdringen die poros[2] gegen der
5 region der Nieren, aus welcher penetration diese
Ultima materia ihm harn gefvnden wird, etwan in der
oleitet, etwan in der dragantischen[3] dissolution, etwan wie ein psÿllisch mucilago, welche offt fur
niere gepresten angesehen werden. Dergleichen
10 sich auch begibt, das durch die sudores[4] solche gefvnden werden, dise ding alle werden nach der
subtilen putrefaction Ventris Equinj gefunden,
in dem ein großer artist ist.

15   Der ander tractat von den
                      metallischen rauch.[5] Das I. Capitel.

Weitter so gepiertt sich auch die angefangene
ding zu volenden, wie gesagt ist von dem zer-
20 pruchlichen leib, so in der scheidung des gutten
vom bösenn zusthet, also gebürtt sich von dem bösen, so, in der gutten sich dermossen eingebil-
det vnd vereinigett hat, also das es sich nit voneinander scheiden mag, dan vrsach der metalli-
25 sche rauch, auch sein [feur][6], auch sein scoria[7] sein   [498 Su]
allein die dreÿ zerbrechliche leibe, von denen ge-
sagt ist. Aber halb[8] fix von wegen des fixen
corpus, dem es vereinigt ist, also ist beÿ den
metallen ein halb fixes saltz, ein halb fixes sulphur[9]
30 vnd ein halb fixes mercurius, auß[10] folget nun, das denn   [35r]
metallen ihr fixe artt enzogen vnd genomen
wirtt, vnd durch die dreÿ wirtt ein iglich
metall verzertt, dan wie 3 sein der dott der
metallen, das also ihnen anhangt, gibt die sco-
35 rien[11], vnd das da gluett ist der sulphur, vnd
das dar von reucht, ist der mercurius[12]. Darumb das

---

[1] vnd wie woll es ist, das sich begibt] fehlt D1

[2] poros] bores D1

[3] dragantischen] trigantischen D1

[4] sudores] syderis D1

[5] Titel D1: Von der Pergsucht. Der ander Tractat, vom mercurialischen Rauch; D2: Der ander tractat des
andern buchs von dem metallischen rauch

[6] feur] fehlt, Lücke im Text, ergänzt nach D2 [I.M.]

[7] scoria] steria D1

[8] aber halb] oberhalb D1

[9] sulphur] als alchemistisches Zeichen

[10] auß] aus denen dreyen W, D2; aus dem D1

[11] scorien] sterien D1

[12] mercurius] als alchemistisches Zeichen

   sie so vill der fixation verwand sein, auß
   derselbige vrsach haben sie ein metallische
   verzerung, das ist ein metallischen fixation
   darbeÿ, die da nitt weitter sich streckt, dan
5 das die dreÿ zerprechliche corper[1] mit der zeitt
   durch feuer den metallen[2] verzeren, vnd wiewoll das ist, das gold vnd silber[3] nit wie die andere
   metall sich erzeigen, das ist sie werffen kein
   scoriam[4] nit, geben auch kein aeruginem, darin
10 wist die unterscheid, sehn die augen das Sal
   gold et silber[5] nitt[6], so wirts doch durch den gewicht
   empfunden[7], der abgang, der beÿ dem kupffer
   vnd eisen sichtbar ist, darumb das es grob
   hinweg fellt, das sich vom gold vnd silber hinweg[8]
15 stillt, vnd es gar am letzten in verzerung bringt,
   des sulphurischen leibs halben, der verzert
   sich ihm feuer, dan die blumen die ihm ab-
   treibenn, vnd die wolgeferbten [fl] amulas[9] so mitt
   ghend, dieselben komen auß dem sulphur[10] der
20 im gold & silber[11] ist, dieselbigen flammulae[12] seind
   ein verzerenn[13] der metall, wie dan auch im
   eÿsen vnd anderen[14] metallen, nach artt ihrer sulphur[15]   [35v]
   solche feuerfarben auch erschinen, also auch von dem
   leibe mercurii[16] zu versthen ist, derselbig ghett ihn rauchs
25 weis hinweg, dan ein iglichs ding das ihm
   feuer ligt, das gibt seinen rauch, wie dan die
   metallischen fixax[17] an ihr dregtt. Also wissen
   das auß den metallen, dieweill vnd sie ge-
   schmid im feuer genutzt werden, solche sulphu-
30 rische vnd Mercurialische spiritus von ihn geben,
   aber so subtill, das sonderlich ohn groß auff-
   mercken nitt gemerckt wirt.   [499 Su]

---

[1] corper] corpora D1
[2] den metallen] die metalln D1
[3] gold vnd silber] als alchemistische Zeichen
[4] scoriam] stern D1
[5] gold et silber] die Metalle als alchemistische Zeichen
[6] nitt] fehlt W
[7] empfunden] empfangen D1
[8] hinweg] subtill hinweg W
[9] wolgeferbten [fl] amulas] obgemelte flemblein D1; wollgeferbten flammulae D2
[10] sulphur] als alchemistisches Zeichen; schwebel W
[11] gold & silber] als alchemistische Zeichen
[12] flammulae] flemblein D1
[13] verzerenn] verzerung W, D1
[14] anderen] allen D1
[15] sulphur] als alchemistisches Zeichen; schwefel W, D1
[16] von dem leibe mercurii] mercurius als alchemistisches Zeichen; vom mercurio seim leib D1
[17] fixax] fixatz W, D1, D2

Das ander capitell.

Dieweill nun also ein zerbrechlichkeit ist in den
fixen metallen, die nit so zergenglich als die
5   erst ist, so wissen das die, so mitt den metallen
arbeitten, derselbigen vehlich[1] sein zu entpfahen.
Darauff merckend, das sie eins subtilen, scher-
pffen durchgangs sein, als die erst bemelten.
Darumb ist weitter aufzumercken, das sie durch
10   ire subtili in der lungen nit dermossen zuerkennen sein, wie die hutten rauch, dan von
wegen das diese spiritus der fixation[2] so vil verwand sein, vrsacht das ihnen[3] Venter Equinus
nix mag abgewinnen. Darumb ist Vltima materia,
15   das sie durchgehend die lungen, vnd dieselbigen
partes, zu gleicher weis wie ein tinctur, die verzert sich im selben corpus, also das do ein ding
wirtt. Der leib vnd die tinctur, vnd der leib nimpt
an sich der tinctur eigenschafft. Zugleicher weis
20   wie ein kupffer vom galmeÿ die farben nimpt,   [36v]
drumb es weitter von des galmei eigenschaft
regirtt wirtt, vnd das kupffer bleibt kupffer,
dan der galmeÿ mags nit corrodieren, aber
die lung, so sie tingirtt wirtt, so mag sie der
25   tinctur nit widersthen, dan die tinctur fast[4]
sie vnd nagtt sie hinweg wie ein starck wasser,
das vber ein leinwatt gossen wirtt, dieselbigen
hinweg mald. Also geschicht auch den anderen, so die tinctur empfangen, als dan ist
30   die umbligende region der lungen vnd des
magen. Darbeÿ auch durchdringen dieser metallischer spiritus durch den leib aus, vnd wo
er sich ansetzt, am selbigen ort wircket er wie
obsthet. Darumb so begegnen hie mancherleÿ
35   kranckheitt[5], die nit zuerzelen seind, anders
als allein, wie obsthet, in fressender artt
zuerkennen, vnd mit viell seltzamen zeichen,
die irer verwandlung halben, nit gewiß sein
zuschreibenn, auch so mancherleÿ in ihren spe-
40   ciebus, das allein die grosse vnd lange erfarenheit die selbige lehrett vnd anzeigtt.
Das soll aber ein ieder artz wissen, das die
kranckheitt solcher leutten alle auf die Me-

---

[1] vehlich] fehig W, D2; feind D1
[2] fixation] fixatz D1
[3] ihnen] einen D1
[4] fast] frißt W, D1, D2
[5] kranckheitt] kranckheiten D1

tallische art gezogen sollen werden, dan dise   [500 Su]
tinctur diser zweien, sulphuris vnd mercurii, ist so spiesig[1]
vnd gretig, das sie alle natürliche humores,
qualitates[2] vnd complexiones verzert, vnd
5   tingirt dieselbigen all in sein eigen artt.
Darumb so mus der Artzt der tinctur ein erkenner   [36v]
sein, vnd nit der humorum. Dan wiewoll das
ist, das hieraus allerleÿ kranckheitten mitlaufen,
als wassersucht, geelsucht[3], fieber etc., so werden
10 sie doch alle aus metallischer tinctur regirett
wider die angeborne naturliche artt. Drumb so
ist von nötten, das hie der artzt mehr erfaren habe,
dan[4] der gemeine lauff ausweisset, Metallische
kranckheitten seind nit humorische[5] kranckheitten.
15

Das Dritte Capitell.

Dieweill nun diese spiritus von dem menschen
nit gescheiden mügen werden, sunder die-
20 weill er im lufft sthet, so sthet er auch in diesen
spiritibus, so wisset herauff, das nit allein
durch das lungenrhor den eingang nimpt,
sundern auch durch die nasen. Derselbige
lufft der im durch die nasen angezogen wird,
25 was das subtiliste in ihm ist, dasselbig
schlecht nit wider in den Rachen, sonder steiget
der höhe zu, in das hirn, vnd sein region. Dan
das sollen ihr wissen, das das hirn gleich so wol
muß den lufft haben, als die lunge. Vnd
30 wie von der lungen zuuersthen ist vnd furgehalten,
also sollen ihr auch vom hirn verston, aus welchem
verstand gleich so woll ihm hirn putrefactiones, tartara[6], realgar, fuligo etc. wechst, vnd
geporen wird. Dan dorumb sein die nasen
35 das sie das Rhor geben, durch welches der
lufft in das hirn ghet, der subtilist, vnd der
gröbest schlecht sich vnter der lungen, vnd so die   [37r]
Nase verstopfft wurde, liesse kein athem
durchghen, so schlecht er sich vom rachen hin-
40 auff durch die inwendigen naslöcher. Darumb
zuuerston ist, das hauptwee, hauptgeschwer,
haupt sucht, vnd was andere haupt kranckheit sein,

---

[1] spiesig] spissig W, D2; spüssig D1
[2] qualitates] qualitatus D1
[3] geelsucht] geelsucht, glidsucht W, D1, D2
[4] nach "dan" eingefügt: der gemein brauch bisher gewesen ist oder D1
[5] humorische] homorisch D1; humoristische D2
[6] tartara] tartaris D1]

dermossen auch entspringen, als paralysis,   [501 Su]
lýthargia, Tortura etc. Nun seind die Kranck-
heitten, wiewoll sie der alten natur[1] nach sich
erzeigen vnd offenbaren, so seind sie doch gleich
5 als Venus Album[2] oder Aurichalcum, das
ist, wan die tinctur nit da wehre, so wehre es
die alte kranckheit, die tinctur aber, die von ihn on[3] schaden nit zu scheiden[4] ist, gibt einen solchen namen[5], das ein sölch paralýsis, paralysis mi-
10 neralisch heischt, also auch lýthargia mi-
neralis etc., vnd dergleichen mit den anderen.
Dan so mancherlei kranckheitten in der alten
Natur gefunden werden, so mancherleý tinctur mügen auch beschehen, so ist es auch nit
15 zu widerreden, das in den erstenn hütten-
rauchischen geistern, dergleichen vom hirn
auch zuuersthen sein. Dan vrsach in den
selben geisten sind viell subtilen spiritus,
die woll mögen eingemisset[6] werden, mitt
20 dem subtilen lufft, welcher dem hirn allein
dienstlich ist, dan do kumpt brancha, pituita[7], catarrhus[8], vnd andere, vnd wie also
von dem hirn vnd von der lungen furgehalten   [37v]
ist, also versehen euch auch mus[9] solchenn werckes
25 im magen, vnd wiewoll es in mancherleý zu wider reden wer, so brichts[10] doch die Anatomi des
magens, der augenscheinlich darlegt den fuliginem, den tartarum, den realgar, darbeý
auch die bitumina, muscilagines, gekoder[11]
30 vnd anders[12], aber so ein[13] verborgner absteigen-
der lufft ghet[14] in den magen, das es ohn die
demonstration schwerlich möcht gespürtt werden
oder ihm nachgedacht.

35   Das viertt Capitell.

---

[1] der alten natur] der obern natur D1
[2] album] albus D1
[3] on] den D1
[4] zu scheiden] geschaiden D1
[5] gibt einen solchen namen] gibt hie den namen W, D1, D2
[6] eingemisset] eingemischt W, D1, D2
[7] pituita] pitucca D1
[8] catarrhus] corrisa catallus W; catarrhus, corisa D1; catarrhus, coryza D2
[9] mus] eines W, D1, D2
[10] brichts] berichts D1, D2
[11] gekoder] golredes D1
[12] anders] andere oberzelt D1
[13] ein] mit D1
[14] ghet] fehlt D1

Also weitter die ding zuerkleren von einem handwerck in das ander, wisset das ein idlich handwerck in seinen metallischen geist feld, als
die in eisen arbeitten, in den eisenn spiritum
5 vnd die im kupffer feurenn, in den kupffer
spiritum neigenn[1], also mit denn andern metallen[2]
auch, vnd die im messing arbeitten, ihn den
kupferische vnd galmaischen spiritum fallen,
also die in albo vnd rubeo arbeitten, in dieselbige   [502 Su]
10 metallischen vnd tincturischen geisten. Nun
wissen, das die selbige geiste entdeckt sein,
hie[3] nitt nott weitter zuerzelen[4]. Darumb so
hörett die erfarenheit weitter darzu, der handwercken so ihn den metallen arbeitten, im
15 abtreiben des silbers endfangen den bleirauch,
auch silber rauch, mit ihrer eigenschafft, wie
in inen ist, die silber brenner allein der silber
rauch, vnd die so minium[5] machen ein blei   [38r]
rauch, vnd die so bleiweiß[6] vnd bleiaschen[7]
20 machen in den scharpfen[8] bleirauch. Dan so
ein metall zerprechen soll, so treibt er seinen
sterckisten geist[9] von ihm, vnd die spießglas
giessen, fallen in ein harten schwebelischen[10]
vnd mercurialischen[11] rauch. Dergleichen die den zucken[12]
25 gießen, fallen in vielerlei[13] subtilen rauch, in
den venerischen, Martialischen, Jovisticen[14], vnd
eines vnzeittigen zwitters, vnd die lazur
machen, fallen in den scherpfisten silbergeist[15],
vermischt mit einem zusatz. Die in der
30 gletten arbeitten, fallen am allermeinsten[16] in
die lungsucht. Die im zinober wircken,
fallen in den geist[17] mercurius[18] vnd sulphur[19], also verstanden

---

[1] neigenn] fallen vnd naigen D1
[2] metallen] handwerckern D1
[3] hie] sie D1
[4] weitter zuerzelen] zuerkleren D1
[5] minium] meni D1
[6] bleiweiß] pleyweyß D1
[7] vnd bleiaschen] fehlt D1
[8] scharpfen] scherffesten D1
[9] geist] rauch D1
[10] schwebelischen] schweflischen D1; sulphurischen D2
[11] mercurialischen] mercurischen D1
[12] zucken] zingkhen W; zincken D1, D2
[13] vielerlei] viererlei W, D1, D2
[14] Jovisticen] jouischen D1
[15] silbergeist] silberrauch D1
[16] allermeinsten] aller hertisten W, D1, D2
[17] geist] spiritum D1
[18] mercurius] als alchemistisches Zeichen; argenti vivi W, D1, D2
[19] sulphur] als alchemistisches Zeichen; sulphuris W, D1, D2

weitter, von den metallischen handwercken,
wie sie ihren meister vnd Vulcanischen knecht
vergifften, vnd angreiffen mit wie vielerleÿ
artt vnd wege, vnd darbeÿ ie höher die kunst
5   erfunden wirtt, vnd auff ihe mehr art vnd
species, ihe mehr der feind vnd zufal sein.
Dan zu gleicher weÿß als wir sehn, brauchen
wir das feuer nit subtil[1], suchen wir aber
vill subtiles, dun[2], so sucht das feuer vill
10   subtiler geist[3] endgegen, als ein Exempel.
Der Stellio kreucht in sein loch vnd bescheidiget
niemands, so wir aber in ihm vil suchen
wöllen, so müssen wir woll entgegen erwarten
vnd so viel, das leib vnd leben dran sthet,
15   eh das von im kumpt das reuch[4] macht, also   [38v]
geschicht auch mit allen denen, die im feuer sich
belustigen vnd erfrewen, welches zum letzten alles zu ein leÿd gepracht wird. Dan den dingen
ist gleich wie den Epicurischen, die sich erfrewen
20   [in] woll essen vnd trincken[5]. Das[6] müssen sie[7] mitt   [503 Su]
grossen kranckheitten erarnnen, vnd der sich erfreu-
et in in seinem wolreden, der wirt im selbigen
auch beleidigett[8], also bleibt kein lieb on leÿd.

25   Das funfft Capitell.

Also merken, wie gesagt, das wir dreÿerleÿ
regiones im leib haben, dorin die ding sich
ergetzen[9], das hirn, die lungen, vnd den magen.
30   Darauff wissen, dieweill sie ir vbels[10] nitt
beÿ ihnen behalten, sonder weitter schicken
in leib aus. Darumb desto mehr vleÿß angelegt soll werden, die Mineralischen kranckheitten zuuersthen. Dan wie ir sehet, so das
35   hirn hatt[11] ein Mineralische kranckheitt, so
leÿdet auch der gantz leÿb. Dan die art ist in
den spiritibus, das sie zugleicher weÿß nagen[12]

---

[1] subtil] subtil, so vergift es uns nit subtil W, D1, D2
[2] dun] darinnen W, D1, D2
[3] geist] gifft W, D1, D2
[4] reuch] reich W, D2; euch D1
[5] die sich erfrewen[in] woll essen vnd trincken] fehlt D1
[6] das] die D1
[7] sie] sich D1
[8] beleidigett] belaydigen D1
[9] ergetzen] ergehn D1
[10] vbels] ding D1
[11] hatt] leidet W, D1, D2
[12] nagen] nachgehn D1

wie der wurm am finger. Dan also ist die
Mercurialische artt, wo sie sich centrirtt[1], da na-
gett es vnd zockett[2] wie ein brinnender koll, dis
zocken vnd nagen ist ein vrsach viller zufell,
5   als der Mania, phrenesis[3] etc. Also auch gibt
es sich, das in der lungen ein Orexis aufsthet,
gleich dem panaricio[4]. Also auch in dem magen,   [39r]
das do fur vnd fur zockett vnd naget vmb das
grublin, als seÿ ein biß oder[5] worm do, vnd nit
10 allein dis nagen[6] vnd zocken, sonder auch viell
mehr, welcher species vnd namen nit erkent
vnd geben sein worden, die itzt hie zu benamsen[7]
nitt platz haben, sonder ein iglicher soll sich solches[8] versehn, das er die kranckheitt der alten
15 natur woll vnterricht habe, darnach die erfarenheit in disen Mineralischen kranckheitten
neme vnd lernen[9] an den enden vnd ortten,
do sie sein vnd wonen. Dan aus derselben
vbung vnd erfarenheit wird der Arzt ge-
20 lertt. Dan ob ich schon alles meldt vnd
schriebe[10], so würde keiner ohn die erfarenheit
nichts verstehen werden. So er die erfarenheit haben will, nim ers beÿ denen, beÿ
denen sie ist, das ist beÿ den Mineralischen
25 kranckheitten[11]. Dan wer wolte gelernett werden
vor der[12] erkantnus der erfarenheit, von
dem papir, so das papir die eigenschaft   [504 Su]
hatt, das es fawle, vnd schlefferig leutt[13]
macht, vnd aber hoffertig, lernen sich selber
30 vberreden, lernen fliegen on flügell, welche ding alle dem artz widerwertig seind.
Darumb der[14] erfarnheit zueilen, ist[15] das grund-
lichsten.
* Defect zweÿer bletter in folio forte
35   2 uel 3[um] capitum

---

[1] centrirtt] cristiert oder centriert D1
[2] zockett] zoschet D1
[3] mania, phrenesis] mana frenesis D1
[4] panaricio] paneracio D1
[5] biß oder] beißender W, D1, D2
[6] dis nagen] das reissen, nagen D1
[7] benamsen] benennen D1
[8] solches] selbs D1
[9] lernen] geben D1
[10] vnd schriebe] fehlt D1
[11] kranckheitten] krancken D1
[12] vor der] in der W; in D1, D2
[13] leutt] fehlt D1
[14] der] zur D1
[15] ist] wellichs ist D1

Das dritt buch von den pergkranck-   [39v] [517 Su]
heitten, dorin allein begriffen werden
die[1] quecksilberischen kranckheitten.

5

Der Erst Tractat. Das I. Cap.

Damit vnd die bergkranckheitten zusamen
kommen in ein werck, volget hernach das dritt
10 Buch, dorin alle die kranckheitten, so aus dem
quecksilber[2] entspringen vnd komen, welche durch
erfarenheit vnd sonderliche eigenschafft zusamen
gefaßt sein werden. Dan die andere vorbemelten[3]
kranckheiten haben ihre eigne bucher zhu ihnen selber auch
15 bedorffen. So wissen hie im anfang dis buchs,
das die kranckheit des quecksilbers[4], kein teill oder
gemeinschafft haben mit den sulphurischen,
Mercurialischen[5], oder Salischen wesen[6], auch
keinen anhang mit anderen metallen oder
20 ertz, es ist hierinnen auch nit zu betrachten,
das, das vom mercurius[7] gescheiden wird, als woltt
man sprechen, das böß vom gutten gescheiden
wirtt, das bringt[8] die kranckheitten. Dan also
ist das quecksilber[9] beÿ ihm selber, das es
25 guth vnd böß beieÿnander vereiniget hat, also
das[10] nit von einander zuscheiden[11] sein, aus dem[12]
folgt, was böses dar geschicht. Dasselbig ist
dem gutten vnd dem bösen beiden[13] zuzulegen,
was auch guttes geschicht, ist ihn aber beiden
30 zuzumessen. Dan zugleicher weÿß, wie ir
möget[14] ein exempel vom Theriax[15] verston,   [40r]
des gute one gifft nichts soll, darumb so
ist der mercur[ius16] dergleichen ein geporner theriack,
dem kein zusatz geprist, noch davon zuthun,

---

[1] den pergkranckheitten, dorin allein begriffen werden die] fehlt D1

[2] quecksilber] argentum viuum D1

[3] vorbemelten] gemelten D1

[4] quecksilbers] argenti viui D1

[5] mercurialischen] fehlt D1

[6] wesen] mineralien oder wesen D1

[7] mercurius] als alchemistisches Zeichen; quecksilber W; argento viuo D1, mercurio D2

[8] bringt] macht oder bringt D1

[9] quecksilber] kochsilber W; argentum viuum D1

[10] das] das es D1

[11] zuscheiden] geschayden D1

[12] aus dem] aus der ursach W, D1, D2

[13] beiden] fehlt D1

[14] wie ir möget] wir mögen D1

[15] theriax] tyriax D1, D2

[16] mercurius]als alchemistisches Zeichen; mercurium D1

als allein[1] die bereittung in den theriacs ver-
wandelen, auff solches wissen, das die Mercurialische vergifftung, so sie in vollen Metallen
des mercurij[2] begegenen, das sie ist eine harte schwe-
5 re impression, dan die ding, die aus harter
scharfer impression geboren werden, sein
in ihrer bosheit vber die andere zu vergiften.   [518 Su]
Darbeÿ auch ein idglich ding, das kumpt
auff die perfection ist ohn[3] gifft, vnd woll
10 temperirett. Das aber nit dahin kumptt,
sonder hatt seinen terminum in mittler zeit
auff zuhören, in welchem aufhören die perfection nit mag geporen werden, dieselbigen
ding sein äiner ander natur als die perfecta[4],
15 vnd ist mehr acht[5] auff sie zu haben in gutten
vnd bösen dingen, als auff die, welchen
die generation bis zum end ghett. Also
ist der Mercurius[6] auch ein halb gewechß,
das nit geordnett ist auff sein perfection,
20 sonder in halben gewechs vollendet[7] es dieselbige krafft, das aus im werden solt, machen[8]
sollt.

Das ander Capitell.

25 Dieweÿll nun vom mercurio[9] so vil schaden
entspringett, das allein die vrsach ist, das
er nitt zu der perfection geordnett ist, so ver-   [40v]
standen das also, das perfecti[10] mercur[ii11] ist coagulation[12], vnd darumb das coagulation nit da ist,
30 drumb ist es ein halb gewechß, was ihm gleich
ist, aus dem selbigen wird eben wie vom
Mercurio[13] verstanden. Ein iglicher coagulier-
ter metall hatt ihn ihm die artt des mercur[ii14], aber
drumb das er coagulirtt ist, drumb ist dieselbi-
35 ge krafft nimer da, dan ihm halbe gewechs,

---

[1] als allein] ohn allein D1
[2] mercurij] als alchemistisches Zeichen; quecksilbers W
[3] ohn] ain D1
[4] perfecta] perfection D1
[5] acht] achtung D1
[6] mercurius] quecksilber W; mercuri D1
[7] volendet] verleuret W, D1
[8] machen] wachsen D2
[9] mercurio] hier und in den folgenden Kapiteln ist in W durchgehend mercurius durch quecksilber ersetzt und wird nicht eigens vermerkt
[10] geordnett ist, so verstanden das also, das perfecti] fehlt D1
[11] mercurii] mercur als alchemistisches Zeichen
[12] coagulation] coagulationiert D1
[13] mercurio] quecksilber W
[14] mercurij] mercur als alchemistisches Zeichen

vnd bis auff das halbe gewechs sein alle
metallen mercurius. Darnach aber folgett die
wirckung zu der perfection, in derselbigen ghet
an die teilung der metallen, ein iglichs dahin
5 es gewisen wird. Dan dorumb folget dar aus
dem Argento viuo[1] durch die Vulcanischen feuer
ein iglicher metall mag geboren werden wie
dan in seinen[2] generationibus[3] gefunden vnd er-
sehn[4] wird. Diese ding seind dorumb angezeigt,
10 das ihr den mercuri[um5] woll erkennen, die unterschid
darin mercken[6] zwischen den coagulirten, vnd
nit coagulirtten, das alle die ding, die nitt coa-
guliert sein, vnd doch ihr end vnd Vltima
materia[7] coagulatio sein solt, alle geschlecht vnd
15 artt der gifft, vnd der artzneÿ in ihnen ha-   [519 Su]
ben, nun ist keins, des ende[8] nit coagulatio
sei, vnd nit dahin gebracht werde als allein
mercur[ius9]; denn vill sein der liquida, aber ir letzt
wesen ist nit coagulatio, sondern liquidum[10],
20 darumb ist die vnterscheid hie zu mercken, so
vom mercurius[11] gered soll werden die natur, das er   [41r]
nit volkhomen geporen wirtt, sonder in ihm
behelt die eigenschafft vnd artt lebendich vnd
wesentlich, so die andere metallen tod in ihnen
25 haben. Dan das gold ist nur ein Mercurius,
drumb aber das er coagulirt ist, so hat es
dieselbige artt nimmer, vnd wiewoll sie doch
dasein, iedoch aber dott, also auch mit dem
silber, kupffer vnd eisenn, die alle die mercuriali-
30 sche[12] artt an ihnen haben, aber zugleicher weis
wie einer in einem wasser erdrincken mag,
vnd wan es gefroren ist, so mag es nit geschen,
wie also durch die congelation, dem wasser
die bosheitt[13], also nimptt coagulatio[14] dem
35 Mercurio auch sein posheitt[15].

---

[1] argento viuo] mercurio D1
[2] in seinen] im Buch D1
[3] generationibus] de generationibus D1
[4] vnd ersehen] fehlt D1
[5] mercuri[um]] mercurius als alchemistisches Zeichen; kochsilber W; mercuri D1; mercurium D2
[6] darin mercken] darumb merckent D1
[7] vltima materia] ultimam materiam D1
[8] ende] drey endt D1
[9] mercurius] mercur als alchemistisches Zeichen; mercurium D1
[10] liquidum] liquidem D1
[11] mercurius] als alchemistisches Zeichen; mercurio D2
[12] mercurialische] mercur als alchemistisches Zeichen; mineralische D1
[13] die bosheitt] sein beschaidt D1
[14] coagulatio] congelatio D1
[15] posheitt] beschaidt D 1

Das dritt Capitell.

Das aber dieser metall zu seiner perfection nit
khumpt[1], was wolt fur ein ander vrsach da sein,
5   als allein, das der medicus in disem liquido
seine apotecken suchen soll, nit angesehen[2]
die grosse kunst, die hierin verporgen ligt, dieselbige zu eröffnen[3], die auch sein eigen vbell
vnd ander vbell vertreibet, so ihm[4] von wegen
10   der kunst die materia metallorum, ein
materia[5] von der natur behalten wird, auß der
zu machen sein die[6] perfecten[7] metallen, vnd
darbeÿ die Essentias vnd Arcana[8], so in den
6 metallen verporgen liegen, hierin in sei-   [41v]
15   nem wesen zufinden, wil ich dasselbige hie
lassen bleÿben, vnd befehlen seiner schull.
Dan hie ist allein mein furnemen zu entdecken
das vbell, so aus ihm erwechst, dergleichen im
auch sein heÿlung auff das vbell, so aus ihm
20   erwachsen ist. Damit vnd[9] sein liquidum vnd
sein coagulatio woll verstanden werden, so
wissen, was coagulirett soll werden, vnd ist   [520 Su]
desselbigen weges der coagulation[10], vnd aber es
bleibt liquidum, aus derselbigen art ghet ein
25   Dunst wie eine feuchte von einem wasser, wie-   Aqua sicca phi-
woll das wasser selbst[11] nit gesehen wird, ein[12] dunst[13]   losophorum
zu sein, so ist es doch ein vnsichtlich[14] wasser, vnd
zu gleicher weÿß, wie ein wasser, das da seind,
bis nit mehr im geschir bleibt. Dasselbige, das
30   nun daruon seud, das wird fur kein wasser
angesehen, sunder allein fur einen dunst, derselbige dunst setzt sich in einem distillatorio[15]
an, vnd gibt wider[16] wasser, also das gesehn
wirt, das der dunst ein wasser ist. Nun ist also

---

[1] khumpt] kommen mag oder kompt D1
[2] angesehen] angesehen das ubel, so daraus entstet, sonder anzusehen W, D1, D2
[3] eröffnen] erfahren D1
[4] ihm] nun W, D1, D2
[5] metallorum, ein materia] fehlt D1
[6] die] die sechs W, D1, D2
[7] perfecten] perfection D1
[8] arcana] archanum D1
[9] damit vnd] da wirdt nun D1
[10] coagulation] congulation D1
[11] selbst] fehlt D1
[12] ein] selber ein D1
[13] dunst] kunst W
[14] vnsichtlich] unsichtiges D1
[15] distillatorio] distulatorium D1
[16] wider] weiter D1

dem mercuri[o1] auch, der gibt von ihm selber ein dunst,
durch krafft des oberen firmamentts, wie ein
wasser, das vom selbigen ausgedrucknet[2] wird,
also dieser dunst[3] des mercurii[4] kumpt in dem lufft
5 vnd mit demselbigen in den menschen. Jezt
ist der Mercurius im menschen wie ein dunst
des wassers im lufft, der angezogen wird,
vnd wie sich ein wasser wider zu wasser macht,
also macht sich auch der mercurius[5] wider zu mercuri[o] auf   [42r]
10 das, das sein distillation[6] gesehn vnd erkent
werde, die nit allein vom eusseren firmament
getrieben[7] wird, sondern auch durch sich selbst,
ein feuer in ihm tregt, wie dan ein iglich liquidum in im selb verzert wird aus krafft
15 seines eigenen verzerenden[8] feuers, also auch
treibt sich der mercur[ius9] selbst in die distillation[10] jn
den bergen, [k]luften[11] vnd gengen, darin er ligt.
Also wo er verdeckt vnd verfest ligtt, do distillirt[12] er sich als in den bergen, do mügen seine
20 dunste nitt starck durch die erden ghen, darumb die so in der erden derselbigen region
wonen, in solchem dunst sitzen mussen,
als einer, der in einer badstuben sitzt, ist
gleich so viell, als setze er gar in quecksilber.
25 Dan der im bad ist, den machen die dunst
naß, gleich als sesse er im wasser gar[13].

Das iiij Capitell.

30 Nun ist nit allein im mercurius[14] ein solche nequitia[15], die
den menschen dermaßen so hart vergifft,
sondern auch jn den gesteinen, welche so sie nit   [521 Su]
coagulirtt werden, wer woltt oder möchte
auff Erden on ein vbels bleÿben, das ist, ohne
35 ein kranckheitt sein, dan vrsach, ihr mercurius,

---

[1] mercurio] mercurius als alchemistisches Zeichen
[2] ausgedrucknet] auß getruckt D1
[3] dunst] korrigiert aus "kunst" im Text
[4] mercurii] als alchemistisches Zeichen; mercuri D1
[5] mercurius] als alchemistisches Zeichen, ebenso das folgende mercurio
[6] distillation] distulation D1
[7] getrieben] geschaiden oder getriben D1
[8] verzerenden] verzehrten D1
[9] mercur] als alchemistisches Zeichen; mercuri D1
[10] distillation] distulation D1
[11] [k]luften] klüfften W, D1, D2
[12] distillirt] distuliert D1
[13] wasser gar] wasserbad D1
[14] mercurius] als alchemistisches Zeichen
[15] nequitia] nequits D1

so er sold jmperfect bleÿben, wie der[1] metallen
so wurden dieselbigen distillationes[2] die erden so vergifften, das nichts gesvndes auß[3]
ihr wachsen möchte. Aber die congelation lapi-
5   dum[4] nimpt dasselbig alles hinweg, zu   [42v]
gleicher weis wie ir sehn, das der Rebis an der
wermi der elendischte groste gestanck ist, also
das niemand beÿ ihm bleiben mag, vnd aber
die kelte erfrürtt[5] ihn, vnd coagulirtt[6] ihn, durch
10   welche congelation[7] die widerwertige dingen alle
genommen[8] werden, also ist auch hie in der congelation[9] der steinen, die lest dieselbige nequittz
nit herschen. Vnd so des mercur[ii10] der metallen so
vill wehren[11] als der steinen, vnd dermaßen auf
15   der planitz ligender[12] Erden legen, so würde
die erden von seinem distillirten dunst nichts
nutzbarlichs[13] [tragen], auch die menschen auff der erden
vergifften, wie die vnder der erden, dan die regiones, so nahett beÿ dern artt sein, vnd die mercuriali-
20   sche[14] beruren, leben in schwerlichern[15] kranckheitt
halben dan andere regiones, es ist auch vnge-
sonder, do mercurius[16] behalten wirtt zu wonnen,
dan wo er nit behallten wird, dorumb verstanden auch, das die metallen ohn feur kein gifft
25   beweÿssen, dan das feuer treibt sie in ihren
fixen mercurium[17], vnd wiewoll ir kelti[18] vngesont seind, so wirtt sie doch vergleicht, jn
gleicher maß zuuerstehn sein wie ein gefroren
wasser, also auch von steinen[19]. Aber die an-
30   dere gewechs so in der congelation[20] so hart nit

---

[1] der] der mercurius der W, D2
[2] distillationes] distulationes D1
[3] auß] auff D1
[4] congelation lapidum] coagulatio lapidis D1
[5] erfrürtt] erfrehrt D1
[6] coagulirtt] congeliert D1
[7] congelation] congulatio D1
[8] genommen] verloren D1
[9] congelation] coagulatio D1
[10] mercurii] mercur als alchemistisches Zeichen; quecksilbers D1
[11] wehren] werde D1, D2
[12] ligender] der W, D1, D2
[13] nutzbarlichs] nutzbars tragen W, D2; fruchtbars tragen, das nutz wer D1
[14] mercurialische] mercur als alchemistisches Zeichen; quecksilberischen beet W; mercurialisch
waht (=dampf) D2
[15] schwerlichern] inn schwärer sorg W
[16] mercurius] kocksilber W
[17] fixen mercurium] fixion argentum viuum W; fixation argenti viui D1
[18] wiewoll ir kelti] wie wols D1
[19] steinen] sternen D1
[20] congelation] coagulats D1

sthen, als dan holtz ist, welches naher beÿ seiner
materia ist, dan metallen[1] vnd stein[2], dorumb
so ist ir dunst zu scheihenn[3], der von ihn ghett, aus
der vrsach, das sein liquida[4] materia zu der   [43r]
5 hertisten coagulation nitt gefurtt ist worden,
also auch die kreutter haben noch ein kleinere
coagulation[5], drumb ihr dunst die andere alle
vbertrifft. Drumb sein sie auch einer gutten
prima materia, die dem menschen nit so
10 widerwertig ist, als die Metallen.   [522 Su]

Der ander tractatt.
Das erst Capitell.

15 So nun die ding nach rechtem grund, wie sichs
gepürtt, sollen erfaren[6] werden, so mag
es ohne die Astronomische phÿsica nit bescheen,
dan der artzt ist vnderworffen allen natürlichen
kunsten vnd weÿsheit, die alle zusamen
20 klaubenn, vnd so sie alle zusamen geprachtt
seind, itzt ist ihm erlaubtt anzugreiffen die
practic vnd administration gegen denn krancken.
Darauff nun so wissen, was im ersten tractat
das halbe gewechß der naturlichen dingen tra-
25 ctirtt ist worden, vnder welchen Mercurius
Viuus eine ist, der nit in die compaction[7] gebracht
wird, sunder in der liquatz[8] verlassen. Darbei
zu wissen ist ein iglich ding der natur, das
offen ist, als Argentum Viuum ist, gleich als
30 ein haus, das nit versperret ist, in das ein
iglicher einghen mag, also do auch der mercurius[9]
Viuus sthet offen, das ein igicher artz mag
heraus nehmen, was ihn ihm ist. Aber in golt, silber[10], zinn[11] etc.,   [43v]
ist es nitt also, dieselbige thur ist zugesperret durch
35 coagulation, bis die kunst[12] der auffthuung, dissol-
uirung etc. widerumb in sein erste materia gefvnden

---

[1] metallen] metallen ennstehen W
[2] vnd stein] fehlt W, D1
[3] zu scheihenn] zvschlahen W; zu schewen D2
[4] sein liquida] sein liquidor W; sein liquidum D1
[5] coagulation] congelation D1
[6] erfaren] verstanden D1
[7] compaction] composition D1
[8] liquatz] liquor W; liquitur D1
[9] mercurius] als alchemistisches Zeichen
[10] golt und silber als alchemistische Zeichen
[11] zinn] als alchemistisches Zeichen; zyn D1; blei D2
[12] die kunst] zukunffte D1

wirtt vnd gebracht[1], sein viell hindernuß[2], welche
da alle vermitten werden, dan der Mercurius Viuus
ist offen, der nichts bedarff[3] als allein die digeri-
gung[4], in die Vulcanische[5] bereittung, die dinng
5   bleÿben furhin also[6] still sthen, vnd weitter anzuzeigen,
wer der mercur^{ius7} ist ihn seim sÿdus terreum[8], das ist
die Erden hat iren himel ihn ihr selbst, vnd sein
astrum[9] sein die Mineralia. Also ist auch ein astrum
Mercurius, wie vnd was, dasselbig, ist also zu er-
10 kennen.

Das Ander Capitell.

Zu gleicher weÿß als ihr sehend, das das jhar aufge-
15 teillt ist in 364 tag, mit sambt seinen vbri-
gen minuten, das jar hat den halben teil sommer,   [523 Su]
den anderen winter, vnd also volget ein Jar dem
anderen nach bis zum ende der wellt, vnd ie ein
Sommer, Winter etc auch dem anderen nach, in das
20 vorbemelte ende[10]. Solches ist die schöpffung der
wellt, vnd also ir ordnung, vnd das ist die welt,
das der mensch sihet. Nun ist in der erden ein
andere wellt, mit aller constellation, wonung vnd
dergleichen, ein sonder mundus, das hie also bleibt
25 still sthan. Darauff so wissen, das in der selben
weld nit mehr dan ein jar ist, vom ersten tag
der schöpffung[11] bis zu der zerprechung der
schöpffung[12]. Aus dem volget nun, das nach   [44r]
diesem jar die ding so in der erden seind,
30 dieser zeÿt nach wachsen, was auff der erden
wechst, gehörtt nit in die Erden, das verstanden[13]
also, es ist gesehet in die erden der som der
metallen vnd der Mineralien[14]. Dieselbige haben
iren[15] herbst vnd ernd, herfurbrechen[16] einander nach,

---

[1] gefvnden wirtt vnd gebracht] zubringen D1
[2] hindernuß] hinderungen D1
[3] der nichts bedarff] nuhn mer bedarff W
[4] die digerigung] zu disigiern W; zu tigeriern D1; die dirigierung D2
[5] vulcanische] vermischte D1
[6] also] alle D1
[7] mercurius] als alchemistisches Zeichen
[8] terreum] terrenum W, D1
[9] sein astrum] vier Astra D1
[10] vorbemelte ende] vorgemelt vnd D1
[11] schöpffung] erschaffung D1
[12] bis zur zerprechung der schöpffung] fehlt D1
[13] verstanden] verstehend D1
[14] der mineralien] nitt metallen W, D1
[15] iren] im D1
[16] herfurbrechen] herfür gebrochen D1

nach austeilung göttlicher ordnung frue vnd[1] spatt,
zu gleicher weis als wir wissen, das itzt seind
die violen, dan der thÿmus[2], dan die rosen,
dan kirschen, biren, nuß, trauben etc., so lang
5   bis das jar herumb kumptt, vnd ist als ein
jar, wiewoll eins spetter dan das ander kumpt.
Also da auch itzt pluett herfur in der Region
golt[3], do sÿlber, do eisen, da bleÿ etc. das ist fur,
das ist gegen dem winter[4], das ist zukunfftig
10 dem ist sein fruling auß, dem sein[5] wehren[6],
dem ist der hewmonat, dan die dagesein[7], sein
jm anfang der wellt, die haben das golt vnd
silber[8] des frülings mit den violen erlangett,
die nachfolgen mitt dem klee vnd flammula
15 ir silber vnd golt[9] genomen[10] etc., vnd also fur vnd
fur vom ersten bis zum letzten ist die zeÿtt
des jars ausgeteillet, also was abfellt,
das wachst nimmer, ist aus, es kumpt kein ander jar mehr in der Erden, vnd wie auff Er-
20 den gnug wachst, korn, obs, graß etc. also
auch ist der mensch versorgt mit den metallen,
doch mitt der unterscheid, diser metall ist
der viola, der ist der [trollen]plum[11], der ist der kirschen,   [44v]
der der pirn[12], der des korns, der der trauben,
25 das ist nach der zeÿtt im selbigen jar, welche   [524 Su]
monatt undeinander noch vill tausent jar wer-
hafft sein.

Das dritt Capitell.
30

Dieweil nun die zall, das nur ein jar in mundo
terrae ist, in der also wie obsthet, die austeilung sthet, so wissen das diesses jar auch mus
seinen sommer vnd winter han. Nun ist der som-
35 mer auff der erden ein endpfindliche werm,
derselbe winter also auch endpfindlich, vnd doch
beÿde nit greÿfflich, sondern ein Chaos, hie aber

---

[1] vnd] oder D1
[2] thÿmus] Lücke in W
[3] golt] als alchemistisches Zeichen
[4] gegen dem winter] gegenwirtig W, D1
[5] sein] sommer D1
[6] wehren] Maien W; mayen D1, meien D2
[7] dagesein] gewesen D1
[8] golt vnd silber] als alchemistische Zeichen
[9] silber vnd golt] als alchemistische Zeichen
[10] genomen] gewunnnen W; gewinnen D1
[11] [trollen]plum] vor plum Lücke; kollenblum W; trollenblum D2
[12] pirn] pyren, nuß, trawen D1

in der mvndo terrae seind sie beÿde greiflich,
wesentlich, nit kalt noch warm, kalt vnd warm
seind sie wie die Son, vnd wie der Mon, aber
verschlossen. So merkend die erstlich außlegung
5   des eusseren Sommers vnd winters die also
seind. Es ist im himel ein roder[1] der sternen, die
den Sommer machen, vnder welchen der obriste
die Sonne ist, die doch vor sich selbst keinen
sommer machet, sonder aber mit sampt der
10   anhangenden rott. Also ist auch der winter ein
zusamen gehaufftt sternen (rott), welche ir exaltation auch haben nach den Sommer sternen, vnd
also ist der Sommer ein hauffen stern[2], vnd der
winter auch ein hauffen stern, also auf ein an-
15   der zughen verordnet. Nun aber das mercket,
der Sommer der erden ist ein hauffen erzstuck,
welche in ir natur sommer artt[3] haben, vnd   [45r]
also auch ein ertz, das des winter artt hat,
vnd also ist der Sommer vnd der Winter
20   jm Ertz, vnd nitt in der zeÿtt der[4] tag oder
monatt. Noch sehet wie neben einander sthen
mügen ein[5] schne an einem perg[6], vnd ein zeit-
tiger blüender gartten, also sthen[7], dar neben
einander der Sommer vnd der Winter in
25   der erzeigung[8], so sie geofnet werden vnd
gefürtt in die[9] creation, als dan so erfind
sich der Sommer in Sommer natur[10], gleich
dem eusseren Sommer, vnd der Winter in
seiner natur, gleich dem eusseren winter, also
30   das da die concordanz der natur, eigenschafft vnd qualitet sich zusamen gleicht,
aus welchem vergleichen die philosophi
der Astronomischen phÿsica volget, vnd
iren vrsprung nimpt.   [525 Su]
35

Das viertte Capitell.

Also so nun ein jar in der erden ist, vnd
der Sommer vnd der Winter gescheiden,

---

[1] roder] rotte D2
[2] vnd also ist der sommer ein hauffen stern] fehlt D1
[3] sommer artt] sommer auch D1
[4] der] oder W, D2
[5] neben einander sthen mügen ein] neben andern sternen in D1
[6] perg] burg D1; birg D2
[7] sthen] seind D1
[8] erzeigung] zeitigung D1
[9] vnd gefürrt in die] ungevehr in der D1
[10] sommer natur] in seiner natur W, D1

von einander in iren corporibus[1] verborgen
vnd behalten, welches doch nit verporgen[2]
ist in der eusseren welt, dan vrsach, die sollech
seind[3] geschaffen, das ihr wesen von ihnen
5   gang, die aber das sie[4] jn ihnen bleiben
beschlossen[5], vnd nit radios[6] von inen geben,
kalt oder warm, sondern das dieselbigen
ausgehend krafft der kelti vnd wermi bleiben,
verporgen, aber die ander eigenschafftt herfur-   [45v]
10   brechen, vnd gangen, zu gleicher weÿß wie
der Mon, der gibt eine heimliche art von
ihm, den menschen zukrencken, ohne das, das
er die kelti herschet mit seinen sternen, also
ist da auch nu die winther stern[7] der Erden,
15   der dan alein ist mercur^{ius} Viuus[8], das ist argentum Viuum[9], derselbige ist mit allen eigenschafften der mond, vnd in aller natur[10] der winter, jn dem ligen alle winter stern, winter
art[11], vnd was darzu dient, darauff gebürtt
20   sich zu reden vnd[12] furzuhalten diese natur mercur^{ii}[13]
Viui, auff das ihr erkennen, in was macht[14] er seÿ.
Es mag nit ohn bemelte[15] furhaltung verstanden[16]
werden, vnd wiewoll der namen an dem ortt
nit gepreuchlich[17] vnd nach der natur genomen
25   ist worden, sonderen mercuri^{o}[18] zugeleget, vnd der[19] mercur^{ius}[20]
zu sein wie aurum under der sonnen[21], aber es ist
vnweÿslich, vnd auß[22] vnergrunder philosophi[23]

---

[1] iren corporibus] jr corporalitet D1
[2] vnd behalten, welches doch nit verporgen] oder verborgen D1
[3] seind] sein D1; feind D2
[4] sie] so D1
[5] beschlossen] beschliessen D1
[6] radios] radicis W, roetlichs D1
[7] stern] fehlt W, D1, D2
[8] mercurius viuus] mercur als alchemistisches Zeichen; mercuri viuum D1
[9] das ist argentum viuum] fehlt D1
[10] natur] noturfft D1
[11] winter art] winterertz D1
[12] zu reden vnd] fehlt D1
[13] mercurii] mercurius als alchemistisches Zeichen; argenti D1
[14] macht] krafft vnnd macht W, D1
[15] es mag nit ohn bemelte] welcher mit vorgemelte D1
[16] verstanden] genugsam verstanden W, D1
[17] gepreuchlich] gebürlich W
[18] mercurio] mercur als alchemistisches Zeichen; mercurium D1
[19] vnd der] sun vnnder W
[20] vnd der mercurius] mercur als alchemistisches Zeichen; vnderm mercurium D1
[21] sonnen] als alchemistisches Zeichen
[22] auß] ohn W, D2
[23] vnergrunder philosophi] ungründlich philosophici D1

also geordnet worden, dan mercur[ius1] nach seiner
artt heische billich luna[2], bilich hÿems, bilich nix,
frigus, glacies. Jedoch aber dieweÿl er ist
nit compactirt[3], sonder ein offen metall[4], so
5 sthet sein namen still, vnd doch aber hie an
dem ortt sol er fur lunam[5] verstanden werden,
vnd er den hÿemem, das fill sternen sein, vnd
silber, also saturnisch sein, vnd pleÿen statt
mercurij, welche die[6] ordnung die Astra beweren,
10 vnd die natur[7] der dingen wie die erfarenheit   [46r]
gibtt irer eigenschafften, wesen vnd qua-
litet, ohn welche nichts zu handlen ist, noch zu
reden erlaubtt.   [526 Su]

15   Das fünfft Capitell.

Dieweill ich nun euch zu wissen[8] angezeigtt
haben vom mercuri[o9], was er seÿ, nemlich ein planett
der Erden, vnd[10] luna[11], wie dan auch Astronomia
20 der erden beweiset, so wisset das nun der
mensch dem selbigen planeten underworffen
ist, als ir wissen, was gewallt Luna im
menschen hatt, vnd wozu der Winter, das ist
die wintersternen, so den winter machen,
25 den menschen bringen in ihr exaltation,
also ist auch von den vnderen planetenn
zuuersthen der erden, das sie[12] in ihren
Climatibus[13] dergleichen[14] imprimieren vnd
krafft ihr jnfluentz erzeigen, aber vber
30 vns menschen nitt, dan sie seind compactt,
coaguliertt, congelirtt, indurirett[15]. Drumb
mügen die impressiones[16], so in ihnen sein,
nitt ausgon, also bleibt der mensch sicher vor

---

[1] mercurius] mercur als alchemistisches Zeichen; mercurium D1
[2] luna] als alchemistisches Zeichen
[3] compactirt] compositirt D1
[4] metall] metal vnnd auch prima materia aller metallen W, D1
[5] lunam] als alchemistisches Zeichen
[6] die] fehlt W, D1, D2
[7] natur] tinctur D1
[8] ich nun euch zu wissen] irr nun ein wissen W, D2; wir nu D1
[9] mercurio] mercur als alchemistisches Zeichen
[10] vnd] vnder W
[11] luna] als alchemistisch-astrologisches Zeichen
[12] sie] sie dergleichen W, D1, D2
[13] climatibus] climation D1
[14] dergleichen] dermassen W, D1, D2
[15] compactt, coaguliertt, congelirtt, indurirett] conpact, concipirrt, conguliert, indimiert W; compartes, corrigirt, congulirt, indurirt D1
[16] impressiones] impression W, D2; impressierung D1

ihrer jmpression, dan Mercurius[1], so Luna
heischt, ist offen, ist nit compact, nit indu-
rirtt[2], drumb ghen die lunarische[3] jmpression
aus ihm, wie aus der Luna, allein die
5   wesentliche kelti nitt. Nun dieweill das Argentum Viuum[4] der moßen[5] ist vorbehalten
in allem gestirn[6], auch auff der Erden sein[7]
jmpression zu haben gegen den menschen, so wisst[8]   [46v]
darauff, das ihr den ersten verstant auß
10   der obern luna[9] nemend, was ir artt vnd eigenschafft seÿ vnd was sie ist, also ist auch der
Mercurius Viuus, das ist luna[10] terrae, vnd aber mit der
unterschied, den mon im[11] himel tragen wir
mit einer aufgelechten wage[12] vnd deschtipten[13]
15   mensur, nit mehr, nit weniger, sondern sein
lauff, dergleichen ist jn seiner eigenschafft
die jrdische Luna aber, die mag wol gar
nicht do sein, mag woll vill da sein[14], nach
dem und da ist, nach dem ist auch seiner Im-
20   pression zu wartten, das ist nun die vrsach
zu schreÿben von denen, die von der jrdischen
Mon gelert[15] werden, jn dem das sie freÿ[16]
beÿ ihm wonen, vnd wandlen, handlen vnd
greiffen, die vergleichen zusamen, das mit
25   dem obern Mon nit sein mag, gibt vrsach
der Lunarischen kranckheitt[17], auch dieselbige   [527 Su]
zuerzelen, so mir[18] vnd die erfarenheit gibt vnd geben
hat, dan so müglich wer dem menschen, das
er ein Mon möcht bawen, vnd dermossen in[19]
30   tasten vnd greiffen, wie den jrdischen Mon,

---

[1] dan mercurius] das ar[gentum] vi[vum] W; das mercurium D1
[2] indurirrt] indimiert W
[3] lunarische] luna als alchemistisch-astrologisches Zeichen
[4] das argentum viuum] ar. vi. W; der mercuri D1
[5] der moßen] der mensch D1
[6] in allem gestirn] in allen gestirnen D1
[7] am unteren Rand eine Zeile mit den astrologischen Zeichen für die 7 "planetae" Saturn, Jupiter, Mars, Sonne, Venus, Merkur, Mond,
[8] so wisst] fehlt D1
[9] luna] als alchemistisches Zeichen
[10] luna] als alchemistisch-astrologisches Zeichen
[11] im] am D1
[12] mit einer aufgelechten wage] mit ainem aufgelaiten weg W
[13] deschtipten] bestimpter W, D1; destimpten D2
[14] sein] sein, mag wol wenig oder vberflüssig do sein W, D1, D2
[15] gelert] geletzt W, D1, D2
[16] freÿ] fehlt W, D1, D2
[17] lunarischen kranckheitt] lunarischen kranckheiten W, D1
[18] mir] weit W, D1
[19] vnd dermossen in] fehlt D1

so wurden gleichmossige kranckheit[1] da gefunden
im oberen Mon[2] vnd in mercuri[o3].

Der dritt Tractat
5   Das I. Capitel.

Zu vollenden das furnemen, ist nott zu wissen
die widerwertikeit des Argenti Viui[4] vnd   [47r]
der menschen[5], der[6] kan weder Mon noch
10   Argento Viuo[7] schaden thun noch verderben,
sie bleiben alle moll in ihren wesen, onge-
letzt[8] vom menschen, vnd aber der mensch
ist ein vrsach, das der mensch aus dem
limbo gemacht ist, derselbige limbus[9] hat
15   ihn ihm alle element gehabt vnd wesen[10].
So nun der limbus[11] also ist, vnd der
mensch aus im, so ist er sein Vatter, aus
dem volgett, das der Son den Vatter för-
chten mus, vnd das der Vatter vber den Son
20   zugepietten hatt. Also aus dem volgtt nun,
das wir erdrinken[12], das wir vom gestirn[13],
von Elementen etc. mussen vergifft werdenn,
vnd in ihr natur vnd wesen fallen. Dan als
wenig ein kind sagen kan, Mein blut ist
25   nit von meinem Vatter vnd Mutter, also
wenig mügen wir auch sagen, das wir mügen
leben ohn diese Element, vnd wie ein kind
von Vatter vnd Mutter geporen wird, vnd
die gepurtt, wie er[14] ihm worden ist, bis in
30   den doth behellt, vnd dasselbig ist also, so
mussen wir hie vns auch des Vatters limbi
zu sein erkennen, der dan fur vnd fur vns[15]
regiertt, wie jn eim kind, das in Mutterleib
ligt. Dan wir menschen all, wiewoll wir wach-
35   sen sein, so ligen wir doch alle in der Mutter

---

[1] kranckheit] kranckheiten D1
[2] mon] als alchemistisch-astrologisches Zeichen
[3] in mercurio] mercur als alchemistisches Zeichen; im Quecksilber W, D1; in mercurio D2
[4] argenti viui] mercuri D1
[5] menschen] menschen, warum die ding einander widerstreben W, D1
[6] der] vnnd aber der mensch der W; vnd aber der mensch D1
[7] argento viuo] mer. viuum W; mercurium D1
[8] ongeletzt] unverletzt D1
[9] limbus] limbo D1
[10] wesen] jr wesen D1
[11] limbus] limbo D1
[12] erdrinken] gedencken D1
[13] vom gestirn] wir menschen D1
[14] wie er] was W, D1
[15] vns] inn vnnß W; in uns D1, D2

noch, vnd die Matrix hat vns noch alle
vmbfangen, vnd was in der matrix ligt, das   [47v]
mus geleben desselbigen[1], das die matrix ist
vnd gepurtt[2], also sein alle Element vnd
5   generation[3] zu geringer weis[4] vmb vns, vnd   [528 Su]
wir ghen vnd wandlen mitten in den selbigen[5].
Drumb als ein hunlin[6] in der schalen, also
linde[7] vnd weich seind wir auch, das alle stern[8]
in vns ghen, vnd zu wesentlichem effect ko-
10 men, welche stern[9] der planeten ist vnd des
limbj, der do ihn ist[10], so ist himel vnd Erden
die matrix[11], vnd beÿde ein ding, vnd der
mensch das minst, vnd doch das alles.

15   Das ander Capitell.

Darbeÿ auch ist zu wissen, das zweÿ widerwertige Element nit mügen ohn verletzung
gegen einander sthen, als der Sommer
20 muß dem Winter weichen, vnd der winter
dem Sommer. Nun hat die natur die
ding in ihr beschaffen, das widerwertig in
ihr nitt feelt, das ist, widerwertige ding komen nit zusamen im lauff der natur, allein
25 gleich in gleichen, das ist die grüne schad einem
kalten kraut nicht, noch einem warme, noch[12]
die geele[13], roetti etc. das Element an[14] deren[15]
dingen ansehn, bleibtt ohn ein widerwertigs
in seinem corpus[16], vnd aber wiewol gesagt
30 wird, der donner, stral, schawr[17] etc. kommen
aus widerwertigen dingen, das dan nit
ist. Dan sein blast[18], sein strall, sein feuer

---

[1] geleben desselbigen] zu leben desselbigen W; geleben demselben D1; geleben desselben D2
[2] gepurtt] gibt W, D1; gebiert D2
[3] generation] genomen W, genuum D1
[4] geringer weis] ringsweiß W, D1, D2
[5] mitten in den selbigen] mitten vnnder oder inn denselbigen darinnen D1; mitten inn derselbigen W, D2
[6] hunlin] hänlein D1
[7] linde] lugk W, luck D1, D2
[8] das alle stern] das alle stim W; das alle stimb D1; dan alle strim D2
[9] stern] stim W; stimb D1; strim D2
[10] des limbj, der do ihn ist] des limbi do der som ist W; und das luck der saum ist D1; deß limbi, der da sahm ist D2
[11] matrix] matrix vnd ay, seind D1
[12] noch] fehlt D1
[13] geele] gilbe D1
[14] an] onn W, D2
[15] an deren] anderer D1
[16] corpus] wesen D1
[17] schawr] schut W; schnee D1
[18] blast] klopff W; schlag D1; klapf D2

kumpt aus krafft seines Elements, vnd
aus seiner eigenen natur, nicht aus den
widerwertigen. Dan sehet an, ein pulver
der puchsen ist[1] sulphur[2], ist auch salpeter,
5 wie sein beide eins Elements, noch ist ein widerwertigs da, dasselbige widerwertige
ist in der natur ein eigenschafft, vnd ein[3]
widerwertigs geacht, das nit in dem Element ist, sonder in der liquitet, dan der
10 liquor sulphuris, vnd der liquor salis petre[4]
die mugen nit beÿ einander sthen, allein
des liquors[5] halben, vnd nit des Elements.
Also ist auch mit der geperung des Donners
gleich als ein man vnd ein fraw, die haben
15 beÿde ein warme complex[6], seind einer
natur, eigenschafft, vnd qualitet, so vil
bluth, fleisch vnd gepein[7] antrifft. Nun
aber das sie nit mügen zusamen halten[8], fli-
hend einander, ist nit der natur schuld, vnd

20 des Elements, sondern ein natur der liqui-
tett[9] gleich, die in der forme vnd application
abghet, diese application ist das contrarium,
das furgenomen soll werden, also werden
aus solcher application widerwertige[10] pla-
25 neten, vngestvemig[?][11] vnd dergleichen, das
laß ich den anderen buchern befolen sein.

Das dritte Capitell.

30 Nun aber das zweÿ widerwertige ding nit
mügen vnzerrütt[12] bleiben in seinem Element, das merken also. Der mensch ist

warmer natur, ein iglicher, vnd ein iglicher
mensch ist wie der ander, in der caliditet[13],
35 man vnd frawen, das man aber sagt,
der ist kalt, der ist also etc., ist feel, vner-
grund, dergleichen so bleibt die fraw in

---

[1] ist] fehlt D1
[2] sulphur] schwefel W, D1, D2
[3] ein] für ein W, D1, D2
[4] salis petre] salis perir. W
[5] des liquors] der liquor W; der liquiditet D1; der liquorum D2
[6] complex] complexion D1
[7] gepein] bayn D1
[8] halten] heben W
[9] liquitett] qualitet D1
[10] widerwertige] fehlt D1
[11] vngestvemig] vnngunstig W; ungünstig D1; ungestümmig D2
[12] vnzerrütt] unzertrent W; ohn zerrüttung D1
[13] caliditet] qualitet D1

des mannes wermi auch, vnd wirt nit kelter
gefvnden etc. nun folget auff das, dieweil
nun der mensch der natur ist, warm vnd der
irdische¹ mon kalt, so sein die zweÿ wider
5 einander. Nun aber was ligt dem mensch
an des mercurii² kelti? gar nichts, dan sie werden
nit zusamen in ein stuck³ gepracht noch gezwungen. Darumb mügen sie einander
nit prechen. Das ist aber hie der schade, so
10 fürzunemen ist, das do ein tinctur geschicht;
nit das das element selbst do seÿ, sunder
durch die tinctur im menschen wircke. Als
so einer ein gifft in⁴ wasser wirfft, ihm
seind die nit widerwertig, dan das wasser
15 ist nit wider das gifft, das im wasser ist
nichts wider das, oder das, sondern sein
wermi. Drauff so wissen, das der mercurius⁵ ein gift
ihn ihm hat. Dasselbige tingirt er im menschen,
vnd dieselbige tinctur so er vnter⁶ anderen pla-
20 neten vnsichtig haben, welche der ferber sichtig
hatt, ist die so die natur⁷ kranck macht.
Darumb ist es nicht, das ein Element das ander
bricht in seinem Element, sondern sie bleiben
beÿde in ihrem Element, der mensch warm,   [49r]
25 die tinctur kalt. Vnd dieweill die eusser-
liche⁸ tinctur kelti im menschen ligt, vnd ist,   [530 Su]
dieweill ist die kranckheit, vnd die geson-
dheit, vnd die kranckheit mögen woll beÿ einander sthen, vnd komen auch nit von ein-
30 ander, sondern komen⁹ beÿde in einem
gantz vnd volkommen, darumb so die kranckheit
hinweg kumpt, so ist die gesondheit allein da, wer sie nit blieben beÿ der kranckheit,
so möchte der krancke nit gesond werden.
35 Darumb mögen sie woll bei einander sthen, vnd
aber herschet¹⁰ das wirckett¹¹.

Das viertt Capitell.

---

¹ irdische] fehlt D1
² mercurii] als alchemitisches Zeichen; quecksilbers W; mons D1
³ stuck] stall W
⁴ in] in ein W, D1
⁵ mercurius] als alchemistisches Zeichen; mercurius viuus W; mercuri viuum D1
⁶ vnter] wider W
⁷ natur] tinctur D2
⁸ die eusserliche] der eusserlichen D1
⁹ komen] bleiben W, D1, D2
¹⁰ vnd aber herschet] was aber herscht W, D2; hierinn herscht D1
¹¹ wirckett] merckt W, mercket also D1

Dieweÿll nun der Mercur[ius] Viuus[1] der winter ist,
so thut er auch als der winter. Der win-
ter treibt dem menschen die werm nit aus
dem leibe, sunder er stumpffet sie, das
5 sie nit leÿden will, vnd ob einer erfreuet[2],
ist nit[3] die vrsach, das die wermi von ihm
getrieben[4] seÿ, dan er hat sie noch im centro
ligen, wan sie fleucht zusamen in ein
compaction[5], das aber dött, ist das die wer-
10 mi zu fast das hertz anzundet[6], vnd[7] lest der
keltin drin eingang, so erstickt[8] das hertz,
dan warm vnd kalt im geporen element[9]
vermischen sich nitt[10] in eins, also so man
wein vnd wasser misset[11], sonder wie öll
15 vnd wasser geschiden sthen[12], dermossen auch   [49v]
die kelti, do ist also in Luna terrena, sie
hat ire kelti nitt empfindlich, aber ihre zeichen
endpfindlich. Darumb macht der mercurius
Vivus zitteren, zehnklappen[13] vnd dergleichen,
20 so er nit der irdische hÿems wehr, so möcht
er das nit thun, dan ein iglichs zittern ist ein
influentz auß gleichmessiger impression
der himlischen[14] sternen, vnd wiewoll warm
vnd warm auch zittern macht, auch kalts
25 vnd kalts, dasselbig aber ist bergisch[15] vnd
Erdisch gered, darumb so bleiben dieselbigen
vrsach an seinem ortt, hie ist allein zu beschreiben mein furnemen die Mineralischen
kranckheitten, der erden, aus ihrem sÿdus[16]
30 geporen, so reicht es nitt[17] weitter als allein
dohin, den mercuriu[m18] zu beschreiben, wie dan besche-

---

[1] mercurius vivus] mercur als alchemistisches Zeichen; mercuri viuum D1
[2] erfreuet] erfruhr D1
[3] nit] nur D1
[4] getrieben] gewinthert W; gewichen D1
[5] compaction] composition D1
[6] anzundet] angezindt D1
[7] vnd] vnd aus demselbigen das die wermi weicht (macht D1) W, D1, D2
[8] erstickt] erschrickt W, D1
[9] im geporen element] in gebornen elementen D1
[10] nitt] mit
[11] misset] mischt W, D1, D2
[12] sthen] seind W, D1
[13] zehnklappen] zenn klaffen W; zahn klaffen D1; zenklapfen D2
[14] himlischen] hiemalischen W, D2
[15] bergisch] nit bergisch W, D2
[16] sÿdus] sedis W
[17] nitt] nun D1
[18] mercurius] als alchemistisches Zeichen

hen, dan er ist die irdische luna[1], der Erdische   [531 Su]
wintter, vnd also hatt er zweÿ impression
ihm menschen, ein als ein mon, dieweÿl
vnd der mensch sich im vnderworfflich macht,
5 zum anderen als ein winter, dieselbige stern vnd
natur dergleichen, wie dasselbig alles zuerkennen notturfftig wehre, ist hie zu beschreiben
nit nott, sonder von wegen der kranckheiten
anzuzeigen ihren vrsprung ist genugsam fur-
10 gehalten. Darumb weitter[2] mehr das furnemen
ist, die selbige zu heÿllen.

Der viertt Tractat.   [50r]
Das erst Capitell.

15
Dieweill nun der heillung vnderricht geburlich
ist furzuhalten, so wissen, das der
winter so im Mercurio ligt, einerleÿ kranckheit
macht, dieselbige ist das zitteren ohne em-
20 pfindliche[3] frost, wie gemeld ist. Solches
sollen ir in dem weg versthen. Ein iglicher
frost ist ein kranckheit zum dott, gleich als das
eusseren[4] treibt die hitze alle hinein, vnd
verprent[5] das hertze, vnd wo sie weicht[6], das-
25 selbige glid erfrierett. Nun mag sie vom
centro nit weichen, vnd mag auch nit weitter
fliehen, darumb so verleurtt[7] es dasselbige,
also geschicht auch den tremoristen[8] auß
dem mercuri[o9], das sie inwendig verbrennen lung ,
30 lebern, den magen, das hirn etc, welche alle aus
dem khomen, wo sie zittern, do ist die
hitz hinder sich gewichen. Nun auß dem
hindersich weichen[10] an dem selbigen centrum
wird mit[11] der gradus zu hoch, vnd aus viele
35 der hitze vnd zufallens[12] vberladet sich die
temperatur, itzt wird ein feuer da dasselbig verzeret, vnd wirckt, wie seines elements

---

[1] luna] als alchemistisches Zeichen
[2] weitter] nicht D1
[3] ohne empfindliche] unempfindlich D1
[4] eüsseren] erfrieren W, D1, D2
[5] verprent] uberberwindt D1
[6] weicht] weiter D1
[7] verleurtt] verbrent W, D1
[8] tremoristen] jhr homorisch D1; tremorischen D2
[9] mercurius] mercur als alchemistisches Zeichen; quecksilber W; mercuri viuum D1
[10] nun auß dem hindersich weichen] fehlt D1
[11] wird mit] wirdt nuhn W; wiederumb D1; widmet D2
[12] zufallens] zusatz D1

art vnd natur ist, da entspringen itzt lungen feuli, darzu leber feuli, hirn feuli, Ni-
ren feuli, Ingeweide feuli vnd dergleichen
vnd solche kranckheitten so vil, das sie
5   nit alle woll zu erzelen sein, dan also verprint   [50v]
auch das mark in beinen, das geeder, die
gepein, das geplutt, das fleisch in der hautt,   [532 Su]
die cartilagines[1] vnd was im menschen ist, dar-
beÿ fallen auch hie andere kranckheiten zu, die dan son-
10 derlich solcher glid artt vnd eigenschafft sein,
als die kranckheit so der lungen gebüren, Enge am athem, keichen, husten, geschwer, fewlung, schwindsucht etc. Daruber[2] Mania, Darmsucht[3], hauptwehe, flus[4], zehn weh, paralÿsis[5],
15 Apoplexia[6], lithargia, vnd dergleichen, was
do begriffen wird, vnd also mit den anderen allen[7], wie dan hie ohn alle nott zuerzelen,
beÿ allen artzten aber offenbar[8], was kranckheitten der gleichen auß diser infrigidation[9]
20 wachsen mügen, vnd entspringenn.

Das ander Capitell.

Nun aber so gnug gesagt von den kranck-
25 heitten, so der mercur[ius10] gibt aus seiner kelti denen,
so sich da underworfflich machen, vnd ihn eusserlich annemen, wie ein impression, das ist
wie ein geschmack von einer rosen. Nun
aber von den kranckheitten, so er als ein Luna[11]
30 von ihn[12] gibt. Von demselbigen wissen, das
in der luna[13] new, quart, vnd voll ist, vnd
sein abnemen, wie sein zunemen. Nun ist
dasselbige also. Ein wachsen hatt er von
der gepurt Adae, bis auff das halbe geschlecht[14]
35 der menschen, das ist der wellt, vnd so die   [51r]
halbe wellt do ist, so ist die volle mon,

---

[1] cartilagines] cachelaginis W; cortilagines D1
[2] daruber] daruber dem hirnn W, D1, D2
[3] darmsucht] doubsucht W; taubsucht D1, D2
[4] flus] flüssig W, D1
[5] paralÿsis] parelis D1
[6] apoplexia] appoplexis W; appoplexi D1
[7] allen] allein D1
[8] offenbar] genugsam offenbar W, D1, D2
[9] diser infrigidation] disem inficiren D1
[10] mercurius] mercur als alchemistisches Zeichen; mercurium D1
[11] luna] als alchemistisches Zeichen
[12] ihn] sich D1
[13] luna] als alchemistisches Zeichen
[14] geschlecht] gesicht D2

darnach ist sein abnemen das ander theill,
vnd der disen Mon nit erkent, der red vn-
billich vom allter der wellt, oder von dem
jungsten tag. Nun aber wie sein vollmon
5 seÿ, quart, vnd dergleichen, nemen ein wissen,
   auß dem ihr wissend, wie der Newmon in
seiner artt ist genaturtt gegen den mensch,
nach vnderweÿsung des oberen himels,
wissen auch wie er ist[1] im zunemen bis auff
10 sein quart[2], bis auff sein ablassen[3], wie
ir nun das wissen, aus der Astronomische
erfarenheit, also ob Jr schon die Ephimeri-   [533 Su]
des[4] nitt hetten, vnd aber allein die Luna-
rischen kranckheit, so würden ir wissen, wie
15 der Mond stunde aus den zeichen, die
euch beÿ den krancken kundpar werden[5].
Dan die Lunarischen krancken[6] seind des
mons gewisse Ephimerides[7]. So nun on[8] des
Mons lauff wissen auß den krancken
20 des mons lauff gefunden wird, als
woll als im[9] Calender, so mercken auf
das wie ir die mercurialische kranckheit[10]
finden in den bergleutten mit den zeichen des
aufgangs vnd mit den zeichen[11] des
25 abgangs[12], also erkennen den mercuri^um[13] sein im
aufgang oder abgang[14], verhenckte auch
Gott das end meiner Archidoxen[15], ihr mußte   [51v]
die natur anderst erfaren[16] im grund vnd
mit grund, da thund die augen auff, wol-
30 lett ihr recht wandlen.

Das dritt Capitell.

---

[1] ist] sich D1
[2] quart] letst quart, bey der letsten quart W; quart, von der quart bis auf sein vol, von dem vol bis auf die letste quart, von der letsten quart D1, D2
[3] ablassen] ableschen W, D1
[4] ephimerides] ephomerides W; ophemori D1; ephemerides D2
[5] werden] werendt W; weren D2
[6] lunarischen krancken] lunarische kranckheiten W, D1
[7] ephimerides] ophemerides D1
[8] nun on] wie nuhn W
[9] im] ein D1
[10] mercurialische kranckheit] mercurialischen kranckheiten D1
[11] des aufgangs vnd mit den zeichen] fehlt D1
[12] des abgangs] das abgangen D1
[13] mercurium] mercur als alchemistisches Zeichen
[14] also erkennen den mercurium sein im aufgang oder abgang] fehlt W
[15] archidoxen] archidoxos W, archidoxis D1; archidoxes D2
[16] erfaren] erfahren sein D1

So nun der Mon mercurij[1], durch monische[2]
impression kranckheit[3] macht, so wissen
derselbigen ettliche anzeigung in der gestalt.
Man sagt, das hirn seÿ des mons glid
5   im menschen, das ist, das hirn seÿ[4] die
luna mircrocosmi, vnd regire ihn ihm. So
wissen, das ir in dem grund nit so irren[5]
sollen, dan der mon imprimirt[6] ihn alle
glieder nitt in eins, sonder in alle, so ist auch
10   das hirn dermossen wie ein ander glid ihm
menschen. Das aber das hirn bei gemeinem
Man mehr[7] furgenomen wirtt, macht allein
die Monsucht, also so das hirn leidett, so
wirds an der vernunfft gespürett vnd ge-
15   merckett[8], dieselbige steigt auff vnd ab nach
dem Mon, dieweill es so mercklich verstanden wird vnd verstendlich[9] dem gemeinen
Man[10], drumb werden sie zusamen geheischen
gleich zu sein, wie aber mitt der vernunfft
20   zu wissen ist, also ist auch zuwissen, das in allen
gliedern solche zeichen sein vnd nit allein im
Mon[11]. Nun sein Lunarischen kranckheitten,   [52r]
Daubsucht, Vnsinnig, katzenpieß[12], Mania,
der dantz[13], der fallend vnd dergleichen
25   anders mehr aus den Chronicis[14], aus den
Acutis[15] die gemellte kranckheiten alle so sie zum
tod sein, vnd mit döttlichen kranckheitten   [534 Su]
zufallen, vnd betreffen das hirn, betreffen
die Region des haupts[16], sein paralysis[17], gutta,
30   Arthetica, podagra, vnd ihre species, mit
sampt dem geschoß[18] gesucht vnd ihre species,
betreffend die leberen, kaltwee, geelsucht

---

[1] mercurii] argenti vivi D1
[2] monische] mennische W; menschen D1
[3] impression kranckheit] impressionische kranckheiten D1
[4] seÿ] so W, D1
[5] irren] suchen W, D1, D2
[6] imprimirt] impressiert D1
[7] bei gemeinem Man mehr] bayn gron einen mon mehr D1
[8] vnd gemerckett] fehlt D1
[9] vnd verstendlich] fehlt D1
[10] man] mann am maysten D1
[11] mon] hirn D1, D2
[12] katzenpieß] katzenbiß W, D1, D2
[13] mania, der dantz] mönigdotdanntz W; moenig, der tantz D1, D2
[14] chronicis] cronice W, cronicken D1
[15] aus den acutis] aus den werden W; als dann weiter D1
[16] haupts] huosten D1
[17] paralysis] paralis W; paralisch D1
[18] geschoß] geschossige W; fehlt D1

vnd dergleichen, vnd also auch der Nieren
Diabeteg[1] vnd ihre species, mit sampt anderen
gliedern. Nun darumb sie angezeigtt da-
sthee[2], ist allein darumb bescheen, das ir wis-
5   sen, was kranckheit der mon regirtt[3], dieselbige herschet auch der Mercurius, nach
dem vnd sein exaltation ist, es seind
wassersucht, schwindsucht, pira[4], quartana etc.
die ding zu versthen, ghet der grund auß
10   der eussersten Astronomia, die hie zu beschreiben nitt nott ist, ist beÿ den bemelten[5] genug
furgehalten, das der Mon der Erden hie sol
betracht[6] werden, vnd nit des himels, in
angreiffen[7] der heilung, vnd zuerkennen
15   die kranckheitten.

Das viertt Capitell.

Wie nun gesagt ist von den eusserlichen
20   kranckheitten, so der Mercurius mag zu-
fugen durch imprimiren seines dunst vnd   [52v]
verborgene radÿs[8], so wissen auch, das er der-
gleichen solches auch handlett in den so ihn ein-
nemen, als durch artznei, darumb billich wer das
25   die selbige Mercurialischen[9] artzte so sich gumpflen[?][10] mercurialische artzneÿ zu administriren
durch solchen[11] rauch, praecipitat, corrosif wasser[12]
vnd dergleichen, das sie sich des grvndes mercur[ii13] baß
erfüren[14] vnd furhielten, dan der mercurius[15] ist ein mal
30   ein ewige Luna, in der kein tod ist bis an
Jungsten tag, sie komen in den menschen oder
bleib herfur, vnd darbeÿ ein bleibender, besten-
diger, fixer winther, der schne, keine Sonne

---

[1] diabeteg] dierbethus W; die ebetus D1; diabetes D2

[2] dasthee] sind D1

[3] kranckheit der mon regirtt] kranckheiten der mohn inne hat D1

[4] pira] ethica W, D1, D2

[5] bemelten] bewerten W, D1, D2

[6] betracht] gedacht D1

[7] angreiffen] angreifung W

[8] radÿs] radices W; rochis D1

[9] mercurialischen] mercuri D1

[10] gumpflen[?] pflegen D1; gepflegen D2; Mercurialischen artzte so sich gum-
pflen] fehlt W

[11] solchen] salben W, D1, D2

[12] corrosif wasser] siropelwasser D1

[13] mercurii] mercur als alchemistisches Zeichen; fehlt D1

[14] erfüren] erfahren machten D1

[15] mercurius] mercurius als alchemistisches Zeichen; mercuri D1

zerschmeltzen, noch kein eiß aufentlösen[1]
kann. Dieweÿl nun solches da zu erkennen
ist, wehr billich den selben mitt mehren verstand anzugreiffen, dieweÿl vnd auch augen-
5   scheinlich ist, das ihn der mensch nit verdawen
mag, das er ihn nit[2] verzeren mag, dan alle
metall werden verdawett, der[3] aber nitt,   [535 Su]
dan wider[4] dem menschen noch dem straussen
ist es muglich zu verdawen. Wie aber dem
10 allen seÿ, der mercur[ius5] bleibt lebendig vnd stirbet
nit, vnd lest ihn ihm leib[6], so hatt derselbige
luna[7] ihn ihm, vnd darbeÿ sein eigenschafft,
nun schlecht das darzu, das der eusser[8] Mon
sich[9] zu seines gleichen verfugtt , vnd neben
15 ihm sein dominium[10] auch desto frölicher   [53r]
furtt, vnd also vrsacht dieses hie doppell
kranckheitten[11], das ist auch müglich dem mercuri[o12],
das ist die ihrrung der herte schweren kranckheitten, so auff diese application geporen
20 wird, so diese lu[na] mercur[ii13] nitt gemeistertt wirt,
so seind im selbigen menschen alle kranck-
heitten vnheilbar, dieser mond werde dan vber-
pocht vnd hilfftt nichts fur[14], dan der rechte
grund der phÿsica die ding zuerkennen
25 vnd zuthun[15].

Deficiunt tractatus aliquot ***
faxit Deus opt. Max. ut aliquando
hisce coniungantur. Cui laus honor etc

30
Caput VI[16].   [536 Su]
Also ist gnug gesagt von den praeseruatiuis vnd con-

---

[1] aufentlösen] vfendlent W, auff entschleust D1; aufentlenen D2

[2] mag, das er ihn nit] noch D1

[3] der] mercurius D1

[4] wider] weder W, D1, D2

[5] mercurius] mercur als alchemistisches Zeichen

[6] lest ihn ihm leib] legst ihn in leib W, D1, D2

[7] derselbige luna] der mensch luna D1

[8] eusser] erst W, D1

[9] mon sich] mensch W

[10] dominium] terminum D1

[11] kranckheitten] krankheitten dan was dem mon muglich ist zuhandlen, zu regiren in allen krankheiten W, D1, D2

[12] mercurio] mercur als alchemistisches Zeichen; mercurium viuum W; mercuri viuum D1; mercurio D2

[13] luna mercurii] luna und mercur als alchemistische Zeichen

[14] hilfftt nichts für] helff mit fewr W, D1

[15] W und D2 enthalten die fragmentarischen Zeilen: [...] erkant mugen werden, alsdan ein exempel von den bergkrankheiten vnd von den dingen, so auf inen wachsen, das ist auf den bergen, do solch kranheit seind.

[16] Caput VI] Der sechst Tractat. Das erst capitel D1; Das sechst capitel D2

seruatiuis[1], dan was conseruirtt, das praeseruirt
vnd was praeseruirtt das conseruirtt[2] auch.
Weitter furhin von der heÿlung zureden, wie
die außteilung ihm letzten Capitell des VI.
5 tractats im dritten buch inhald, lautt also,[3]
den Mercurium[4] Viuum aus dem leib zu bringen,
vor dem vnd artznei der heÿlung angang,
so das selbige bescheen soll, so muß der
mercur^ius[5] lebendig sein, vnd dieweill er nit leben-
10 dig wirtt, oder ist, dieweill mag er vom
leibe nit gebracht werden. Darumb ist das
gröste in lebendig zumachen. Darnach wie
er aus dem leibe getribet wirtt, vnd merckett   [53v]
den proceß in der gestallt. Ich setze du hettest
15 ein krancken, der in ihm ein summe mercur^ii[6]
truge, vnd wer lebendig, so gibt er die zeichen,
die zehn seind vast schwartz, die glieder lam,
vnd ein vmbtribende sucht, beweglich von einer
statt zu der anderen, in den gleichen vnd articu-
20 lis zum ersten. Das sind zeichen eines leben-
digen mercur^ii[7], vnd gemeinlich darbei einen fixum
locum, als ob ein hart apostem^a da verporgen
lege. So aber der Mercurius nit lebendig ist,
so gibt er ein kranckheit[8] nach dem Mon auf
25 der herti der pein, vnd einen tingirten urinam,
darbeÿ auch ein stinckenden athem, also werden
beÿde mercur^ii[9] erkend vnd verstanden.

Das Siebent[10] Capitell.

30
Weitter itzt gepürtt sich vom ausgang mercur^ii[11] zu reden
nachfolgend den so nit lebendig ist, lebendich
vnd geschickt zum ausgang zu machen. So
merckend den ausgang in den weg, das sich   [537 Su]
35 ein iglicher Mercurius[12] setztt in die höli der
gleich also, welcher vnder sich dringett durch

---

[1] vnd conseruatiuis] fehlt D1

[2] was praeseruirtt das conseruirtt] was conseruiert, das preseruiert W

[3] wie die außteilung [...] lautt also] fehlt D1

[4] mercurium] als alchemistisches Zeichen

[5] mercurius] mercur als alchemistisches Zeichen; mercuri D1

[6] mercurii] mercur als alchemistisches Zeichen; Quecksilber W; mercuri viuum D1; mercurii D2

[7] mercurii] mercur als alchemistisches Zeichen; queckilbers W

[8] kranckheit] zaichen D1

[9] mercurii] mercur als alchemistisches Zeichen

[10] siebent] ander D1

[11] mercurii] mercur als alchemistisches Zeichen

[12] mercurius] mercuri D1

spinam dorsi, vnd durch die regiones sciarum[1],
derselbige feld in die knie, oder in die knoden
gleich durch dieselben ligamenten, zu gleicher
weÿß wie ein Mercurius Viuus, der in ein gra-
5 ben[2] gelegt wird, vndersich dringet, bis er
ihm ein catarracten findet, darin er bleÿbt,   [54r]
also sein die knie catarracten, auch die
knoden, gleich, auch die sciae, spina
dorsi in seinen gleichen, vnd ettwan colligirt
10 er sich zusamen in den ligamenten, etwan
zu underst in den holen[3], so weitt er fallen mag,
also auch setzt er sich in die armen, in die
cauitatem[4] der achseln, der Elenpogen, vnd
hinfur zu den rastetenn[5], ettwan auch im ge-
15 nick, etwan auch in der huli[6] der augenwincklen, heraus feltt[7], ettwan durch die naßlocher,
etwan durch den rachen hinab in den magen
vnd durch den stull auß. Solches alles ist zuerkennen, wo die ding ligen, durch anzeig-
20 gung vnd gutte erfarenheit.

                        Das achtt[8] Capitell.

So nun ein catarracten findest, an welchem
25 ortt du den mercuriu[m] da zu finden[9] merckest, wiewoll
er bis hieher zu sein nit vermeint ist worden,
so thu eins vnd schlag an den boden desselben catarractem dises corrosif auf, so breit
der gantze boden ist, vnd achte nitt das da gleiche
30 seind, nim dir auch kein sorge, oder schreken[10]
dorumb, vnd mach das corrosiuum dick
vnd starck genug, welches corrosiui[11] descriptio
also lauttett, Rec. realgaris albi unciam j[12], ro-   Corrosiuum
sen öll q[uantum] s[atis] aufzustreichen[13] wie obsthet,
35 Alcali von kalch vnd weidaschen unciam j[14].
Dieses corrosiuisch art ist, das es mechtig hitziget,   [54v]

---

[1] sciarum] stierum D1
[2] graben] wassergraben D1
[3] holen] solen W, D1, D2
[4] cauitatem] cataracten W, D1, D2
[5] rastetenn] rhorstetten D1
[6] huli] hüle D1
[7] augenwincklen heraus feltt] der augen das jn den augenwincklen heraus falt W, D1
[8] achtt] drit D1
[9] finden] samblen W, D1, D2
[10] schreken] scheuhen W, D1, D2
[11] corrosiui] fehlt D1
[12] unciam j] ij lot W, D1, D2
[13] rosen öll q. s. aufzustreichen] rosennoll souil genug ist aufzustreichen W, D1, D2
[14] unciam j] 1 loth W, D2

vnd in dieser hitz desselbigen glides gibt
sich der mercurius[1] in ein lauffen, vnd fleucht zu dem-
selbigen catarracten, darauff wisse, das du sol-   [538 Su]
chen proceß furest ie lenger an der zeit ie besser,
5   nemlich auff 14 tagen oder drei wochen bis
der Eschara[2] sich selber endledigett, vnd der
mercur[ius3] auslaufft, als dan so heille mit dem gum-
mi pflaster zu, bis verwalle ain fleisch, darnach so verhertt es[4] mit croco martis[5], darbeÿi soltu
10   auch wissen, das du huetest vor andern corrosi-
uis, nemlich vor dem mercuri[o6] vnd was da schnell
aufttutt.

Das neundte[7] Capitell.

15   Den dothen mercuriu[m8] lebendig zumachen, auff das er
durch disen ausgang gebracht werde, merckend
sein lebendig machen[9] also. Am ersten so richt zu
ein starckes wasser Bad von kreutter, die muscilaginosich sein, vnd von den locustis[10] der tannen
20   oder wechholter stauden[11], auch von den frischen
dan zapffen gesotten, dorin laß in baden nach
ansehen seiner stercke[12], auff das wermiste so er
leiden mag, dergleichen in den thermis Pfeffers,
baden[13], plumers[14], gastein, dupplitz[15], Ach oder
25   Embs, goppingen etc., oder gemacht aus Sulphur[16] vnd dergleichen, vnd so sie aus dem
Bade ghen mit Succo Flammulae[17] gerieben, oder
mitt oleo de piperibus, nachfolgend schwitzend   [55r]
gemacht, in was wege man kan oder mag,
30   thiriacs oder mithridat, vnd solches also
fur vnd fur getrieben, ohn ansehn schmertz
oder weetagen, dan in sochem schmertzen[18]

---

[1] mercurius] als alchemistisches Zeichen; mercurium D1

[2] eschara] ascara D1

[3] mercurius] mercur als alchemistisches Zeichen; mercurium D1

[4] verhertt es] verhut es W; verhüts D1; verheut es D2

[5] martis] martis als alchemistisches Zeichen

[6] mercurio] mercur als alchemistisches Zeichen; sublimirten mercuri D1; sublimato mercurio D2

[7] neundte] viert D1

[8] mercurium] mercur als alchemistisches Zeichen; mercuri D1

[9] lebendig machen] lebendigmachung D1

[10] locustis] lacustis D1

[11] wechholter stauden] rekholderstauden W, D 2

[12] stercke] person oder sterck D1

[13] pfeffers, baden] Pfeffer bad D1

[14] plumers] auch Plomers D1

[15] dupplitz] Dopplitz W, D1; Döplitz D2

[16] sulphur] schwefel W, D1, D2

[17] succo flammulae] succi flamilo D1

[18] schmertzen] fehlt D1

wird er lebendig nachfolgend so er lebendig sich erzeigtt, durch erfarenheit solchs zuerkennen, so fare fur wie obsthet,
vnd wiewoll es ist, das offtmals der schmertz
5   nit nachlest, so far dem centro zu, das du
denselben erkennest, dan offtmals vnd nemlich der mercurius[1], so in der artzneÿ administrit ist
worden, ist[2] so hartt gedörtt[3], von wegen
das sie mitt im nit gezeigenn werden, das
10   er langsam, langsam[4] sich zum leben ergibt,
welches die plater artzt vor ein kunst achten,
aber ich vor ein grosse thorheit.   [539 Su]

Das 10.[5] Capitell.

15

Nun weitter in sonderheit von den kranckheitten
zu schreÿben, nach dem vnd die bemelte artzneÿ
fuer ist, so merckend am ersten, wie weitter
gehandelt soll werden, in den zitterenden
20   glidern hend, fuß vnd leib, vnd desselben
proceß ist also, das du erst ein bad machest von
Agrimonia vnd floribus Lilii convalli[6], vnd
von radice Hÿrvndinariae[7], vnd von ettlichen
teillen eÿerkalcks. In disem Bad laß baden
25   vnd nach dem Bad salb mit disem vnguentum   [55v]
Rec. eines außgesottenes feiste vom fuchs lb. j[8],
darvnter thu distillirten castoreum[9] uncias v.[10]
vnd distillirten terpentin mit pfeffer[11], Cantharidibus vnd baccis Lauri uncias viii[12]. Mit dieser
30   mixtur[13] zusamen auf der gluth zu mische, salb[14],
du wirst kein pesser[15] nitt allein in der Mercurialischen zitteren, sunder auch im selben
gutta, paralÿsi, lethargia[16], vnd was müglich
ist in der Apoplexia, zuerhalten, welcher vr-

---

[1] mercurius] als alchemistisches Zeichen; mercurium D1
[2] ist] fehlt D1
[3] gedörtt] getodt W, D1, D2
[4] langsam] die Wiederholung fehlt W, D1, D2
[5] das 10.] das fünfft D1
[6] convalli] conualium W; conualia D1
[7] radice Hÿrvndinariae] radix hirudinaris W
[8] lb j] ein pfvnd D1
[9] distillirten castoreum] gedistulierten castarinum D1
[10] uncias v.] zehen lot W, D1, D2
[11] distillirten terpentin mit pfeffer] terpentin distulati mit D1
[12] uncias viii] funfzehen loth W; zehen lot D1; xv loth D2
[13] mit diser mixtur] das misch D1
[14] zu mische, salb] zu einer salb D1
[15] kein pesser] khainn bessers finden W; kein bessere finden D1; kaum bessern D2
[16] paralÿsi, lethargia] paralisis, litargius D1

sprung mercurialisch zu sein erkent wird,
auch in dieser gestalt den mercurialischen
krampf also zunemen, die heilung ist, darbeÿ
auch zu mercken des bades halben, wie verzeich-
5   net ist nach deinem ansehen zu besseren mit flammula[1], vnd wasser seuen oder nach geduncken
gar hinweg zu thun, vnd auszulassen.

Das eilfft[2] Capitell.

10

Also merckend, das die berg geelsucht[3] dermossen auch soll, nach dem vnd der mercurius[4] abge-
legt ist worden, gehandellt werden, nemlich
zwei artznei mitt einander, die mineralische
15   vnd mundanische[5], in der gestalt, das Asula[6]
auf ein teil, vnd Rebisola auff den anderen.
Die zweÿ administrir auff dragma schwer alle
morgen bis in abweichen der kranckheit. Aber vber
das ist ein ausgezogene Rhabarbara[7] mitt liquore
20   tartari gebraucht, wie die erfarenheit ausweiset,
also ist auch zuhandlen in der pergwasser-
sucht, in derselbigen Ascite[8] vnd Tÿmpanite[9],   [56r]
darbeÿ auch in ihr hernie, Bubone etc. mit sampt   [540 Su]
dem auswendige vbergelegte artzneien, so in
25   den naturlichen solchen kranckheitten hulflich
sein, darbeÿ wissen auch das diser ein laxatif[10] ist auch den frawen, so sie der Matrix halben
in solche pergkranckheitten fallen, auch in den febribus[11] vnd ihren colicis[12], contractis vnd anderen
30   passionibus[13]. Dan was der liquor tartari nit ersucht,
dasselbig wirtt nit woll müglich zu finden sein.
Darbeÿ ist auch zumercken, das in der contractur
mercur[ii14] mitt Serpentina, mitt lilio convallio[15] gebadet

---

[1] flammula] flamulo D1
[2] eilfft] sechst D1
[3] berg geelsucht] berg geselsucht D1
[4] mercurius] als alchemistisches Zeichen; mercurium D1
[5] mundanische] muntanisch D1; EL 130: medicina montana
[6] asula] esula D1
[7] rhabarbara] reubarbara W, reobarbara D1
[8] ascite] aschlite W, aschlitta D1; asclite D2
[9] tÿmpanite] timponite D1
[10] laxatif] laxatiuum W, D2; laxatifum D1
[11] febribus] febris D1
[12] colicis] celicis D1
[13] passionibus] vom Schreiber über passionibus "torsionibus" eingefügt; tersionibus D1;
     torsionibus D2
[14] mercurii] mercur als alchemistisches Zeichen
[15] lilio convallio] lili vnnd conualia D1

vnd allein, entweders mit[1] Axungia humana[2]
medullata, oder Vulpina medullata, oder desgleichen vom Tachs fur vnd fur gesalbet, warm
vnd fleissig[3] gehalten, bringt einen iglichen
5   mercurium contractum auff, allein verzag
an der zeitt nit.

                        Das xij.[4] Capitell.

10   Weitter sind auch ettliche zufallende kranckheiten
in den hauptgliederen wuetend[5], ohn andere
beihendige kranckheitten dieselbigen, als ein
besonder hefftig[6] starck magen wee, oder
als ein seitten wee am miltz, oder leberen,
15   dergleichen auch ein prunstige[7] hauptwhe, also
auch ein neruen[8] wee mit großem rucken wee,
diese sind in die ordnung der recepten nit
zu setzen, sonder den grossen Arcanis[9] zu befehlen   [56v]
als dem Laudano[10], vnd den materien perlaten[11]
20   vnd dergleichen, dan so hart vnd so schwer seind
die anzugreiffen, das außerhalb der hohen quinta essentia nit volpracht mag werden, dan do
mus gehandelt werden, gleicher weis wie ein
wasser vber das feuer gossen, vnd dasselbige
25   mit gewalt austreibett, was also solcher grosser[12]
macht bedarff, dasselbige[13] mus auch solche große
arcana[14] entgegen haben, als element gegen element,
complex gegen complex[15], gustum gegen gustum,
vnd dergleichen.
30   CAPUT XIII[16].

Also seind auch noch etliche zanwee vorhanden
mitt fill zufellen, mit schwertzi, feuli, wackeln[17],

---

[1] mit] cum W, D2
[2] axungia humana] auxungia homana D1
[3] fleissig] flüssig W, D1
[4] das xij.] das sibent D1
[5] wuetend] wietendt W, wueten D1; wuettend D2
[6] hefftig] bös heftig D1
[7] prunstige] innbrunstig W, D2; inbrunstigs D1
[8] neruen] nieren W, D2
[9] arcanis] archanum D1
[10] laudano] laudanum D1
[11] materien perlaten] materia perlato D1
[12] grosser] fehlt D1
[13] dasselbige] fehlt D1
[14] große arcana] groß archanum D1
[15] complex] complexio D1
[16] Caput XIII] Das achte Kapitel D1
[17] wackeln] wacken D1

ausfallen, vnd mit grossen stichen[1] vnd weetagen,   [541 Su]
deren proceß merckend also. Der schwertzi[2] hal-
ben ist nit vil sunderlichs zu schreiben, die weil
die starcken wasser oder[3] die zanpuluer dasselbig
5   hinweg nemen, dabeÿ laß ichs auch also bleiben.
Aber der feuli halben ist also zu handlen, das sie
mit honigwasser woll geschwenckett werden,
demnach honich vnd Aloe paticum vermischt, da-
mitt bestrichen etliche tag, darnach mit distillir-
10   tem[4] vnd bereitten alaunwasser in wegericht saltz,
Consolida serpentina etc. vnd do mitt alle tag zwei
moll geschwenckt, bis die zehn fewli verghett des
wackels halben, was mag vber oleum[5] de Croco
martis sein, ichts domitt bestrichen, des außfal-
15   lens halben ist nicht[6], das die mercurialische   [57r]
krefften neme, als allein de nuce muscata[7].
Aber der stich[8] vnd weetag halben, ist mit schlechten
compositionibus[9] nit zu handlen, sunder dergleichen
mit den Arcanis[10], wie von hauptgliederen an-
20   gezeigtt ist, vnd darbeÿ zu gebrauchen lassen vnd
schrepffen[11], wie gemeine notturfft erfordert.

CAPVT XIIII[12]

25   Nun aber wie vorgehalten ist von den wetterkranck-
heitten, so mercken, das sie allein einer prunst
gleich sein, dorinnen nit anders zuhandlen ist dan
Axungia[13] porci auff das hochste[14] zerschmeltzett[15] vnd
gegossen, in succum barbae[16] Jovis, vnd geschlagen
30   in ein salbe dergleichen auch ein Milch gesotten
mit krebs[17], vnd darnach vbergeschlagen, vnd
was incarnirens bedarff, oder zu beschliessen

---

[1] stichen] stichen vnd schiessen D1
[2] schwertzi] schmertzen D1
[3] oder] vnd D1
[4] distillirtem] distulierten D1
[5] oleum] oleo D1
[6] nicht] nit anders D1
[7] de nuce muscata] oleum nucis muscatae D1; oleum de nuce muscata D2
[8] stich] schüssen, stichen D1
[9] compositionibus] compositis D1
[10] arcanis] dem archanum D1
[11] schrepffen] schröpffen W
[12] Capvt xiiii] Das neunt capitel D1; Das vierzehent capitel D2
[13] axungia] auxungia W, D1
[14] hochste] heißest W, D1, D2
[15] zerschmeltzett] geschmelst D1
[16] succum barbae] succi barba D1
[17] krebs] kreps gestossen D1

die hautt, soll beschen mitt der eiersalbe, oder
mit dem ausdruckenden[1] puluer, darbeÿ auch
wissen vom anwad vnd drucken schuß[2], so sich
in den bergen auch begeben, in alle artzneÿ
5   Auricula muris zuthun, dan vrsach in derselbige ist sondere eigenschafft, die ding zu ge-
weltigen vnd zu vertreibenn.   [542 Su]
                          * Defect. *

10   Das ander Capitell[3].

So nun auswendig zauberische feur vnd witter[4]
gesehn werden, so sind sie auch in pergen.
Nun ist ir vrspung also, so ein geist dem
15   menschen gleich ist in seinem thun vnd wercken, so kan er sie auch nachdem er ist in[5] seiner   [57v]
artt, das ist ein geist kan zu acker faren, holtz ha-
wen[6], vnd alle handirung treiben, wie dan
ein mensch, aber mit der unterscheid, nit natur-
20   lich holtz[7], nit naturlich handwerck[8], nit naturlichen ding, sondern er kans, aber von vbernaturlichen dingen, die auch holtz etc. sein, wie sie
dan sein, geistlich nit leiblich, nach art der geist,
gleich in seinen gleichen, wie der mensch natürlich
25   seine werck verpringtt, dan leiblich sein seine subiecta, der mensch macht ein feuer, also auch die
geist machen geist feuer, also machen sie ander
ding, plumen, Roß, menschen allerlei sat, aber
nur geistlich, nichts leibliches, dan es heißt die
30   geistliche region, wie vnser region die leibliche
region[9], also schissen dracken vnd dergleichen

---

[1] ausdruckenden] außtruckneten W, D1
[2] drucken schuß] drackenschütz W, D2; trackenschütz D1
[3] Es handelt sich um zwei Kapitel, die von Huser in D2 als Bruchstücke vnd Entwürfe zu den 3 Büchern von den Bergkranckheiten bezeichnet werden und in der Hs HaM nach Cap. XIIII des IV. Traktats von Lib. III angehängt sind. In W folgen die beiden Kapitel im Anschluss an das Cap. VII von Lib I. (W fol. 462ᵛ–463ᵛ)
[4] witter] anwaht W, D2
[5] er ist in] vnd D2
[6] hawen] faren D2
[7] holtz] holtz scheitten W; holtz scheittern D2
[8] handwerck] der folgende Text bis Z 13 abweichend in W und D2: das ist mit natürlichen dingen: sondern er kanns, aber von den vbernaturlichen dingen, do holtz, do handtwerck auch seindt, welche handtwerck jr sunder duch, holtz etc. haben, wie dann sie seindt, sie seindt geist, nichts leiplichs an jn, also seindt auch jr ecker vnnd thun [tuch D2]: so aber der mensch naturlich ist, naturlich muß er auch sein werckzuge haben. nuhn allso kann der mensch auß naturlichen dingen ein feur machen, also konnens auch die geist auß vbernaturlichen dingen ein geist fewer machen, wo sie seindt. dann der mensch macht ein leiplich fewer, leiplich seindt seine subiecta. darauff volgt nuhn, das sie mügen rossen zaigen [zeugen D2], rosser, menschen, pluemen etc. aber wie sie seindt, geistlich vnnd nit leiblich. dann es haist die gaistlich region, mit iren gaistlichen dingen, vnnd die welt haist leiplich, mit jren leiplichen dingen.
[9] aber] ab hier wieder Übereinstimmung mit W und D2

ander figuren vbernaturlich,[1] also[2] auch solch Anwaht[3]. wo nun solche fantasei der geist furbricht,
do geschen solche ding vill, wie dan in ihrem
puch fur sich selbst gnugsam angezeigt[4] wird.
5 Darbeÿ wissen, das sich vill begibt, daraus
hexen, zauberer solche ding zurichten, in dem so
die geist ihnen folgen[5], nit auß der hexen machen,
dan sie vermügens nit, sonder der geist thuts,
das ich hie nit tractir, sonder so vill will an-
10 gezeigt haben, das in der practica der heilung
die ding vor den naturlichen erkent werden.
Darumb ob wol sie nichts naturlichs gebrauchen,
so letzen sie doch das naturlich, das ist betrigen das
naturliche, vnd krenckens wie also auswen-   [58r]
15 dig, also auch inwendig.   [543 Su]

Das dritt Capitell.

Aber vber das wissend, das naturlich in den per-
20 gen donnerstral, himlitzen geseen[6], vnd das also
nach metheorischen kurtzer auslegung das himlitzen vom gewülck ist ein dunst vom schwefel
fall[7], der sich selber anzund, wie ein feur vom
feurspiegell, wie den in seinem metheorico
25 fundamento[8] furgehalten wird, also ist auch
in den pergen ein schwefel dunst, der sich
gepürtt aus dem irdischen gestirn, welcher
dunst vom lufft mag angezund werden,
dan sonst ists allein ein verstocktes feuer,
30 darauff merckend. So nun ihm berge
schweffell dunst ligt, so ist er gleich als ein sulphur[9] rauch gemacht wurd, in eim sublimatorio, vnd aber der rauch, darumb das ihn kein
feur begreiffen mag, so brenzt er nitt. So nun
35 von den pergleutten ein licht, feuertigel, hinein getragen wird, vnd der dunst, begreifts[10],
so brind es zu gleicher weis als[11] ein feuer in

---

[1] vbernaturlich] so nicht natürlich sind W, D2
[2] also] also werden W, D2
[3] Anwaht] anwaht und dergleichen, die auch nit natürlich sind W, D2
[4] angezeigt] bezeugt W, D2
[5] nit] nit auß [...] nit tractir in W und D2 ersetzt durch: als dan auch beschicht, nit aus irem machen,
sondern aus vermeinten irem machen, das doch alles geistlich ding ist, das ich hie nit wil disputiren
[6] geseen] geschehen W; geschicht D2
[7] fall] fehlt W, D2
[8] metheorico fundamento] metheorich fundament W, D2
[9] sulphur] schwefel W, D2
[10] begreifts] begriffen W
[11] als] als wenn W, D2

ein sublimatorium[1] keme, mit sampt dem lufft.
Vnd dieweill es also ein dunst ist, vnd sunst
nichts, so ists bald verprunnen, vnd vergleicht sich eim himlitz in seinem wesen, dann
5 die ding seind all sulphur[2], die also brennen, es seÿ auff der erden im selben firma-
ment, oder in der erden in selben firmament,   [58v]
vnd also gibtt sich das auch, das solch sulphur[3] ein schwefelstein
geben[4], welche sulphur stein[5] in solchem anzunden
10 ein fixen brand an sich nemen, vnd prennen
in stein hinein, so lang solcher fixer sulphur[6] da ligt,
er sei irdech oder steinich oder marcasitisch[7], talckisch oder weißmattisch[8]. Dan wo die ertz nitt aus-
gekocht sein, vnd gefurgett[9] in seiner composition,
15 vnd das feuer sie anzund, so geschicht ihn da wie
eim kholhauff, der von eim kolen angezund wird
vnd alles verprunnen, also verstanden hie auch,
das solche dunst auch sein in den klufften, gengen, khrockenn[10], hulen[11] etc. der bergen, welche so
20 sie das liecht berürtt, brennets bis der dunst dohin ist, vnd auß wie dan gesehen wirtt.

* Reliqua deficiunt *

25 Absolui descriptionem huius libri ex
autographo D. Ioannis Montani
Ratisbonae Anno 1563 Mense
Novembri, ipso die S. Martini

30 Deus opt[imus] Max[imus] largiatur aliquando pro
sua clementia occasionem, ut de-
fectus suppleri possint, quod hu-
militer oro.

35

---

[1] sublimatorium] sublimatum W
[2] sulphur] schwefel W, D2
[3] sulphur] als alchemistisches Zeichen; schwefel W, D2
[4] geben] gebornn W
[5] sulphurstein] schwefelstain W; schweffelstein D2
[6] fixer sulphur] fixier schwefel W; fixier Schweffel D2
[7] marcasitisch] margatisch W; margazitisch D2
[8] weißmattisch] wismatisch W, D2
[9] gefurgett] gefugt W; gefigirt D2
[10] khrockenn] kockhern W; kröcken D2
[11] hulen] hulinen W, D2

Zur Erläuterung der oftmals dunklen Sprache des Hohenheimers, die schon die Zeitgenossen nur schwer oder gar nicht verstanden, wurden folgende Lexika herangezogen:

Bodenstein, Adam von (1575); **Castelli**, Bartolommeo (1700); **Dorn**, Gerard (1583); **Höfler**, Max (1899); **Kraus**, Ludwig August (1844); **Mittelhochdeutsches Wörterbuch** Online; **Ruland**, Martin 1612); **Schneider**, Wolfgang, 7 Bände (1968–1975); **Stößel,** Johann Christoph: Bergmännisches Wörterbuch (1778); **Toxites**, Michael; Fischart, Johann (1574); **Weimann**, Karl-Heinz (1951) S. 192–564;

außerdem wurden die folgenden Abkürzungen benutzt:

Paracelsus, Werke, Ed. Huser [= Huser, Johannes (Hrg.): Bücher und Schrifften [...] Philippi Theophrasti Bombast von Hohenheim, Paracelsi genannt. Jetzt auffs new auß den Originalien, und Theophrasti eigner Handschrifft, soviel derselben zubekommen gewesen, [...] an Tag geben. Bd. 1–10, Basel 1589–1591]

Paracelsus, Werke, Ed. Sudhoff [= Karl Sudhoff (Hrg.), Theophrast von Hohenheim gen. Paracelsus. Sämtliche Werke. 1. Abteilung. Medizinische, naturwissenschaftliche und philosophische Schriften, Bd. 1–14, München-Planegg, Otto Wilhelm Barth Verlag 1922–1933]

Abkürzungen:

EL   Editio latina 1575 (s. Einleitung, I A. 1575)
gr.   griechisch
lat.   lateinisch
mhd   mittelhochdeutsch
S. Z   Seite, Zeile

Seite 27

09 *Ex libris manuscriptis Theodori Birckmannj Agrippinatis* – Übersetzung: „Aus den handschriftlichen Büchern des Theodor Birckmann aus Köln". Theodor Bir(c)kmann (1531–1586) hatte sich nach einem Studium der Medizin in Italien und Montpellier in seiner Heimatstadt als praktischer Arzt niedergelassen. Neben seiner Mitarbeit an dem ersten amtlichen Kölner Arzneibuch [Dispensarium usuale pro pharmacopoeis inclytae reipub. Coloniens. Köln, 1565], wurde er vor allem als eifriger Anhänger des Paracelsus und als zentrale Figur unter den Kölnern Paracelsisten in der 2. Hälfte des 16. Jahrhunderts bekannt (Norpoth 1968); Birckmann gehörte der renommierten Kölner Buchhändlerfamilie gleichen Namens an, in deren Officin zwischen 1530 und 1570 allein 12 Werke des Paracelsus gedruckt

I. Müller (Hrsg.), *Paracelsus, Klassische Texte der Wissenschaft*,
DOI 10.1007/978-3-642-41594-4_4, © Springer-Verlag Berlin Heidelberg 2013

erschienen (vgl. Reske (2007), 436ff; Kühlmann/Telle (2001) 658–660, 666–669; Norpoth 1952; 1953; 1968)

12 *Veri spes labor stimulus* – „Hoffnung auf Wahrheit ist der Ansporn für die Mühe". Das Motto ist vom Kopisten zugefügt

26 *lungensucht, bergsucht* – Paracelsus unterscheidet terminologisch wie ätiologisch zwischen Lungen- und Bergsucht. Während die Lungensucht (*peripneumonia*) vor allem die Menschen über Tage trifft und mit Husten, Fieber, Auswurf, Atemnot und Verfall der Körperkräfte einhergeht, ist der Bergmann unter Tage hauptsächlich dem ungesunden Grubenklima und den schädlichen Ausdünstungen der Erze ausgesetzt, die die spezifischen, als Bergsucht (morbus metallicus) bezeichneten Leiden der Bergleute hervorrufen. Während sich in der Lungensucht mehrere Krankheitsbilder wie Lungentuberkulose, und schwere unspezifische Entzündungen der Brust- und Atemorgane vermischen, umfasst der Terminus Bergsucht vornehmlich Staublungenerkrankungen, chronische Erkrankungen der Atmungsorgane sowie Lungenkrebs und Metallvergiftungen.

Seite 28

06 *waschwerk* – Anlagen zur Aufbereitung der Erze im Naßverfahren (vgl. Agricola, S. 257ff)

07 *alaun* – Alaun (*alumen, inis* lat. Alaun); Mischungen mehrerer Sulfate, meistens handelte es sich um das Doppelsalz Kalium-Aluminiumsulfat. Im Mittelalter zählte Alaun zu den Vitriolen und wurde mit diesen zusammen zur Herstellung von Schwefelsäure (*Oleum vitrioli*) eingesetzt. Die Gewinnung des Alauns geschah durch Rösten, Behandeln mit Wasser, Eindampfen und Auskristallisieren von Alaungestein (vgl. Agricola, S. 484 ff)

08 *vitriolsud* – Vitriolwerk (Siederei), in dem aus Schwefelkies und anderen schwefelhaltigen Mineralien durch Auslaugen, Eindampfen in großen Pfannen und anschließendes Auskristalisieren Vitriole (S. 41, Z 08) gewonnen werden

zwitter – Zinnstein; zwitter: Erz, aus dem das Zinn geschmolzen wird

13 *bei den alten scribenten nichts gefunden wird* – Die Einschätzung ist nur bedingt zutreffend; aus der vorparacelsischen Zeit ist zwar keine monographische Darstellung der Krankheiten von Bergleuten, Schmelzern oder Schmieden nachgewiesen. Es fehlt jedoch nicht an einzelnen Beobachtungen der Ärzte in der Antike über die Giftigkeit des Bleis, Schädlichkeit der Quecksilberdämpfe oder des Kohlendunstes (vgl. Koelsch, 1925). Als unmittelbarer Vorläufer der paracelsischen Schrift ist überdies die Abhandlung des Memminger Stadtarztes Ulrich Ellenbog (um 1435–1499) „Von den gifftigen Besen Tempffen und Reuchen der Metal, als Silber, Quecksilber, Bley" (1473 verfasst, ca. 1524 erstmals gedruckt) zu betrachten, die Koelsch als „erstes gewerbehygienisches Merkblatt der Weltliteratur" charakterisiert hat (Koelsch 1925).

17 *liecht der natur* – das Licht der Natur, ein zentraler Begriff im paracelsischen Verständnis der Naturforschung; der Terminus bezeichnet die dem Menschen als Teil des Kosmos zukommende Fähigkeit, die natürlichen Kräfte zu erkennen und zu entschlüsseln. Ein wichtiges methodisches Hilfsmittel bietet die Aufdeckung von sichtbaren wie unsichtbaren Korrespondenzen, die Rückschlüsse vom Irdischen

auf das Himmlische und umgekehrt erlauben. Ohne Erleuchtung durch das Licht der Natur kann der Arzt den Grund der Krankheiten oder des Menschen nicht erkennen. Wie Paracelsus in seiner Schrift *„Liber de nymphis, sylphis, pygmaeis et salamandris et de caeteris spiritibus"* (Paracelsus, Werke, Ed. Sudhoff, Bd. 14, S. 115–151) darlegt, ist dem Menschen neben dem Licht der Natur ein weiteres Erkenntnisvermögen, das „Licht des Menschen" gegeben, wodurch dieser übernatürliche Dinge erfahren und ergründen kann, was nicht in der Natur ist, wie die Geister und Geistmenschen (vgl. S. 34, Z 13)

Seite 29

26 *Chaos* – Der Begriff Chaos (chaos gr. Leere, der unendliche, leere Raum) bleibt bei Paracelsus vage; zum einen verwendete er ihn im bekannten Sinne der kosmogonischen Bedeutung als Urzustand ungeformter Materie, aus der die Welt geschaffen wurde; zum anderen bezeichnete er mit dem Terminus allgemein den flüchtigen (gasförmigen) Zustand einer Substanz. So nannte er das *arcanum* (S. 47, Z 14) gelegentlich auch ein Chaos, weil dessen Wirksamkeit von seinem flüchtigen Zustand abhängig war. Nur wenn die arcana „in Luft gebracht sind", lassen sie sich von den astris, den Gestirnen, „wie ein Feder vom Wind" steuern in ihrer Heilkraft. (Paracelsus, Werke, Ed. Sudhoff, Bd. 8, Buch Paramirum, S. 185). Vor allem aber nannte Paracelsus den Luftraum wie das ihn ausfüllende Luftgemisch zwischen Himmel und Erde Chaos, in Analogie dazu hieß ebenso die Luft innerhalb der Erde ein Chaos. Als Träger unsichtbarer, von den Sternen ausgehender Ausdünstungen oder Kräfte sollte die Luft unter anderem auch für die Entstehung von Krankheiten verantwortlich sein. Da himmlisches und irdisches Chaos nach paracelsischer Vorstellung in Eigenschaften und Wirkungen voneinander ungleich waren, lag es nahe, eine überirdische von einer unterirdischen Manifestation der Lungensucht (= Bergsucht) zu trennen (vgl. S. 30, Z 24f).

Das Chaos zählt mit Feuer, Erde und Wasser zu den lebensnotwendigen vier Elementen, es dient dem Menschen als wesentliche Speise und wird durch die Lungen aufgenommen; dabei stellte sich Paracelsus die Rezeption des Chaos und die sich anschließenden Stoffumsetzungen als eine Art Verdauungsvorgang vor (Vgl. S. 30, Z 12ff). Die These Lippmanns (1913), der in dem paracelsischen Chaosbegriff einen unmittelbaren Vorläufer des neuen, von Johann Baptist van Helmont (1577–1644) geprägten chemischen Gas-Begriffs sehen wollte, ist, wie Pagel aufgezeigt hat (1982, S. 95f), nicht überzeugend.

32 *fölli* – [obstructionem EL 4], Terminus unklar; Aschner (1926) Bd. 2, S. 377 und Rosen (1941) S. 58 deuten den Begriff als Plethora (gr. Fülle, Überfüllung), eine in den Venen auftretende Blutüberfüllung, die nach dem Medizinkonzept des alexandrinischen Arztes Erasistratos eine Störung („Verstopfung", obstructio, onis lat. Verstopfung) der Pneumabewegung (pneuma gr. Luft als Träger des Lebensprinzips) in den Arterien verursacht und damit Krankheitsbilder wie Fieber, Entzündung, Pleuritis etc. hervorbringen sollte.

keichen – [anhelatio EL 4], Keuchen, schweres Atemholen, Atemnot (anhelare lat. keuchen)

enge – [angustia EL 4], Beklemmung, kurzer Atem, Atemnot

Seite 30

01 *impriemirt* – drückt sich ein, dringt ein (*imprimere* lat. ein-, aufdrücken, eindringen, einprägen)

Seite 31

08 *asthmatis* – Atemnot, Kurzatmigkeit [syn. *anhelatio, onis* lat. kurzes, schweres Atmen);

22 *gurgell* – Gurgel [canalem EL 7], bezeichnet sowohl die Speise- wie Luftröhre; hier als Bezeichnung für die Speiseröhre

24 *gurgel* – Gurgel [canalem EL 7], bezeichnet sowohl die Speise- wie Luftröhre; hier als Bezeichnung für die Luftröhre

30 *pestilentz* – unspezifische Bezeichnung für eine bösartig verlaufende Seuche

31 *lungen Rhor* – Luftröhre (*trachea*, ae gr./lat.)

Seite 32

05–08 – *mercur, sal, sulphur* – Quecksilber, Salz, Schwefel. Wegen seiner besonderen Eigenschaften (flüssiges Metall, Amalgambildung mit anderen Metallen) nahm das Quecksilber eine zentrale Rolle im paracelsischen Denken wie in der Alchemie insgesamt ein, stärckte es doch die Hoffnung, mit seiner Hilfe eine Möglichkeit der Transmutation der Metalle zu finden. Das Quecksilber zählte daher nach paracelsischer Lehre zusammen mit Schwefel und Salz zu den drei Hauptprinzipien, die aller Materie zugrunde liegen und die Naturprozesse steuern sollten. Nach der Erklärung des Hohenheimers repräsentieren sie das chemische Verhalten der Stoffe auf folgende Weise: „was brent, ist sulphur, was feucht ist, ist mercurius, was do ist ein balsam deren zweien, ist salz" (Paracelsus, Werke, Ed. Sudhoff, Bd. 2, S. 99); ähnlich lautet die Definition im Buch über die Ursachen und den Ursprung der Krankheiten: „dan fürwar brent ein ding, so hat es den sulphur in im, gibt es aschen, so hat es salz in ihm, gibt es ein rauch, so hat es den mercurium in im." (Paracelsus, Werke, Ed. Sudhoff, Bd. 9, S. 127). Demnach vergegenwärtigt Schwefel das Prinzip des Brennbaren (Oxidation), Quecksilber die Verflüssigung und das Flüchtige, Sal das Feste und Festwerden. Gemäß der Makro-Mikrokosmos-Analogie entsprachen den drei essentiellen Kräften Sal, Mercurius, Sulfur die Komponenten Leib, Geist und Seele im Menschen.

Mit diesem eher spekulativen Aspekt der drei Mineralien überlagerte sich ihre praktische Bedeutung als konkrete Ausgangsprodukte für die Herstellung zahlreicher chemiatrischer Heilmittel, die Paracelsus in großem Umfang in die Medizin einführte. Paracelsus hat den drei „Essentien" auch eine eigene Schrift gewidmet (Paracelsus, Werke, Ed. Sudhoff, Bd. 3, S. 3ff), in der er ihre Natur und Wirkung detailliert darstellt.

05 *sublimiert* – sublimiren (*sublimare* lat. erhöhen, emporsteigen), Bezeichnung für die Überführung eines festen Stoffes in den dampfförmigen Zustand; durch Abkühlen wird der gasförmige Stoff wieder verdichtet, „kondensiert". Zur Sublimation dienten besondere Destillationsapparate mit einem aufgesetzten Helm, Alembic, an dessen Wänden sich die verdichtete Substanz niederschlug

06 *coagulirt* – verfestigt, gerinnt, erhärtet (*coagulare* lat. gerinnen machen, zusammenlaufen einer Flüssigkeit)

09 *(re)verberirung* – „Durchflammung", Erhitzen einer Substanz mit der Hitze von Feuer, das von allen Seiten auf die Materie oder das Gefäß zurückschlägt zw. einwirkt (*reverberare* lat. zurückschlagen, zurückwerfen), oft identisch mit destillieren

13 *corporalitet* – bezeichnet eine feste Substanz (wie hier), kann aber auch Ausdruck für das abstrakte Prinzip der Festigkeit sein, das unter den drei Grundprinzipien (S. 32, Z 5–8) vom Salz repräsentiert wird (*corporalitas, atis* lat. Körperlichkeit)

congelation – Verfestigung einer flüssigen Substanz nach dem Vorgang der Eisbildung (*gelu, us* lat. Eiskälte, Eis, *congelare* lat. erstarren); in der Bedeutung verwandt mit coagulatio

17 *tartarus* – Weinstein (Kaliumhydrogentartrat $KHC_4H_4O_6$), Bezeichnung für die chemische Verbindung, die sich bei der Gärung in Weinfässern abscheidet. Paracelsus übernahm den schon im Mittelalter bekannten Terminus, der sich vom gr. *tartaros*, dem Namen für die Unterwelt, ableitet, zur allgemeinen Charakterisisierung der sogenannten „tartarischen Krankheiten", die ähnlich wie bei der Kristallisation des Weinsteins durch die Bildung krankhafter Ablagerungen verursacht sein sollten. Für die Entstehung sämtlicher Krankheiten, die mit Konkretionen einhergehen wie Nieren- und Gallensteinleiden oder die Gicht, aber auch die Lungenkrankheiten, machte Paracelsus den Tartarus verantwortlich. Tartarus bezeichnete demnach sowohl die Krankheitsursache als auch die Ausscheidungen selbst. (Vgl. das dritte Buch des *Opus paramirum* (1531), in dem Paracelsus die Ursachen der Krankheiten aus seinem Tartarus-Konzept im Detail ableitet; Paracelsus, Werke, Ed. Sudhoff, Bd. 9, S. 122ff)

21 *bituminirt* – mit Bitumen behandeln; Bitumen, auch als Asphaltus, Erdpech, Nap(h)ta, Petroleum bezeichnet, stellt ein natürlich vorkommendes Erdöl dar; wegen seiner klebrigen, zähflüssigen Eigenschaften eignete es sich zur Abdichtung aller Art

22 *muscilago* – Schleim (*mucilago, inis* lat. schleimiger Saft; *mucus, i* lat. Schleim)

viscositet – Zähflüssigkeit, Klebrigkeit (*viscum* lat. Mistel *Viscum album* L./ *Santalaceae*; aus den klebrigen Beeren wurde früher Vogelleim hergestellt)

Seite 33

04ff *firmament, firmamentische kranckheit* – *firmament* bezeichnet den Himmel als Makrokosmos; in Analogie zum Mikrokomos Mensch spricht Paracelsus auch vom *firmamentum* des Menschen; im folgenden erweitert er die Analogie auf den unterirdischen Bereich, in dem die Mineralien dem himmlischen Firmament entsprechen und gleich den Gestirnen dem irdischen Chaos ihre Eigenschaften einprägen und die Luft mit ihren Ausdünstungen erfüllen, die die Bergleute einatmen. In der Lunge wird das Unreine vom Reinen geschieden und das Unbrauchbare ausgeworfen. Wird das Exkrement nicht ordnungsgemäß entfernt, so lagert sich dieses als „Tartarus" in den Atemwegen und der Lunge ab (S. 33, Z 30) und ruft die Bergsucht hervor (vgl. dazu auch die Erklärung der Lungenleiden als tartarische Krankheiten im *Opus Paramirum*, Lib. III „*De causa et origine morborum*"; Paracelsus, Werke, Ed. Sudhoff, Bd. 9, S. 149ff)

08 *licht der natur* – das Licht der Natur (S. 28, Z 17)

13 *Astronomi* – Paracelsus zählte die Astronomie zu einer der vier Säulen, auf denen er seine Medizin errichtete; die drei übrigen Säulen bildeten die Philosophie (Naturforschung), Alchemie (Chemische Praxis der Heilmittelherstellung) und Virtus (Ärztliche Ethik). Während die Astronomie die Kenntnis der oberen Sphären mit den Elementen Feuer und Luft, einschließlich der astralen und meteorologischen Einwirkung auf die untere Sphäre der Tiere, Pflanzen, Mineralien und Menschen, vermitteln sollte, fiel der Philosophie die Aufgabe zu, im „liecht der Natur" (S. 28, Z 17) Kenntnisse über die Elemente der unteren Sphären, Wasser und Erde, zu gewinnen, die geheimen Verwandtschaften und Korrespondenzen zwischen den makrokosmischen und mikrokosmischen Kräften aufzudecken sowie die Natur, Wirkung und Macht der irdischen Dinge zu ergründen und aufzuklären. Beide Künste, die des Astronomen und des Philosophen, sind jedoch nicht isoliert zu betrachten, sondern ergänzen sich wechselseitig.

16 *mineralia* – „Berggut", Erze (*minera* mlat. Erz(ader)); Sammelname für natürlich vorkommende, gesteinsbildende chemische Verbindungen, seit dem 13. Jh. als *lapides minerales* bezeichnet, abgeleitet von mine = unterirdischer Gang, Erzgrube. Paracelsus hat den Mineralien eine eigene Schrift gewidmet, in der er ihre Entstehung aus den drei Prinzipien *Mercurius*, *Sal* und *Sulphur* sowie aus dem Element Wasser beschreibt und ihr weiteres Wachstum in der Erde mit einem Baum vergleicht. Der Baum breitet sich in die porösen Höhlen der Erde aus und bringt dort Früchte in Gestalt des Erzes hervor, die zur weiteren Nutzung aus ihren harten Schalen befreit werden müssen [Paracelsus, Werke, Ed. Sudhoff, Bd. 3, S. 29–63]

29 *mineralische impression* – Ausdünstung der Metalle und Mineralien, die in die Lungen eindringen und sich dort als Niederschlag, *tartarus*, in der Lunge ablagern (*impressio, onis* lat. Abdruck, Eindringen)

31 *modus generandi* – Art und Weise der Erzeugung/Entstehung (generare lat. erzeugen, erschaffen, hervorbringen

32 *beyden kranckheiten ein proceß* – Lungen- und Bergsucht entstehen aus demselben Prozess: beide werden durch Einwirkung schädlicher Agentien („impressionen") verursacht, die im Falle der Lungensucht von dem astral gesteuerten Chaos vermittelt werden, im Falle der Bergsucht von den Mineralien ausgehen

Seite 34

13 *Nymphis* – Nymphen; in der antiken Mythologie Personifikationen von Naturkräften; zusammen mit den Pygmäen, Salamandern, Erdmännlein (Gnome) und anderen Geistwesen hat Paracelsus ihnen eine eigene Schrift gewidmet: *„Liber de nymphis, sylphis, pygmaeis et salamandris et de caeteris spiritibus"* (Paracelsus, Werke, Ed. Sudhoff, Bd. 14, S. 115–151), in denen er sie sämtlich als reale, wenn auch für den Menschen unsichtbare Wesen beschreibt, die jeweils ein eigenes, spezifisches Habitat bewohnen; im Gegensatz zu den von Adam abstammenden Menschen, der ohne Luft nicht leben kann, ist die Existenz der Nymphen als „wasserleute" nicht an die Luft, sondern an das Wassers gebunden

14 *erdleutten* – Erdmännlein, Gnome; in der Z 13 genannten Schrift repräsentieren sie körperlose Geistwesen, die Mauern, Felsen und Gebirge ähnlich ungehemmt durchschreiten können wie die Menschen sich frei in der Luft bewegen; obwohl die Berggeister in den Giftschwaden der Erze leben, ersticken sie nicht an ihnen.

Sie liefern Paracelsus daher ein Beispiel dafür, dass jeder in seinem, ihm bestimmten Chaos gesund bleibt, im anderen aber stirbt.

16 *archidoxa* – Titel einer Schrift von Paracelsus über die Grundlagen seiner Lehre „*Archidoxis novem libri de mysteriis naturae*"; die Darstellung entstand 1525–1526, gelangte aber erst nach seinem Tode zum Druck: 1569 erstmals in lateinischer Sprache gedruckt, gefolgt von verschiedenen Ausgaben in deutscher Sprache (vgl. Paracelsus, Werke, Ed. Sudhoff, Bd. 3, S. 91–200)

paramiridis – *Opus paramirum*; das von Paracelsus 1531 verfasste, 1562 bis 1565 erstmals im Druck erschienene Werk enthält die paracelsische Lehre über die Entstehung der Krankheiten, erklärt aus den drei chemischen Prinzipien *Mercurius*, *Sal* und *Sulphur* sowie mithilfe der tartarischen Krankheitsätiologie (S. 32, Z 17), die die Ausscheidungs- und Ablagerungsvorgänge schädlicher Materie in den Mittelpunkt stellt (Paracelsus, Werke, Ed. Sudhoff, Bd. 9, S. 37–230)

25 *constellation* – Konstellation (*con*, lat. mit; *stella, ae* lat. Stern) bezeichnet die Stellung der Gestirne zu einander, die auf das firmamentische Chaos, die eingeatmete Luft des Menschen, einwirkt; unter Tage vermischt sich in der Lunge das aufgenommene firmamentische mit dem irdischen Chaos, das von der Art und Zusammensetzung der Erze, ihrer „constellation", abhängt.

Seite 35

09 *erfahrenheit* – Erfahrung, *experientia*, das praxisbezogene Wissen im Gegensatz zum angelesenen Buchwissen und zur Theorie; das aus der Erfahrung gewonnene Wissen, führte aus paracelsischer Sicht allein zur wahren Erkenntnis der Krankheiten, vgl. seine lange Erklärung im Eingangskapitel zum Traktat von der Heilung S. 25, Z 12ff

21 *influintz* – Einströmen (*influentia, ae* lat. das Eindringen, Zuströmen, Einfließen), Bezeichnung für die Wirkung verborgener Ursachen auf den Körper

25 *asthma* – S. 31, Z 08

34 *spher galaxia* – [sphaera galaxiae EL 12], Milchstrasse (zu *galaxias* gr. Milchstrasse, lat. *circulus lacteus*)

Seite 36

18 *gheliger* – [repentino EL 13], plötzlich, jäh (*repentinus, a, um* lat. plötzlich, unvermutet)

24 *confin* – angrenzend, benachbart (*confinis, e* lat. angrenzend)

28 *alant* – [anhelitu EL 13], Bedeutung unklar; *anhelitu* (*anhelitus, us* lat. Atem, Dunst, Ausdünstung) in der lateinischen Übersetzung läßt einen Lesefehler des Kopisten von „atem" vermuten. Die Interlinearglosse *fornicibus* (*fornix, icis* lat. Wölbung, Bogen) belegt, dass schon den Zeitgenossen das Wort unverständlich war

terrestreitet – erdige Bestandteile einer Substanz (zu terrestris, e auf der Erde befindlich, irdisch)

31 *schlee* – [acacia EL 14], Schlehe, Schlehdorn, Schwarzdorn (*Prunus spinosa* L./ *Rosaceae*); ihre Früchte sind sehr sauer und herb

Seite 37

03 *vitriolatis* – Vitriolsalze; Paracelsus hat den Vitriolen in seiner Schrift „Von den natürlichen Dingen" ein ausführliches Kapitel gewidmet (Paracelsus, Werke, Ed. Sudhoff, Bd. 2, S. 146ff); als Vitriole wurden Salze der Schwefelsäure von zweiwertigen Metallen bezeichnet. Man unterschied blauen Kupfervitriol (Kupfersulfat $CuSO_4$), weißen Zinkvitriol (Zinksulfat $ZnSO_4$) und grünen Eisenvitriol (Fe-II-SO_4). Vitriole waren Ausgangsstoff für die Gewinnung von Schwefelsäure (*Oleum vitrioli*)

   aluminibus – Alaun (*alumen, inis* lat. Alaun); Mischungen mehrerer Sulfate, meistens handelte es sich um das Doppelsalz Kalium-Aluminiumsulfat (vgl. S. 28, Z 07)

04 *schleen* – [EL 14 acacia], S. 36, Z 31

   erbselen – [berberitsia EL 14], Sauerdorn, Berberitze (*Berberis vulgaris* L./ Berberidaceae); der Name verweist auf die sehr sauer schmeckenden Früchte

05 *coniunction* – Verbindung, Zusammenhang (*coniunctio, onis* lat. Verbindung); Bezeichnung für die Stellung der Planete unter einander bzw. besondere Zusammentreffen

10 *kreide essen* – Vergleich mit der schon in der Antike beobachteten Geophagie, die sich in abnormen Essgelüsten nach Sand, Mörtel, Kreide, Stoff, Haaren etc. manifestierte und vor allem in Zusammenhang mit Eisenmangel-Erkrankungen (Anämie) beobachtet wurde.

15 *alumen* – Alaun, S. 28, Z 07

   vitrioli – Vitriol, S. 37, 03

   Salpeter – Salze der Salpetersäure (HNO_3) wie Kalium- Natrium- und Ammoniumnitrat (lat. *sal petrae, sal petri, sal nitri*); Hauptbestandteil des Schwarzpulvers (vgl. S. 104, Z 03)

18 *ausschleid* – ausschlägt

20 *heischer* – [raucedo EL 14], Heiserkeit

27 *ribes* – Rote Johannisbeere (*Ribes rubrum* L./ *Grossulariaceae*)

Seite 38

01 *feiste* – [pinguedo EL 15], Fett, Fettigkeit

14 *sydus* – Gestirn, Sterne (*sidus, eris* lat. Gestirn, Himmelsbild)

16 *plast (blast)* von dem ingeweid – [flatus intestinorum EL 16], Blähungen (*flatus, us* Blasen des Windes, Blähung; *intestina, orum* Därme, Eingeweide); vgl. S. 103, Z 32

22 *miner* – „Berggut", Erz, Mineralien, S. 33, Z 16

26 *ultima materia* – in der Alchemie Bezeichnung für das Verwandlungsprodukt, das im alchemistischen Werk aus der rohen Ausgangssubstanz, der *prima materia*, nach zahlreichen Läuterungsprozessen als Endstufe entstehen soll und mit dem „Stein der Weisen" oder der „wahren Medizin" gleichgesetzt wird. Paracelsus benutzt den Begriff in vielfacher Bedeutung; einerseits bezeichnet er mit dem Terminus in Polarität zur *prima materia* (S. 58, Z 04) abstrakt den Endzustand der Materie, andererseits bezieht er den Ausdruck auf konkrete organische Ausscheidungs- und Fäulnisprodukte oder koagulierte Substanzen wie Tartarus, Kot und andere Exkremente (Paracelsus, Werke, Ed. Sudhoff, Bd. 9, S. 125ff)

33 *himlitzen* – [corruscationem EL 16], Blitz, Wetterleuchten (*coruscatio, onis* lat. Blitz, Blitzen)

    wetters – Gewitter

Seite 39

11 *gehlinger* – [improuisus EL 17], mhd. jäh, unvermutet (*improvisus, a, um* unvermutet, plötzlich)

12 *uberhartzen* – [resina obducit EL 17], mit Harz überziehen

13 *mineris* – [mineris EL 17], Erzadern, S. 33, Z 16

24 *perspicuitet* – Durchsichtigkeit (zu lat. *perspicuitas, atis* Durchsichtigkeit, Helle, Klarheit)

26 *mercurialischen arsenic* – Arsenicum album, Arsenicum sublimatum, Weißer Arsenik, Weißer Hüttenrauch (Arsen-III-oxid As_2O_3); anders als das Attribut „mercurialisch" nahelegt, enthält das durch Sublimation aus Arsenerz gewonnene Arsenoxid kein Quecksilber. Das giftige Arsenik, seit dem Altertum ein beliebtes Mordmittel, wurde in der vorparacelsischen Zeit nur äußerlich angewandt. Für Paracelsus hingegen lieferte Arsenik ein Beispiel, wie die Entgiftung mineralischer Produkte mithilfe der chemischen Kunst gelingen konnte, so dass aus dem Gift ein auch innerlich einzunehmendes Heilmittel entstand: „...ist möglich aus gutem bös zu machen, so ist auch möglich aus bösem guts zu machen [...] ob gleichwol ein ding gift ist, es mag in kein gift gebracht werden. als ein exempel von dem arsenico, der der höchsten gift eines ist und ein drachma ein ietlichs ros tötet; feur in mit sale nitri, so ist es kein gift mer: zehen pfunt genossen ist on schaden" (Paracelsus, Werke, Ed. Sudhoff, Bd. 11, S. 138, 140). Paracelsus hat hier, modern gesprochen, durch Oxidation mittels Salpeter (KNO_3) die höchst giftige Arsenige Säure (Arsenik As_2O_3) in das vergleichsweise ungiftige Arsenat ($KAsO_3$) überführt und damit die gleiche Methodik angewandt, die über 300 Jahre später Paul Ehrlich, der Begründer der modernen Chemotherapie, mit Erfolg bei der Entwicklung des arsenhaltigen Salvarsans einsetzte.

31 *heissere* – [raucedinem EL 17] Heiserkeit (*raucedo, inis* lat. rauhe Stimme, Heiserkeit)

32 *himlitz* – S. 38, Z 33

Seite 40

01 *fixum mercurium* – durch Amalgamierung oder Salzbildung in einen festen (*fixus, a, um* lat. fest, bleibend) Zustand überführtes Quecksilber

    arsenic – Weißer Arsenik, S. 39, 27

02 *constellation* – S. 34, Z 25

03 *minere* – S. 33, Z 16

05 *cachimia* – Schlacke, paracelsische Bezeichnung für unvollkommene mineralische Substanzen, die weder Salze noch Metalle sind

08 *jungfrawen* – Sternbild (*virgo* lat.), Abschnitt des Tierkreises (Zodiak), in der astrologischen Tradition wurde das Zeichen Jungfrau dem Planeten Merkur zugeordnet und auch als Deckname für Quecksilber verwendet

12 *inclinirt* – hinlenkt, hinneigt (*inclinare* lat. hinlenken, hinneigen)

13 *marcasitam* – Markasit, Schwefelkies (Eisensulfid FeS_2), oft auch synonym mit Pyrit gebraucht und als Sammelbezeichnung für Kiese verwendet; ab der zweiten Hälfte des 16. Jahrhunderts wurde auch Wismut als marcasita bezeichnet. Nach paracelsischer Vorstellung über die Entstehung und das Wachstum der Metalle bildeten die Markasite, ähnlich wie die Cachimiae (Schlacke), eine niedere, unvollkommene Entwicklungsstufe bei der Entstehung der Metalle; vgl. dazu Ruland, Martin (1612) S. 318: *marcasita est materia metallica immatura tot specierum quot solidorum metallorum aurea, argentea, stanea, ferrea, plumbea et cupria, quae postrema pyrites et lapis luminis apellatur.*

14 *antimonium* – Antimonerz; das in der Natur verbreitetste Antimonerz ist Grauspießglanz, auch *Marcasita plumbea* genannt (Antimon- III- sulfid Sb_2S_3), aus dem durch Rösten oder Schmelzen das metallische Antimon gewonnen wird. Antimonverbindungen spielen im Arzneischatz des Paracelsus, der ihre innerliche Verabreichung in die Medizin einführte, eine bedeutende Rolle. Paracelsus ließ sich dabei von der Erfahrung der Alchemisten leiten, die Antimon zur Gewinnung reinen Goldes aus Gold-Silberlegierungen benutzten und folgerte daraus: „[...] zu gleicher weis wie antimonium finirt das gold, also finirt er auch den leib. dan in im ist die essentia, die nichts unreins laßt bei dem reinen." (Paracelsus, Werke, Ed. Sudhoff, Bd. 3, 306; vgl. auch Bd. 10, S. 361). Aus dem chemischen Verhalten bei der Goldgewinnung zog Paracelsus daher den Schluß, dass Antimon, ähnlich wie es beim Zusammenschmelzen mit Gold-Silberlegierungen das Gold von seinen Verunreinigungen befreit, auch im Körper durch „Legierung" mit den krankhaften Stoffen die schädliche Materie unschädlich machen kann. Die Entgiftung des Organismus wurde offensichtlich als chemischer Bindungsvorgang aufgefasst, der sich ähnlich wie die Neutralisierung der Säuren durch Basen vollzieht.

17 *influentz* – S. 35, Z 21

19 *operimentum* – [auripigmentum EL 18], Auripigment, natürlich vorkommendes Arsen-III-sulfid (As_2S_3), syn. *arsenicum citrinum*, Bergschwefel, Rauschgelb

21 *resina* – Baum-Harz (*resina, ae* lat. Harz)

25ff *mercurius, sulphur, sal* – Merkur, Sulphur und Salz bezeichnen hier und in den folgenden Zeilen abstrakte Prinzipien, die das Flüssig-Rauchartige (*mercurius*), Brennbare (*sulphur*) und Feste, Beständige (*sal*) repräsentieren (vgl. S. 32, Z 05–08)

26 *tailcs* – [talcum EL 19], Talk (Magnesium-Silikathydrat); das schon in der Antike als Gleit- und Wundpuder verwendete Mineral wurde wegen der fettigen Konsistenz auch *Steatites*, Fettstein, genannt. Nach Ruland und Toxites hieß es auch Katzensilber

27 *oger* – [ochra EL 19] – Ocker (*ochra* lat.), Erdfarbe, Gemisch aus Brauneisenstein (Eisen-III- Oxid Fe_2O_3), Ton, Quarz und Kalk

   zinober – [cinnabaris EL 19], Zinnober, Hydrargyrum sulfuratum rubrum, Quecksilbersulfid (HgS), durch Sublimation von Quecksilber und Schwefel als leuchtend rote Substanz gewonnen, die Namengeber für das Pigment Zinnoberrot wurde

28 *wildens, (wismats)* – [ferrum EL 19], vermutlich nicht Eisen (*ferrum*), sondern Wismut (*wismutum, bismutum*), das auch unter der Bezeichnung *Marcasita officinarum* bekannt war. Das Metall wurde lange Zeit als eine Abart des Bleis, Zinns, Antimons

oder des Eisens (wie in der lateinischen Übersetzung) betrachtet. Obwohl Agricola bereits 1530 „Bisemutum" als ein den Alten unbekanntes, neuerlich aufgefundenes Metall und wenig später im Detail beschrieb, wurde Wismut erst im 18. Jahrhundert als eigenes Element nachgewiesen (Agricola (1530) S. 75; (1977) S. 352, 374)

kisses – [silicum EL 19], Kieselstein, Feuerstein (*silex, icis* lat. Kieselstein, Granit); als Kiese wurden auch Marcasite (S. 40, Z 13) bezeichnet

Seite 41

01 *marmels* – [marmor EL 19], Marmorstein

dufisteines – [tophus EL 19], Tuffstein, vulkanisches Gestein

anbetisten – [amethystus EL 19], Amethyst, violetter Halbedelstein (SiO_2)

04 *cupri* – Kupfer, (*cuprum, i* lat. Kupfer)

05 *zwitters* – Zinnstein (SnO_2), s. S. 28, Z 08

zincken – [zinzi EL 19], Zink (*zincum, i* lat. Zink); das Metall wird aus Zinkerzen wie Zinkblende und Zinkspat (Galmei) abgebaut; bis zum 17. Jahrhundert wurde Zink nur als Hüttennebenprodukt gewonnen (vgl. Agricola, S. 356, der das Metall als *„liquor, quem parietes fornacis exudant"*, als kleine Kügelchen, die sich im Inneren des Ofens an den Wänden bilden, beschreibt. Die Bezeichnung des metallischen Elements als Zink ist zuerst in den Schriften des Paracelsus nachweisbar

arsenics – Arsenik, S. 39, Z 26

08 *Sal vitrioli* – Vitriol, Ausgangsstoff für die Gewinnung von Schwefelsäure (*Oleum vitrioli*). Als Vitriole wurden Salze der Schwefelsäure von zweiwertigen Metallen bezeichnet, S. 37, Z 03

Sal alumini(s) – Alaun, S. 28, Z 07

09 *Sal entali* – Alumen scissum, Federweiß, S. 48, Z 11

sal petrae – Salpeter, „Felsensalz" (S. 37, Z 15)

salis comunis – gewöhnliches (Speise-) Salz (Natriumchlorid, NaCl); in der Alchemie und im Konzept des Paracelsus von der Entstehung der Erze und Metalle galt das Salz (*sal, salis* lat. Salz) neben den beiden „philosophischen" Elementen *mercurius* und *sulphur* als drittes Prinzip, das die Schwere und die Körperlichkeit (*corpus*) der Stoffe symbolisierte (vgl. S. 32, Z 13). Sal war daher zugleich auch Sinnbild für die Asche oder Schlacke als Rückstand bei der Verbrennung und Destillation

sal salsus gemme – [sal gemmae EL 19], salziges Steinsalz, entsteht durch Sedimentation oder Verdunstung aus mineralreichen Gewässern (*salsus, a, um* lat. salzig; *gemma, ae* Edelstein, Juwel)

17 *spiritus* – nach paracelsischer Lehre eines der drei Prinzipien, Geist (spiritus), Seele (anima) und Leib (corpus), aus denen die Metalle entstehen und die Mercurius (Spiritus), Sulphur (Anima) und Sal (Corpus) zugeordnet wurden (Paracelsus, Werke, Sudh. De natura rerum, Bd. 11, S. 318). Hier bezeichnet spiritus die Wirkkräfte des mercurius.

fuliginem – Ruß (zu lat. fuligo, inis Ruß)

18 *sublunatum* – zur sublunaren Welt, den unmittelbar unter dem Mond gelegenen unteren Sphären gehörig; diese umfassten die vier Sphären der Elemente, die im Gegenatz zu den himmlischen Sphären als imperfekt und veränderlich galten (*sub* lat. unterhalb; *luna, ae* Mond). W, D1 und D2 bieten die Variante „sublimation" (vgl. S. 32, Z 05), die für die Deutung der Textstelle keinen Vorteil bringt

21 *spiritus salis* – Bezeichnung für die Salzsäure (HCl), die durch Destillation von Kochsalz und Schwefelsäure gewonnen wurde; hier wird *spiritus salis* als abstrakter Ausdruck für das Prinzip Sal, die Verfestigung des Flüssigen, verwendet

23 *marcasita* – Markasit (S. 40, Z 13)

24 *cachimia* – Schlacke (S. 40, Z 05)

28 *caepe* – [brassica EL 20], Küchenzwiebel (*Allium cepa L./ Amaryllidaceae*), eine der ältesten Kulturpflanzen überhaupt

Seite 42

09 *widerwertig* – widerstreitend, gegensätzlich

12ff *mineris, miner* – S. 33, Z 16

14f *sydus, sydera* – S. 38, Z 14

17 *astronomei, astronomia* – S. 33, Z 13

19 *constellation* – S. 34, 25

22 *mikrocosmus* – der Mensch als Extrakt der großen Welt. Nach neuplatonischen Lehren und alchemistischer Tradition bestand eine Analogie zwischen der Welt des Menschen (Mikrokosmos) und dem Weltall (Makrokosmos). Beide Welten spiegeln einander, die angenommene Entsprechung erlaubte dem Menschen, aus den Bewegungen der Gestirne Rückschlüsse auf das irdische Geschehen bis hin zum eigenen Lebenslauf zu ziehen (*mikros* gr. klein, *makros* gr. groß, *kosmos* gr. Welt), diese Korrespondenzen bildeten eine wesentliche Grundlage des paracelsischen Denkens

24 *novilunia* – Neumond (*novilunium, ii* lat. Neumond), bezeichnet die Mondphase, in der der Mond mit bloßem Auge nicht sichtbar ist. Der Name geht zurück auf die astrologische Vorstellung, dass sich der Mond in dieser Phase erneuere.

exaltationes – Steigerungen, Erhöhung im Sinne eines zunehmenden Wachsens, Reifens und vollkommen Werdens (*exaltatio, onis* lat. Erhöhung, Steigerung, Verstärkung); in der Astrologie bezeichnen die *exaltationes* die Stellen im Tierkreis, an denen bestimmte Planeten ihren größten Einfluss besitzen

26 *astro* – Gestirn, Sternbild (*astrum, i* lat. Gestirn, Stern); nach paracelsischer Lehre trägt jeder Mensch sein *Astrum*, eine individuelle Kraft, sein spezifisches Wesen, einen immanenten Plan in sich, nach dem sein Leben verläuft und er seine Vollendung erreicht

lunaria – die den Mond betreffenden Dinge (*lunaris, is, e* lat. zum Mund gehörig)

28 *luna* – der Mond, nach alchemistischer Tradition wurde dem Mond das „edle" Metall Silber zugeordnet

30 *cursum coelestem* – Umlauf der Himmelskörper (*cursus, us* lat. Lauf, Bahn; coelestis, e lat. himmlisch, zum Himmel gehörig)

Seite 43

22 *crocodil* – vgl. die paracelsische Schrift über die Pest, in der die giftige Wirkung des Krokodilatems mit dem Pesthauch eines Pestkranken verglichen wird (Paracelsus, Werke, Ed. Sudhoff, Bd. 9, S. 608).

Seite 44

04 *vulcanum* – Vulcanus, Gott der Feuerflamme, verkörpert in der griechischen Mythologie den Waffenschmied; in der Alchemie dient er als Deckname für den Schwefel; Paracelsus betrachtete Vulcanus als den Erzeuger und Werkmann aller Dinge, als Bildschnitzer, Schmied und Bereiter aller himmlischen Operationen wie Regen, Schnee, Hagel etc.; er sah in ihm einen Arbeiter, der die Natur beaufsichtigt und das aus ihr herausbringt, was Gott zur Überführung in die *ultimam materiam* bestimmt hat. In der irdischen Sphäre repräsentiert das Feuer den schmiedenden Gott und wird Knecht der natürlichen Künste, die der Mensch beherrscht. In den paracelsischen Schriften ist daher Vulcanus gleichbedeutend mit der Kunst des Feuers. (Paracelsus, Werke, Ed. Sudhoff, Bd. 13, S. 155ff)

07 *mors rerum* – Der Tod (aller) Dinge; vielleicht Anspielung auf das Sprichwort des römischen Dichters Horaz: *mors ultima linea rerum,* (Der Tod ist das letzte Ziel aller Dinge. Horaz, Epistulae, I, 16, 79)

17 *zihn* – [stannum EL 23] – Zinn

28 *liechts der natur* – das Licht der Natur, S. 28, Z 17

Seite 45

07 *mortem rerum* – S. 44, Z 07

24 *geschmack* – [olfactum EL 25], Geruch (gesmac, gesmach mhd. Geruch)

33 *Arsenic* – Arsenik, S. 39, Z 26

36 *spiritus* – S. 41, Z 17; hier in der Bedeutung von Hauch, Ausdünstung. Beim Erhitzen an der Luft verbrennt Arsen unter Verbreitung eines eigentümlichen, knoblauchartigen Geruchs zu einem weißen Rauch von Arsentrioxid As_2O_3

Seite 46

13 *realgar*s – natürlich vorkommendes Arsensulfid („Rauschrot", As_4S_4)

15 *keichen* – [anhelatio EL 26], Keuchen, schweres Atemholen, Asthma

19 *vell* – [tunica ventriculi EL 26], Magen(schleim)haut

20 *abschiffert* – [deteruntur EL 26], abschilfern, sich in kleinen Schuppen ablösen (*deterere* lat. abreiben)

trucken – [compressio EL 26] Druck (*compressio, onis* lat. Zusammenpressen)

21 *grublin* – [fovea cordis EL 27], Magengrube, auch Herzgrube genannt; kleine Einsenkung an der oberen Bauchwand unter dem Brustbein

   dawung – [digestio EL 27], Verdauung (digestio, onis lat. eigentlich Verteilung, medizinisch Verdauung)

23 *hertzgüblin* – [fovea cordis EL 27] S. 46, Z 21

24 *breune* – [prunella EL 27], Bezeichnung für unterschiedliche Leiden wie Pestilenz, Gangrän, Brand, auch für Erkrankungen der Atemorgane, die mit Atemnot oder heftigen Schmerzanfällen einhergehen wie bei der *Angina pectoris* (Engbrüstigkeit, Brustbeklemmung), die auch Herzbräune genannt wurde

25 *hauptsucht* – [insania capitis EL 27], unspezifisches Kopfweh

28 *spiritus* – Geist, hier in der Bedeutung von Wirkkräfte, vgl. S. 41, Z 17

31 *infuehrte* – [infecti metallici EL 27], angesteckte (*inficere* lat. anstecken, vergiften, beflecken)

33 *daubsucht* – [mania EL 27], Tobsucht; taub und toben haben die gleiche Abstammung von mhd. dhub, dhup, dub = geistig verwirrt, betäubt

34 *breun* – S. 46, Z 24

Seite 47

05 *menig* – Menge (mhd)

07 *realgar* – S. 46, Z 13

   arsenicalia – arsenhaltige Mittel, vgl. S. 39, Z 26

   operimentiua – [auripigmentica EL 28], Auripigment-Mittel; Auripigment ist wie Realgar ein natürlich vorkommendes Arsensulfid (Rauschgelb As_2S_3)

12 *distinguiren* – unterscheiden (*distinguere* lat. unterscheiden, bestimmen)

14 *arcana* – Geheimmittel (*arcanum*, i lat. das Geheimnis), Arzneien, die die Macht haben, „uns zu verendern, zu mutiren (verwandeln), zu renoviren, zu restauriren" (Paracelsus, Werke, Ed. Sudhoff, Bd. 3, S. 138f). Vgl. auch *chaos*, S. 29, 26

18 *humoristen* – Anhänger der antiken, von dem griechischen Arzt Galen im 2. Jh. n. Chr. entworfenen, hippokratisches Wissen zusammenfassenden Säftelehre (Humoralpathologie, (h)umor, oris lat. Flüssigkeit, Feuchtigkeit, Saft); nach diesem Konzept beruhen Gesundheit und Krankheit auf der gleichmäßigen bzw. ungleichmäßigen Mischung der vier Säfte, Gelber und Schwarzer Galle, Blut und Schleim. Paracelsus lehnte diese Lehre entschieden ab und versuchte die Entstehung der Krankheiten aus den drei chemischen Prinzipien Mercurius, Sulphur und Sal (S. 32 , Z 05–08; S. 32, Z 17) zu erklären.

20 *antimonio* – vgl. S. 40, Z 14; Antimonium (Grauspießglanz) wird von Paracelsus zu den unvollkommenen Metallen gezählt und deshalb mit marcasita, cachimia etc. in einer Gruppe zusammengefaßt

21 *marcasita* – S. 40, Z 13

   cachimia – S. 40, Z 05

talck – S. 40, Z 26; hier als Bezeichnung für eine unvollkommene Vorstufe in der Entwicklung des Metalls angeführt

22 *oger* – Ocker (ochra lat.), Erdfarbe, Gemisch aus Brauneisenstein (Eisen-III-Oxid Fe_2O_3), Ton, Quarz und Kalk

27 *raudich* – [scabies EL 28], Räude, parasitäre Hautkrankheit, Krätze

   kutzlich – [pruritus EL 28], Hautjucken (*pruritus, us* lat. Jucken)

28 *geelsucht* – [morbus regius EL 28], Gelbsucht. Der Terminus bezeichnete jede mit

(gold-)gelblicher Hautverfärbung einhergehende Krankheit, bei der überschüssige oder verdorbene Galle im But zirkulierte und in die Haut diffundierte. Nach humoralpathologischem Konzept (vgl. S. 47, Z 18) wurde die Gelbfärbung nicht als Symptom, sondern als eigenständige Krankheit aufgefasst, die auf eine Störung des Säftegleichgewichts zurückzuführen war

30 *geist antimonÿ* – [spiritus antimonii EL 28], S. 40, Z 14

33 *alkali* – [alcali EL 28], als *alcali* oder *sal alcali* wurden die aus Pflanzenasche gewonnenen Salze bezeichnet (Na_2CO_3, Soda; K_2CO_3 Pottasche)

   mineralia – S. 33, Z 16

   spiritus [...] *gifts weÿsse* – [spiritus venenati EL 29], giftige Ausdünstungen

38 *gehoeders* – [multas venas inficiunt EL 29], die lateinische Übersetzung (sie vergiften viele Adern) legt die Deutung „Geäder" nahe, das mit *gehoeders* verbundene Verb „wirfft aus" läßt eher die Ableitung von ko(e)der, mhd. schleimiger Lungenauswurf, vermuten

   brennen vnd sod – [multum ardoris stomacho EL 29], Sodbrennen (*ardor, oris* lat. Brand, Glut, Flamme; *stomachus, i* lat. Magen)

Seite 48

02 *durchflüssige natur* – [fluxiones et diarrhoea EL 29], Durchfall [*fluxio, onis* lat. das Fließen; *diarrhoea, ae* gr./lat. Durchfall)

   grimmen – [tormina EL 29], krampfhafter Schmerz, namentlich im Grimmdarm (*tormen, inis* = *tormentum* lat. das Bauchgrimmen)

   reißen im bauch – [colicae ventris EL 29], krampfartige Leibschmerzen (reiss: mhd. das die Eingeweide bedeckende Bauchfell (*omentum*), davon abgeleitet reissend = schmerzend, als ob gezerrt würde; *colica, ae* lat. zu *colon* gr. Grimmdarm, *kolike nosos* gr. Grimmdarmkrankheit, *colicae* krampfartige Leibschmerzen)

03 *ausfauld die Lunge* – verursacht Lungenfäule, Lungenschwindsucht

06 *pollutiones* – unwillkürlicher Samenerguss (*pollutio, onis* lat. Befleckung)

10 blawen vnd weÿssen vitriol – S. 37, Z 03

11 *drey species aluminis rochae, scisci, plumosi* – im Mittelalter und in der frühen Neuzeit war Alaun (*alumen, inis* lat., S. 28, Z 07) ein Sammelbegriff für adstringierende, alaunähnliche Substanzen, die chemisch nicht immer eindeutig zu identifizieren sind. Medizinisch verwendet wurden mehrere Alaunarten:
   alumen plumosum – Federalaun, Federweiß, eine Art des Asbest;

alumen rochae (= alumen romanum) – eine Alaunsorte, die Kaliumalaun als basisches Salz enthält und seit Mitte des 15. Jh. hauptsächlich aus der Gegend von Rom, aus Tolfa bei Civitavecchia, exportiert wurde und deshalb den Beinamen *romanum* erhielt. Die im Mittelalter gebräuchliche Bezeichnung *Alumen Rochae* war ursprünglich arabischer Herkunft und bezog sich angeblich auf eine syrische Stadt Rochae (= Edessa) als Herkunftsort,

alumen scissum – Spaltalaun (= *alumen scissile),* der hauptsächlich aus wasserhaltigem Aluminiumsulfat $Al_2(SO_4)_3 \times 18\ H_2O$ bestand.

12 *sal comm*unis – gewöhnliches Speise- oder Siedesalz, das durch Eindampfen der Salzsolen gewonnen wurde; Hauptbestandteil Natriumchlorid (NaCl)

   sal gemmae – Berg- oder Steinsalz (*sal fossile* lat., gegrabenes Salz), bergmännisch gewonnenes Natriumchlorid (NaCl)

   silicis – Kieselstein (*silex, icis* lat. Kieselstein, Feuerstein, Basaltlava)

18 *zihn* – [stannum EL 29], Zinn

24 *simplicibus* – einfache (Arznei-)Mittel im Gegensatz zu zusammengesetzten (*simplex, icis* lat. einfach)

25 *Steurische* – [Stiriae 30], Steiermark

27 *Ertzpurge* – [Ottospurgum EL 30] – Erzgebirge

   Sturische perge – [Inschenburgum EL 30], Steirische Berge

29 *hohen Meischnischen purg* – [Altomixmischburgum EL 30], Hoher Berg von Meißen

31 *Raurisch* – [Ruris EL 30], Rauris, Stadt im Pinzgau im Salzburger Land

32 *Castrin* – [Gasteina EL 30] – Hofgastein

   bintzgaw – [Bintzgovia EL 30], Pinzgau

   Burgaw – [Langenouia EL 30], Pongau

Seite 49

18 *arcanis* – S. 47, Z 14

21 *arsenicalia* – arsenhaltige Mittel, S. 39, Z 26

29 *geelsucht* – [icteritius morbus EL 31], Gelbsucht (icterus, i lat., ikteros gr. Gelbsucht),

vgl. S. 47, Z 28

Seite 50

09 *laudani, materiae perlatae* – Laudanum und *materia perlata* wurden synonym gebraucht und bezeichneten ein paracelsisches Universalmittel gegen alle Krankheiten, (*laudanum* wörtlich „Lobenswerte Arznei", *laudare* lat. loben), das angeblich nach dem Zeugnis des Toxites (1574), S. 450ff bereits dem Tode geweihten Kranken wieder zum Leben verhalf. Es soll aus Gold, Korallen, Perlen und anderen kostbaren, nicht näher bezeichneten Substanzen zusammengesetzt gewesen sein; angeblich enthielt es als Hauptbestandteil Opium, das seit dem 17. Jahrhundert allgemein Laudanum genannt wurde (vgl. dazu Sigerist, 1941)

13 *paralÿsin* – Lähmung

15 *arcano* – Geheimmittel, S. 47, Z 14

20 *saturnus* – Planet Saturn, nach alchemistischer Tradition bezeichnete der Planetenname zugleich das Blei (*plumbum*)

Seite 51

01 *asthma* – S. 31, Z 08

12 *erfarnen, erfarenheit* – S. 35, Z 09

Seite 52

02 *ein iglichs gut [...] 03 zuuertreiben* – die Zeilen sind identisch mit Z 37–38 dieser Seite (Fehler des Abschreibers, der versehentlich die beiden letzten Zeilen des darunterliegenden, folgenden Blattes kopiert hat)

margariten – Perlen [*margaritae, uniones* lat.], Konkretionen aus Muscheln. Perlen waren im Mittelalter ein geschätztes Arzneimittel gegen Blutfluss, Herzklopfen, Angstzustände und Bestandteil kostbarer Zubereitungen, der sogenannten Diamargariton-Präparate

10, 12 *perg- vnd ärtzgeistern* – [spiritibus mineralibus EL 35] – mineralische Dämpfe in den Bergwerken

23 *astronomischen* – [estiomenis EL 35], (Lesefehler des Kopisten!), gemeint ist der „esthiomenische" Schaden, eine „um sich fressende", sich ausbreitende Flechte (*esthiomenos* gr. fressende Flechte), ein „offener schaden der das ganz glid frist als der wolf" (Toxites (1574) S. 433); der Terminus konnte sich auch auf besonders schwere, durch Unterschenkelgeschwüre hervorgerufene Leiden beziehen.

24 *wolf* – [lupinum ulcer EL 35] – fressendes Geschwür (*lupus, i* lat. Wolf), Hauttuberkulose

25 *praeservativ* – [praeservativa EL 36], Vorbeugungsmittel (*praeservativum remedium* lat. vorbeugendes Heilmittel)

33 *astra* – [asthma EL 36], (Lesefehler des Kopisten!) Asthma, S. 31, Z 08

36 *arcanis* – S. 47, Z 14

Seite 53

04, 33 *preseruatif* – S. 52, Z 25

07 *inficirt* – s. infection, Z 19

10 *influentz* – S. 35, Z 21

13 *impression* – Eindringen (*impressio, onis* lat. Eindrücken, Angriff, Einfall); nach Paracelsus gehen unsichtbare, verborgene Kräfte von den Sternen aus, die als *impressiones* in die Luft und Elemente oder Mineralien eindringen und dort wirksam werden. Im zweiten Buch (Seite 51, Z 9ff) vergleicht Paracelsus das Phänomen der „impression" bildhaft mit dem Geruch einer Lilie, der zwar unsichtbar, aber auch durch die von Natur gegebene untrennbare Verbindung mit dem Liliengewächs materiell präsent ist

19 *infection* – „Vergiftung" durch die astralen Einstrahlungen (*inficere* lat. anstecken, vergiften, beflecken)

20 *essenttia tartari* – Weinstein-Essenz

24 *liquor tartari* – Weinsteinlösung

   oleum colchitarini scrup[ula]. ij – Eisenoxid-Öl zwei Skrupel (colcothar von Paracelsus eingeführte Bezeichnung für rotes Eisenoxid; *scrupulum* Gewichtseinheit, der 24tel Teil einer Unze)

25 *Laudani papaveris* drachm[as]. j – opiumhaltige Zubereitung; als Lieferant des morphinhaltigen Opiums ist (Schlaf-)Mohn (Papaver somniferum L. /Papaveraceae) eine der wichtigsten Arzneipflanzen seit der Antike. Opium, auch als Laudanum (S. 50, Z 09) bezeichnet, besteht aus dem getrockneten, aus den unreifen Früchten des Schlafmohns gewonnenen Milchsaft; Drachme bezeichnet den 8. Teil einer Unze

29 *perlatum auri* – S. 50, Z 09; S. 52, Z 02

38 *Manna perlata* – als Manna (*manna, ae* gr./lat. Körnchen, der zu Körnern verhärtete Pflanzensaft) wurde in der Antike und im Mittelalter der eingetrocknete, meist zuckerhaltige Saft verschiedener Pflanzen bezeichnet und arzneilich verwendet. Die Stammpflanze ist nicht eindeutig zu bestimmen. Das bis ins 20. Jahrhundert offizinelle Eschen-Manna von *Fraxinus ornus L./ Oleaceae*, wurde erst seit dem 15. Jh. in Süditalien, vor allem Kalabrien, gewonnen und kam als *Manna calabrina* in den Handel. – Im vorliegenden Text scheint aber nicht auf eine konkrete Substanz, sondern auf das biblische Manna (2. Mos., 16) Bezug genommen zu sein, den Himmels- oder Honigtau (*saliua siderum*), wie Ruland (Ruland, Martin (1612) S. 317f) das paracelsische Manna definiert. Er bezeichnet Manna als eine Art Balsam und Süße, die überall aus denDingen ausgezogen werden kann, wie im folgenden beschrieben wird.

Seite 54

02 *balsami* – ähnlich wie Manna (S. 53, Z 38) bezeichnet Balsamus keine konkrete Substanz, sondern eine Art unsichtbare Kraft oder Ausstrahlung, die die Körper vor Fäulnis oder Verwesung schützt

07 *vitriolo* – Vitriol S. 37, Z 03; S. 41, Z 08. Vitriol ist nicht nur wegen seiner chemischen Eigenschaften von Bedeutung, sondern die Alchemisten verliehen ihm auch einen besonderen Symbolwert, weil sich sein Name angeblich aus den 7 Anfangsbuchstaben der folgenden Formel ableiten lies: „VISITA INFERIORA TERRAE RECTIFICANDO INVENIES OCCULTUM LAPIDEM" (Suche das Untere der Erde auf, vollende es, und du wirst den verborgenen Stein (der Weisen) finden).

08 *urtica* – Brennessel; Brennesselarten, besonders *Urtica dioica* und *Urtica urens/ Urticaceae*, wurden seit der Antike vielseitig als Arzneimittel verwendet. Mit Honig als Leckmittel zubereitet galten sie vor allem als wirksam gegen Atemstörungen, Lungen- und Brustfellentzündung, und als „fäulniswidrige" Mittel

   magneten – natürlich vorkommend als Magneteisenstein Magnetit (Fe_3O_4), wegen seiner, das Eisen anziehenden Kraft schrieb ihm Paracelsus besondere Kräfte zu (Paracelsus, Werke, Ed. Sudhoff, Bd. 2, S. 49ff); die Wechselwirkung zwischen Magnet und Eisen machte den Magneten zum Prototypen von Sympathiewirkungen

12 *phlegma* – wässrige Flüssigkeit (*phlegma, atis* gr./lat. Schleim), in der Alchemie bezeichnet *phlegma* eine wässrige Fraktion, die bei der Destillation aufgefangen wird

abstrahirt – abtrennen (*abstrahere* lat. weg-, abziehen)

14 *zucke* – [ad purpureum colorem inclinet EL 38], hinziehe, hinneige

aqua veronicae – Ehrenpreiswasser; die Stammpflanze ist nicht eindeutig zu bestimmen, vermutlich handelt es sich um den Echten Ehrenpreis, *Veronica officinalis* L. /
Plantaginaceae

16 *alkaliziert* – bezeichnet die Zugabe von Alkalisalzen (S. 47, Z 33)

17 *aquositet* – Wässerigkeit (*aquosus, a, um* lat. wasserreich)

rectificirt – Bezeichnung für den Vorgang der Destillation zu Reinigungszwecken (Ent-
lehnung von *reficere* lat. wiederherstellen), wenn zum Beispiel die überflüssige
Feuchtigkeit wieder abdestilliert wird

18 *ventrem equinum* – (Pferde-)Mistbad, auch *fimus* (Misthaufen) *equinus* genannt, in
den Gefäße vergraben wurden, um bei gelinder Temperatur Bestandteile aus
pflanzlicher oder mineralischer Materie mit Lösungsmitteln auszuziehen; das
Mistbad, das einer Temperatur von etwa 40° bis 60° entspricht, diente den Alchemisten ähnlich wie das Wasserbad als gelinde Wärmequelle bei dem Prozeß
der Transmutation der Metalle

oleitett – ölige Beschaffenheit (*oleum, i* lat. Öl)

19 *fecibus* – Bodensatz, Niederschlag (*faex, cis* lat. Hefe, Bodensatz)

23 *stratificirt* – eine Schicht über die andere legen (*stratum, i* lat. Schicht, *facere* lat. machen), chemischer Ausdruck für das abwechselnde Aufeinanderschichten zweier
unterschiedlicher Substanzen, das auch *stratum super stratum* genannt wurde

limatura chalÿbis – Eisenfeile (*limatura, ae* lat. Feilstaub, Feilstäbe; *chalybs, ybis*
gr./lat. Eisen, Stahl)

24 *luto sanguinis* – zähe Masse aus Lehm oder Ton (*lutum, i*) und Sand zum Abdichten
von Reaktionsgefäßen; oftmals wurde der Kitt auch durch Zusatz von Tierhaaren
oder von anderen organischen Substanzen wie Blut (*sanguis, uinis* lat. Blut) oder
Eiweiß die Klebkraft verstärkt

26 *weidaschenn* – [cinis isatidis EL 39], Asche vom Färberwaid, *Isatis tinctoria* L./ *Brasssi-
caceae*, einer in Deutschland zur Farbgewinnung angebauten Pflanze, die ein
schönes Indigoblau lieferte (*cinis, eris* lat. Asche)

27 *auf seinen mensem* – [ad suum mensem EL 38], mensem (wörtl. „auf seinen Monat"
mensis, is lat. Monat) ergibt keinen Sinn; vermutlich ist stattdessen *mensum* („nach
seinem Ermessen") gemeint (metiri, mensus sum, lat. zumessen, beurteilen)

28 *vino rectificato* – gereinigter Wein (vgl. S. 54, Z 17)

digeriirt – zerteilen (*digerere* lat. auseinander treiben, zerteilen); das Digerieren fand
in besonderen geschlossenen Digeriergefäßen statt, in denen die Substanz über
einen längeren Zeitraum erwärmt wurde

Seite 55

14 *planitie* – Ebene, Fläche (*planities, ei* lat. Ebene), hier die Erdoberfläche

20 *planitz* – Ebene, Fläche (wie Z. 14)

22 *asthmate* – S. 31, Z 08

33 *salpeter* – S. 37, Z 15

34 *gemeines saltz* – S. 48, Z 12

36 *saltz aus dem alumen gesotten* – Alumen ustum, gebrannter Alaun ($KAl(SO_4)_2$)

Seite 56

01 *heimsetze* – anheimstelle, überlasse

11 *arcana* – S. 47, Z 14

12 composita – bezeichnet die zusammengesetzten Arzneimittel; im Gegensatz zu den paracelsischen Arcana, die einen Auszug der unsichtbaren, immateriellen, lebenserhaltenden Kräfte eines Heilmittels darstellen, liegen in den Komposita die heilkräftigen Substanzen mineralischer, tierischer oder pflanzlicher Art in ihrer unmittelbaren Materialität vor

17 *defendiren* – (sich) schützen (*defendere* lat. abwehren, bewahren, verteidigen)

18 *ärtzgeist* – [spiritus minerales EL 42] erzgeist S. 52, Z 10, 12

21 *planities* – S. 55, Z 14

22 *lendet* – [inclinat EL 42] anlehnen, sich hinneigen

24 *aqua panis porcinis* – Alpenveilchen-Wasser, wässriger Auszug aus Wurzel und Wurzelstock von *Cyclamen purpurascens/ Primulaceae*; die Pflanze war bis in die Neuzeit auch unter dem lateinischen Namen *panis porcinus*, Schweinsbrot (*panis, is* lat. Brot; *porcus, i* lat. Schwein), bekannt und wurde zu Schwitzkuren empfohlen

27 *diaphoretische artt* – Zustand des Schwitzens (*diaphoreticus* gr./lat. schweißtreibend)

34 *muccilago* – Schleim (*mucilago, inis* lat. schleimiger Saft), S. 32, Z 22

   resina – Harz (*resina, ae* lat. Baumharz)

35 *tartarum* – Weinstein, S. 32, Z 17

37 *denen iij* – mit den drei Substanzen, die sich infolge der schweißtreibenden Kraft des *aqua panis porcini* weder in der Lunge noch in anderen Organen (*aliis membris* EL 42; *membra, orum* lat. Glieder) festsetzen können, sind *mucilago, resina* und *tartarus* gemeint

Seite 57

02 *vesicam diaphoreticam* – schweißtreibende Harnblase, S. 56, Z 27

   regionem renum diaphoreticam – schweißtreibender Nierenbereich

04 *griß* – [arena EL 43], Harngries, Harnsand, kleinste Harnkonkremente (*arena, ae* lat. Sand)

22 *bitumine* – Asphaltus, Erdpech, Nap(h)ta, Petroleum, S. 32, Z 21

 viscoso – zähflüssig, klebrig (viscosus, a, um lat. zähflüssig, leimartig, klebrig)

23 alcali – S. 47, Z 33

28 *realgare* – S. 46, Z 13

 antimonio – S. 40, Z 14

29 *fuligio* – Ruß, S. 41, Z 17

 muccilago – Schleim, S. 32, Z 22

30 *firnisium* – Firniss, Harzlösung (*vernisium, ii* lat. Firniss, das glänzende Harz)

 tartarum – Weinstein S. 32, Z 17

31, 36 *luftglieder* – [membra spiritualia, membra spiritus EL 44], Atemorgane

33 *arcana perlata* – Geheimmittel, S. 47, Z 14; S. 50, Z 09

34 *diaphoreticam virtutem* – schweißtreibende Kraft (*diaphoreticus, a, um* lat. schweiß-treibend; *virtus, utis* Tugend, Eigenschaft)

37 *forte waesen* – Randglosse „vielleicht waesen" (Änderungsvorschlag statt „wasser")

39 *emunctoria* – Ausscheidungsorgane (*emunctorium, ii* lat. Ausscheidungsorgan, *emun-gere* lat. ausschneuzen)

Seite 58

03 *vitrioll* – S. 37, Z 03; S. 41, Z 08

04 *drotten* – [per torcular EL 44], Kelter, Weinpresse (trotten mhd. Kelter; *torcular, aris* lat. Kelter, Presse)

 prima materia – in der Tradition der Alchemisten bezeichnet der Terminus die Aus-gangssubstanz, die zur Herstellung des Steins der Weisen benötigt wird. Paracel-sus verwendet den Ausdruck in mehreren Bedeutungen; in seiner Theorie von der Entstehung der Metalle und Mineralien entspricht der prima materia das Queck-silber als Ausgangssubstanz für sämtliche andere Metalle; prima materia nennt er aber auch die Urmaterie, in der sich der Logos, das göttliche Wort materialisiert hat (Pagel, 1962, S. 79ff); prima materia kann überdies auch allgemein die rohe Ausgangssubstanz bezeichnen, die durch die Kunst des Feuers, Alchemisten oder durch menschliche Arbeit in ein vollkommeneres Endprodukt überführt wird.

06 *humido* – Feuchte, Nässe (*humidum, i* lat. Feuchte)

 resolvirt – aufgelöst (*resolvere* lat. wieder auflösen)

08 *vij metallen* – die sieben Metalle entsprachen den sieben Planeten nach folgender Zuordnung: Gold – Sonne; Silber – Mond; Eisen-Mars; Quecksilber – Merkur; Zinn-Jupiter; Kupfer-Venus; Blei-Saturn; die Metalle wurden nicht als gleichrangig an-gesehen, sondern sie stellten verschiedene Stufen im Entwicklungsprozess vom unedlen Blei bis zur vollkommensten Stufe, dem Gold, dar

09 *buch der bereittung* – Schrift des Paracelsus *Liber praeparationum (De praeparationi-bus)*, obwohl nur Fragment, enthält sie eine umfangreiche Zusammenstellung von Arzneimittelzubereitungen, hauptsächlich aus mineralischen Substanzen und Me-tallverbindungen (Paracelsus, Werke, Ed. Sudhoff, Bd. 3, S. 309ff)

15 *physicis* – Naturforscher, Arzt (*physicus, i* gr./lat. Naturkundiger)

18 *erfarenheit* – S. 35, Z 09

19 *licht der Natur* – S. 28, Z 17

Seite 59

21 *vapores* – Dämpfe (*vapor, oris* lat.Dunst, Dampf, Ausdünstung)

22 *resovlren* – S. 58, Z 06

    als geschicht – wie es geschieht

24 *die drey bemelte örter* – gemeint sind die drei Kardinalorgane des Körpers, nach paracelsischem Verständnis Hirn, Lunge und Magen

25 *dringen* – [EL pulmonem EL 70], Lesefehler des Kopisten statt *lungen*, da in der vorangegangenen Zeile auf die drei Hauptorgane, in welche die Luft eindringt, verwiesen wird

29 *saltz* – S. 48, Z 12

    vitriol – S. 37, Z 03

30 *alaun* – S. 28, Z 07

33 *sternutationes* – Niesen (*sternutatio, onis* lat. Niesen)

35 *phlegmata* – Schleim, zähe Feuchtigkeit (*phlegma, atis* gr./lat. Schleim, zähe Körperflüssigkeit)

    mucum – Schleim (*mucus, i* lat. Schleim, Rotz)

    apostemata – Abszesse, Geschwüre (*apostema, atis* gr./lat. Geschwür)

Seite 60

03 *keichen* – S. 29, Z 32

04 *ulcerieren* – geschwürig werden (*ulcus, eris* lat. Geschwür)

05 *Balsam* – S. 54, Z 02

06 *coaguliren* – Bezeichnung für die Gerinnung bzw. Verfestigung flüssiger Substanzen (*coagulare* lat. gerinnen machen)

07 *inspissiren* – eindicken (*inspissare* lat. verdicken)

    resolvirt – S. 58, Z 06

13 *essentia* – Essenz, das Wesen eines Dinges; in der Medizin Bezeichnung für einen konzentrierten Auszug aus einer Substanz (*essentia, ae* lat. Wesen einer Sache); „essentien" nennt Paracelsus gelegentlich auch die drei Prinzipien aller Dinge *mercurius, sal* und *sulphur* (vgl. S. 32, Z 05–08)

16 *wust* – [pituita EL 71], Unrat, Schmutz, Auswurf, Krankheitsstoff

19 *vitriol* – S. 37, Z 03

25 *arcana* – S. 47, Z 15

    schwere – [apostemata EL 71], Geschwüre, vgl. S. 60, Z 04

26 *geelsucht* – [icterus EL 71], Gelbsucht, S. 47, Z 28

27 *feiste* – [pinguedinem EL 71], S. 38, Z 01

29 *griess* – [arena EL 71], Harngries, Harnsand, kleinste Harnkonkremente (*arena, ae* lat. Sand)

31 *purgiret* – reinigt, führt ab (*purgare* lat. reinigen, säubern, abführen)

   reiniget vnden vnd oben – reinigt durch Brechen und Abführen

32 *pleurisim* – Brustfellentzündung (*pleuresis, pleuritis*), „Seitenstiche" (dolor lateris)

33 *fallendsucht* – [epilepsia EL 72], Fallsucht, *Epilepsia* (*epilambanein* gr. ergreifen, fesseln), mit dem Begriff wurden Anfallsleiden unterschiedlicher Ursache beschrieben, die mit Bewusstlosigkeit, Konvulsionen (Krämpfen) und Lähmungen einhergingen.

   vergicht – [convulsiones EL 72], Gicht. Die mittelalterlichen Krankheitstermini „vergicht", „gegicht" oder „gicht" bezeichnen Leiden, die nur teilweise mit dem modernen Verständnis der „Gicht" übereinstimmen; der Terminus wurde im Sinne einer Lähmung oder eines Krampfes in zahlreichen zusammengesetzten Formen verwendet. Als Ursache des Leidens wurde eine, durch Diätfehler entstandene unverdauliche, im Körper zirkulierende Materie angenommen, die sich, falls sie nicht rechtzeitig durch Erbrechen oder Abführen entfernt wurde, an verschiedenen Orten im Körper ansammelte und dort Schmerzen hervorrief; so sollte sich bei der Fußgicht, *Podagra* (*pous* gr. Fuss, agra Falle), die schädliche Materie im Fuß, bei der *Chiragra* in der Hand (*cheir* gr. Hand) ablagern.

34 *alaun* – Alaun, S. 28, Z 07

36 *balsamische artt* – S. 54, Z 02

Seite 61

02 *estiomonischen flus* – [*fluxus esthiomenos* EL 72], S. 26, Z 23

03 *rinnen* – [ductus EL 72], Gang (*ductus, us* lat. Leitung, Kanal)

17 *scabies* – Krätze; mit dem Terminus wurde jede Hautkrankheit, die zum Kratzen führte, bezeichnet. Nach humoralpathologischem Verständnis waren Hautkrankheiten Zeichen für Veränderungen der Säftemischung im Inneren des Körpers, der sich auf dem Wege des Hautausschlags von den verdorbenen Säften befreite.

19 *der Luft aluminis* – [aer aluminis EL 73], Luft [*aer, aeris* lat. Luft] bezeichnet hier wie im folgenden Terminus „luft Vitrioli" das wirksame Prinzip des Minerals

21 *alopetiam* – Fuchsräude (*alopecia, ae* gr. lat. Fuchsgrind; *alopex* gr. Fuchs), mit Veränderungen der Hautfarbe und Haarausfall verbundene Hautkrankheit

25 *cerot* – Wachssalbe, -pflaster (*ceratum, i* (Nebenform *cerotum, i*) lat. Wachspflaster, -salbe)

   ulceration – Geschwürbildung (ulcus, eris Geschwür)

29 *complexionen* – Beschaffenheiten, Eigenschaften, körperliche Konstitution (*complexio, onis* lat. Zusammenfassung); die ursprünglich vier Complexionen der traditionellen Humoralpathologie (warm, kalt, feucht, trocken) reduzierte Paracelsus auf nur zwei Eigenschaften, warm und kalt, mit der Begründung: „Es ist eine Eigenschafft

aller Dinge entweder warm oder kalt. Was warm ist, das ist trocken, was kalt ist, das ist naß oder feucht. Deshalb gibt es nur 2 complexiones, nicht 4." (Paracelsus, Werke, Ed. Sudhoff, Bd. 4, S. 7)

humoribus – [morbis EL 73], Säfte (*humor, oris* lat. Flüssigkeit, Feuchtigkeit); im humoralpathologischen Konzept bedeuten die *humores* die Vier Kardinalsäfte Gelbe und Schwarze Galle, Blut und Schleim (vgl. S. 47, Z 18); im Zusammenhang mit den hier aufgezählten, die natürliche Körperdisposition beschreibenden Begriffen „complexionen" und „qualiteten" ist der Terminus „*humoribus*" der lateinischen Variante „*morbis*" vorzuziehen (*morbus, i* Krankheit)

Seite 62

04 *gutteit* – [beneficia EL 73], Wohltaten, Guttaten (*beneficium, ii* lat. Wohltat, Verdienst, Begünstigung)

08 *permixtion* – Vermischung (*permixtio, onis* lat. Vermischung, Mischung)

09 *spitzen rauden* – unspezifische Bezeichnung für schuppende, rauh und rissig machende, papulöse Hautkrankheiten

10 *zittermal* – [impetigo EL 74], Zittermal, Zitterach: trockener, schuppender, Hautflecken zurücklassender Hautausschlag (*impetigo, inis* lat. chronischer Ausschlag, Schorf)

12 *alumen plumosum* – Federalaun, S. 48, Z 11

20 *salpeter* – S. 37, Z 15

21 *vitriol* – S. 41, Z 08

25 *gradett* – = gradirt, in der Stufe seiner jeweiligen natürlichen Vollkommenheit (*gradus, us* lat. Stufe, Abstufung, Schritt)

35 *salniter* – Sal nitri, Kalisalpeter (Kaliumnitrat KNO_3)

36 *nitris* – nitrum = Sal nitri

Seite 63

06 *aqua fortis* – Scheidewasser, Salpetersäure (*fortis, e* lat. stark); diente zur Trennung von Gold und Silber, da die Säure Silber, jedoch nicht Gold auflöst. Hauptbestandteil Salpetersäure HNO3. Aqua fortis wurde hergestellt durch trockene Destillation von Salpeter mit kristallwasserhaltigen Sulfaten wie Vitriol oder Alaun

aqua gratationis – Gradierwasser, chem. Lösungsmittel, das aus der Oberfläche einer Goldlegierung die unedlen Metalle herauslöst (*gradatio, onis* lat. Steigerung, Stufenerhöhung) und so ein unedles Metall in Gold verwandelt

aqua regis – Königswasser; ein Gemisch aus konzentrierter Salpetersäure und konzentrierter Salzsäure. Den Namen erhielt es, weil es das Gold, den König der Metalle, aufzulösen vermochte, Silber hingegen als Silberchlorid AgCl ungelöst bleibt

15 scheidwasser – Salpetersäure (HNO_3); Kupfer, Silber und Quecksilber werden von Salpetersäure gelöst, Gold hingegen nicht; Salpetersäure diente deshalb zur Trennung von Gold und Silber, weshalb sie auch Scheidewasser genannt wurde

23 *fahen* – aufnehmen, einfangen

34 *distilliren* – destillieren, Destillation (*destillare* lat. herabträufeln), Vorgang zur Trennung von Flüssigkeiten aufgrund ihres unterschiedlichen Siedepunktes. Zu diesem Zweck werden Flüssigkeiten in einem Kolben durch gesteuerte Erhitzung mittels eines Ofens, Sand-, Asche- oder Wasserbades erwärmt, verdampft und in einem aufgesetzten Alembik (*ambix* gr. Helm; al, arab. Artikel) kondensiert. Über ein Kühlrohr wird das Kondensat aus dem Helm in ein Auffanggefäß, *receptaculum*, weitergeleitet. Der im Kolben verbliebene Rückstand hieß *caput mortuum*

Seite 64

01 *virtute expulsiua* – austreibende Kraft (*expellere* lat. heraustreiben, ausstoßen)

02 *gradiren* – S. 63, Z 6

03 *cinober* – Zinnober, S. 40, Z 27

plumosum – Federalaun, S. 48, Z 11

08 *fix sal* – sal fixum; im Gegensatz zu den flüchtigen Salzen, *Salia volatilia* (z. B. Ammoniumchlorid) bezeichnet *sal fixum* oder Fixsalz ein durch Verbrennen gehärtetes, figiertes Salz (*figere* lat. anheften, festhalten)

spangruen – [viride aeris EL 76], Spanischgrün, Grünspan(lat. viride aeris, aerugo); Hauptbestandteil ist Basisches Kupfer-II-acetat($Cu(CH_3COO)_2$ x $Cu(OH)_2$ x 5 H_2O)

acetum – Essig

14 *digestiones* – Verdauung

expulsiones – Austreibungen (lat. expulsio, onis Vertreibung)

22 *aquis regum* – Königswasser, S. 63, Z 6

26 *gradirwasser* – S. 63, Z 6

28 *distilliren* – S. 63, Z 34

31 *correctio mellis* – Verbessertes Honigpräparat (*correctio, onis* lat. Verbesserung; *mel, mellis* lat. Honig), *correctiones* oder *corrigentia* hießen Zusätze zu Arzneimitteln, die der Abschwächung stark wirkender Komponenten dienten

correctio tartarij – verbessertes Weinsteinpräparat

Seite 65

01 *ultima materia* – S. 38, Z 26

18 *alchemisten* – Die Alchemie gehörte zu den vier Säulen, die das Fundament der paracelsischen Medizinlehre tragen sollten (vgl. S. 33, Z 13); anders als seine Zeitgenossen, die die Alchemie mit der Goldmacherkunst gleichsetzten, definierte Paracelsus die Alchemie als eine Kunst, die den Menschen befähigte, zu vollenden, was die Natur unvollendet gelassen hatte. Nach seiner Vorstellung hatte daher der Alchemist die Aufgabe, die natürlichen Stoffe so zu verwandeln, dass sie dem Menschen nützlich sind; er sollte seine chemischen Kenntnisse nicht für die Goldgewinnung einsetzen, sondern entsprechende Arzneimittel schaffen, die gezielt gegen die jeweilige Krankheit gerichtet und wirksam sind (Paracelsus, Werke, Ed. Sudhoff, Bd. 8, S. 181ff)

19 *probiren* – quantitative Bestimmung einzelner Bestandteile eines Erzes oder Minerals durch Ausschmelzen, wozu besondere Probir-Öfen verwendet wurden (vgl. Agricola (1977) Buch VII, S. 188ff)

Seite 66

05 *sublimieren* – S. 32, Z 05

10 *sublimatum mercurium* – Quecksilbersublimat; aufgrund der laxierenden Wirkung handelt es sich um das Quecksilber-I-chlorid (Hg_2Cl_2), das arzneilich als abführendes und harntreibendes Mittel verwendet wurde. Weil man das Präparat in Unkenntnis seiner chemischen Natur für ein durch häufiges Sublimieren „versüßtes" Quecksilbermittel hielt, hieß es auch *mercurius sublimatus dulcis*, versüßtes Quecksilbersublimat; andere Bezeichnungen waren *Calomel* und *Manna metallorum*

11 *laxirt* – lockert, erweicht (*laxare* lat. lockern, eröffnen, zerteilen); *laxans* Abführmittel, *laxatio* Erweichung, Verdauungsförderung

13 *sublimation arsenici* – *arsenicum sublimatum*, weißer Arsenik (*arsenicum album*), Hüttenrauch, Arsen-III-oxid (As_2O_3)

15 *4na* – Abkürzung für *quartana*, viertägiges Fieber (*febris quartana; quartanus, a, um* lat. zum vierten gehörig), das alle 4 Tage sich einstellende Wechselfieber; vermutlich bezeichnet der Terminus das Krankheitsbild der Malaria, die im Mittelalter und der frühen Neuzeit in Europa weit verbreitet war und nach den Tagen des Auftretens der Fieberanfälle bezeichnet wurde; bei der *tertiana* handelte es sich um Wechselfieber, bei denen ein Tag und eine Nacht fieberfrei waren und anschließend der Fieberanfall folgte, der einen Tag und eine Nacht andauerte.

16 *morbi acuti* – akut auftretende Krankheiten im Gegensatz zu chronischen Krankheiten, die über einen längeren Zeitraum andauerten

17 *podagra* – Fußgicht, S. 60, Z 33

artetica – Synonym für *arthritis*, ein schmerzhaftes Gelenkleiden (*arthron* gr. Gelenk)

18 *lignum guaiacum* – Guajakholz, Pockholz (*Guajacum officinale, G. sanctum* L./ *Zygophyllaceae*). Das kurz nach 1500 durch die Spanier von Amerika nach Europa transportierte Holz galt als wirksamstes Mittel gegen eine neuartige Seuche, die als Franzosen- oder neapolitanische Krankheit, schließlich als Syphilis tituliert wurde und ebenfalls aus Amerika stammen sollte; wie kaum eine andere Droge erregte das unbekannte Produkt das Interesse der Öffentlichkeit, auch Paracelsus experimentierte mit dem fremdländischen Holz, versuchte durch Destillation die Hauptwirkstoffe zu isolieren und empfahl zunächst die Schwitzkur mit Guajak. Als er jedoch mit den Guajakpräparaten keine dauerhafte Heilung der Syphilis erzielen konnte, polemisierte er heftig gegen die Anwendung des Holzes und führte stattdessen seine Quecksilberbehandlung ins Feld, die angeblich weit größere Erfolge aufzuweisen hatte als die Guajakkur (Paracelsus, Werke, Ed. Sudhoff, Bd. 7, Vom Holz Guajaco gruendlicher Heilung (1529) S. 51ff; Bd. 3, Libellus de Xylohebene (Guajak), S. 365ff)

22 *pustulis* – Bläschen, Blattern (*pustula,* ae lat. kleine geblähte Stelle); der Terminus kann sich auf mehrere, mit Bläschenbildung einhergehende Krankheiten beziehen, unter anderem auf die Pocken und syphilitische Hautläsionen

23 *praecipitationes* – Niederschläge, die beim Ausfällen einer gelösten Substanz durch Zugabe entsprechender anderer Substanzen entstehen

reuerberationes – „Durchflammung", Erhitzen einer Substanz mit der Hitze von Feuer, das von allen Seiten auf die Materie oder das Gefäß zurückschlägt (*reverberare* lat. zurückschlagen, zurückwerfen)

24 *calcinationes* – Rösten oder Glühen einer Substanz, die Produkte werden als *Calx* oder Kalk bezeichnet

29 *concordirent*- im Einklang stehen, übereinstimmen (*concordare* lat. im Einklang sich befinden, harmonieren)

Seite 67

11 *uitia* – Fehler, Gebrechen, Schaden (*vitium,* ii lat. Fehler, Mangel)

Seite 68

27 *qualitet* – Beschaffenheit (*qualitas, atis* lat. Eigenschaft, Beschaffenheit); nach aristotelischer, bis in die Neuzeit tradierter Elementenlehre wurden den vier Grundstoffen vier Qualitäten oder Complexionen zugeordnet: zwei aktive, nämlich Kälte und Wärme, sowie zwei passive Trockenheit und Feuchtigkeit. Feuer galt als trocken und warm, Luft als warm und feucht, Wasser als feucht und kalt, Erde als kalt und trocken. Paracelsus ließ von den vier Qualitäten lediglich zwei, kalt und warm, gelten (S. 61, Z 29)

Seite 69

07 *complexion* – S. 61, Z 29

14 *diathesin* – Veranlagung, besondere Bereitschaft zu einer krankhaften Reaktion (*diathesis* gr. Anlage), die individuelle Krankheits-Disposition

15 *gradibus* – Die Gradenlehre (*gradus, us* lat. Schritt, Stufe, Rang) geht auf das antike Qualitätenschema zurück, das jedem Element bzw. einem der vier Säfte (*humores*) vier Primärqualitäten (heiß, kalt, trocken, feucht) zuordnete. Zur Feinabstimmung der Wirkungsweise, besonders von Arzneimitteln, zerlegte Galen (2. Jh. n. Chr.) die Primärqualitäten in verschiedene Intensitätsgrade. In Anlehnung an dieses Prinzip der Abstufung der Qualitäten schuf Paracelsus ein eigenes Einteilungsschema, das er in seiner Abhandlung „De gradibus" darlegte (Paracelsus Werke, Ed. Sudhoff, Bd. 4, S. 7ff)

24 wider – weder

Seite 70

08 *humiditatis* – Feuchtigkeit (*humiditas, atis* lat. Feuchtigkeit)

14 *coagulation* – Gerinnung, Härtung einer Substanz durch Entzug überflüssiger Feuchtigkeit, vgl. S. 60, Z 06

18 *transmutationibus* – der Terminus bezeichnet im alchemistischen Zusammenhang die Umwandlung unedler Metalle (unter anderem Silber oder Quecksilber) unter Verwendung der „Tinktur" (Färbemittel) in Gold; die Farbveränderung der Oberfläche der Tinktur wurde als Indikator für eine substantielle Veränderung betrachtet (*transmutatio, onis* lat. Vertauschung, Veränderung, Verwandlung; *tingere* lat. netzen, benetzen, färben)

　　praeparationibus – Zubereitung (*praeparatio, onis* lat. Vorbereitung, Zurüstung)

19 *artisterej* – [artistarum EL 119], Artisten: Bezeichnung für die Mitglieder der Artisten-Fakultät an den mittelalterlichen Universitäten, die die eigentliche „ars", die Logik und die lateinische sowie arabische Philosophie lehrten

29 *alembicum* – (Destillations-)Helm, S. 63, Z 34

32–36: *liquida coagulantur etc.* – Die Notiz, in der sich der Kopist Klarheit über die Unterschiede von Feuchtigkeit (*humidum*) und Nässe im Verhältnis zur Koagulation zu verschaffen sucht, lautet in der Übersetzung: „Flüssigkeiten koagulieren/ trocknen nicht aus; Feuchtigkeiten koagulieren, sofern sie austrocknen. Feuchtigkeiten koagulieren, aber die Nässe nicht."

Seite 71

03 *wassersucht* – [hydrops EL 120], der Terminus bezeichnete jedes mit einer wässrigen Anschwellung verbundene Leiden, das entweder die Extremitäten, den Rumpf oder den Bauch betraf. Als Ursache wurde nach humoralpathologischer Lehre eine mangelhafte Funktion der Leber angenommen, die nicht mehr zur normalen Produktion des Blutes und seiner Umwandlung in die entsprechenden Nahrungsstoffe für die Organe imstande war. Als Folge bildeten sich überschüssige Flüssigkeiten, die nicht mehr ausgeschieden werden konnten.

05 *ethica* – Zehrfieber, schwindsüchtiges Fieber, *febris hectica* (*hecticus, a, um* gr./ lat. habend, behaltend, lange in demselben Zustand verharrend, abgeleitet vom gr. *echein* (Futur *hexo*) haben, halten, behalten)

07 *purgirn* – S. 60, Z 31

09 *ignis* – Feuer

10 *marasmum* – allgemeine Schwäche, Kräfteverfall (*marainomai* gr. allmählich verlöschen, hinschwinden, versiegen)

11 *aer* – Luft

12 *colica* – die Bezeichnung *colica* [erg. *passio*, Leiden] ist abgeleitet von *colon, i* lat. Dickdarm, jenem Organ, das urprünglich als Ausgangsort krampfartiger Bauchschmerzen, begleitet von Übelkeit und Erbrechen, betrachtet wurde. Der Terminus wurde analog dazu auf ähnliche Symptome bei Erkrankungen anderer Bauchorgane (Nieren, Blasen, Dünndarm, Galle etc.) übertragen

　　contractura – krankhafte Gelenkverbiegung, unter anderem durch Gicht, Lähmung (*contractus, a, um* lat. zusammengezogen, gekrümmt)

13 *terrae* – Erde

14 *quartanas exaltationes* – Fieberanfälle beim Viertagefieber, vgl. S. 66, Z 15 (*exaltatio, onis* Erhöhung, Steigerung, Verstärkung)

16 *monarchei* – Alleinherrschaft (*monarchia, ae* lat.); unscharfer Begriff; zum einen bezeichnet Paracelsus mit dem Ausdruck seinen eigenen spezifischen Entwurf der Heilkunde (vgl. Paracelsus, Werke, Ed. Sudhoff, Bd. 8, S. 137), zum anderen bezieht er ihn auf die je eigene Vollendung der Qualitäten eines jeden Dinges und Wesens, das irgendwann seine individuelle Monarchie als höchste Entwicklungsstufe erreicht (Paracelsus, Werke, Ed. Sudhoff, Bd. 11, S. 127f; vgl. auch Pagel (1962) S. 101)

17 *procediren* – vorwärtsschreiten (procedere lat. voranschreiten, vorwärts gehen)

18 *medium* – die Mitte

23 mvndo – in der Welt(ordnung (*mundus, i* lat. Welt, Weltall, Weltordnung)

26 *humidum radicale* – die ursprüngliche, dem Körper von Natur aus eingepflanzte Feuchtigkeit; das in der klassischen Antike entwickelte Konzept vom *humidum radicale* diente zur Erklärung der gefährlichen Wirkung von Fieberkrankheiten sowie des Eintritts von Alter und Tod; beide Phänomene trugen zur frühzeitigen Erschöpfung des lebensnotwendigen, jedem individuell zugemessenen Feuchtigkeitsvorrats und damit zu einem vorzeitigen Tode bei (*humidum, i* lat. das Feuchte, die Nässe; *radicalis, e* zur Wurzel (*radix*), zum Ursprung gehörig)

35 *coagulation* – Gerinnung, S. 60, Z 06

36 *alumine* – Alaun S. 28, Z 07

Seite 72

02 *hyle* – Urstoff aller Dinge als ungeformte, aber aufnahmefähige Materie (hyle gr. Materie, Stoff, Holz)

06 *arcanis* – S. 47, Z 14

08 *microcosmische* – S. 42, Z 22

09 *aquositet* – S. 54, Z 17

10 *rectificirtt* – S. 54, Z 17

11 *zucker* – Rohr-Zucker (*Saccharum officinarum* L./Poaceae). Zucker diente zunächst nur als Heilmittel, gesüßt wurde allgemein mit Honig. Die Kenntnis des Zuckeranbaus und der Zuckerherstellung verbreitete sich erst mit der arabischen Eroberung im Mittelmeerraum; seit Beginn des 16. Jh. wurde der Zucker auch als Süßungsmittel begehrt

12 *scrupulum* – Skrupel, Gewichtseinheit, der 24ste Teil einer Unze

15 *vulcanischen schul* – Praxis der Verhüttung der Erze, S. 44, Z 04

21 *simplicia* – einfache Heilmittel (*simplex, icis* lat. einfach, erg. *remedia*)

25 *wasser marrubÿ* – Andornwasser, *Aqua Marrubii* (*Marrubium vulgare* L./ Lamiaceae, Weißer Andorn, Gemeiner Andorn)

26 *wasser barbae jouis*, Hauswurz-Wasser, *Aqua Barbae Jouis* (*Sempervivum tectorum* L./ Crassulaceae)

betonicae – (Heil-]Ziest, Betonie (*Stachys officinalis* (L.) Trev./ Lamiaceae), eine seit alters her hochgeschätzte Heilpflanze; in dem populären, im Mittelalter weit verbreiteten Herbarius des Pseudo-Apuleius werden 47 verschiedene Wirkkräfte der Pflanze angeführt

27 *nenupharis* – Weiße Seerose (*Nymphaea alba L./ Nymphaeaceae*), oder Gelbe Teich-rose (*Nuphar lutea* (L.) Sm./ *Nymphaeaceae*)

28 *segregation* – Trennung (*segregare* lat. (von der Herde) absondern, trennen; *grex, gregis* lat. Herde)

apothecken – Die Apotheker standen bei Paracelsus in keinem großen Ansehen, für ihn waren sie Sudelköche, die „bescheißens und beschabens mit allen dingen"; ihnen stellte er die Alchemisten gegenüber, die die wahre Kunst der Scheidung des Reinen vom Unreinen beherrschten, um die echten Heilmittel zu gewinnen (Paracelsus, Werke, Ed. Sudhoff, Bd. 8, S. 189f)

32 *Alchemisten* – S. 65, Z 18

Seite 73

04 *coquerens* – [praeparationis EL 123], Kochen (*coquere* lat. kochen, sieden, brennen, schmelzen)

05 *contundirett* – zerstoßen (*contundere* lat. zerstoßen, zerquetschen)

07 *kanten* – [cantharus EL 123], Kanne, Gefäß (*kantharos* gr. weitbauchige Kanne mit Henkeln)

balneum marÿ – balneum Mariae, Wasserbad; die Erfindung geht angeblich auf eine alexandrinische Alchemistin namens Maria zurück.

09 *praeservirt, conservirt*- bewahrt und erhält (*praeservare* lat. vorbeugen, behüten; *con-servare* lat. erhalten, bewahren)

defendirt – beschützt, S. 56, 17

Seite 74

14 *fixenn, fixis* – durch Feuer beständig, fest, gemacht, vgl. S. 64, 08

Seite 75

04 *hüttenrauch* – Arsenik, S. 39, Z 26

05 *schmecken* – [olfactu percipit EL 49], riechen, vgl. S. 45, 24

35 *monarchÿ* – Monarchie, Alleinherrschaft, vgl. S. 71, Z 16

Seite 76

02 sal, sulphur, mercurius – S. 32, Z 05–08

04 *fixe* – S. 64, 08

16 *feurlewten* – Schmelzer, Hüttenarbeiter

23 *zwitters* – Zinnerz, S. 28, Z 08

kupfersteins – [lapis cupreus EL 51], Kupferstein; hauptsächlich aus Kupfer-Eisensulfid (Cu_2S + FeS) zusammengesetztes Produkt, das bei der Gewinnung von Rohkupfer aus Kupferkies (CuFeS$_2$) durch Rösten mit Kohle unter Entwicklung giftigen Kohlenmonoxids (CO, „Gichtgas") entsteht

35 *impression* – S. 53, Z 13

37 *gilge* – Lilie; die Bezeichnung Lilie, ebenso wie das lat. *lilium*, gilt für viele Liliengewächse und deren Verwandte wie die Irisgewächse (Schwertlilie) oder Maiglöckchengewächse (*Convallariaceae*); unter ihnen enthalten einige Arten wie die Veilchenwurzel (*Iris germanica var. florentina*) oder das Maiglöckchen wohlduftende ätherische Öle.

Seite 77

07 *salamander* – Der Feuer-Salamander galt seit der Antike als Tier, das vom Feuer nicht verbrannt wurde. Er symbolisierte deshalb die Feuerbeständigkeit mancher Stoffe, in der Alchemie war er auch ein Sinnbild für den Lapis philosophorum selbst.

18 *lilien geschmack* – [odore lilii EL 51], Lilienduft, vgl. S. 45, Z 24

Seite 78

07 *realgar* – S. 46, Z 13
   operiment – S. 40. Z 19

11 *arsenic* – S. 39, Z 26

24 *commixtion* – Vermischung (*commixtio, onis* lat. Mischung, Vermischung)

38 *sÿdera* – S. 38, Z 14

Seite 79

04 *constellation* – S. 34, Z 25

05 *impression* – S. 53, Z 13

13 *mercurius peccans* – schädlicher Quecksilber(rauch) (*peccare* lat. Fehler machen, sündigen; *peccans, ntis* fehlerhaft)

23 *ultimas materias* – S. 38, Z 26

29 *ventri equino* – S. 54, Z 18

31 *alteration* – Veränderung (*alteratio, onis* lat. Veränderung)

38 *stomachi* – des Magens (*stomachus, i* lat. Magen, syn. *ventriculus* und *venter*)
   intestina – Eingeweide (*intestina, orum* lat. Därme, Eingeweide)

Seite 80

01 *venter equinus intestinorum* – Wärme der Eingeweide (*intestina, orum* lat. Därme, Eingeweide), S. 54, Z 18

02 *digestiones* – Verdauung (*digestio, onis* lat. eigentlich Verteilung)

10 *casus* – Fall, Eintritt, Ereignis (*casus, us* lat. Fall, Sturz, Zufall)

13 *sublimationes* – der Begriff *sublimatio* (abgeleitet von *sublimis, e* lat. hoch, erhaben, sich erhebend) bezeichnet sowohl das Verfahren, das die Überführung einer Substanz in den dampfförmigen Zustand bewerkstelligt, als auch das dabei entstandene Produkt (= sublimatum), wie es hier benutzt wird

16 *putrificirtt* – in Verwesung oder Fäulnis übergehen lassen (*putrefacere* lat. in Fäulnis bringen)

18 *spermatischen schleim* – samenähnlicher Schleim (*sperma, atis* gr./lat. Samen); bezieht sich auf die Annahme eines *sperma metallorum*, das an der Hervorbingung der Metalle beteiligt ist

19 *dragagantische resolution* – Tragant(h)-Lösung, Pflanzengummi (*Astragalus gummifer* und andere Astragalus-Arten/*Fabaceae*), offizinelle Bezeichnung Tragacantha; Tragant ist ein vorzügliches Quellmittel, das im Alkalischen mehr als das 30fache seines Volumens aufnehmen kann; (*resolutio, onis* lat. Auflösung)

20 *fönugrecischen mucilaginem* – Bockshornklee-Schleim (*Trigonella foenum graecum* L./ *Papilionaceae*), die Samen sind stark schleimhaltig (*mucilago, inis* Schleim, schleimiger Saft)

23 *putrefactiones* – Fäulnis (*putrefactio, onis* Fäulnis, Verwesung, bezeichnet den Prozess wie auch das Endprodukt); in der Alchemie war die *Putrefactio* ein notwendiges Übergangsstadium auf dem Weg zum *Lapis Philosophorum*, zur *ultimam materiam*

25 *vltimam materiam* – S. 38, Z 26

28 *digerirtt* – verdaut (*digerere* lat. zerteilen, abführen, verdauen), S. 54, Z 28

33 *carnes pulmonis* – Lungenfleisch (*caro, carnis* lat. Fleisch; *pulmo, onis* Lunge)

34 *lacertos* – Muskeln, Muskelfleisch (*lacerti, orum* Muskeln)

Seite 81

02 *putrificierung* – S. 80, Z 16, 23

03 *penetriren* – durchdringen (*penetrare* lat. eindringen, durchdringen)

04 *liquores* – Flüssigkeiten (*liquor, oris* lat. Flüssigkeit, flüssige Substanz)
   poros – Kanal, Röhre (*porus, i* lat. Kanal)

07 *dragantischen* – S. 80, Z 19
   dissolution – Auflösung (*dissolutio, onis* lat. Auflösung, Vernichtung, *dissolvere* lat. auflösen, flüssig machen)

08 *psyllisch mucilago* – *Mucilago Psyllii* -Flohsamen-Schleim (*Plantago psyllium* L./ *Plantaginaceae*); die Samen besitzen eine große Quellfähigkeit

10 *sudores* – Schweiß (*sudor, oris* lat. Schweiß)

12 *ventris equini* – S. 54, Z 18

25 *scoria* – Metallschlacke (*scoria, ae* lat. Schlacke)

Seite 82

01 *fixation* – bezeichnet die Festigkeit, Feuerbeständigkeit einer Substanz sowie den Prozess, der zur Härtung führt (*figere* lat. anheften, festmachen)

09 *scoriam* – S. 81, Z 25

   aeruginem – Grünspan, S. 64, Z 08

17 *blumen* – Schwefelblüte (Flores sulphuris), Sublimierter Schwefel

27 *fixax* – fixatio, Härtung, S. 82, Z 01

Seite 83

06 *vehlich* – [in hostes incidant EL 62], feindselig (vehelich mhd feindselig)

10 *subtili* – Feinheit (*subtilis, e* lat. fein, dünn)

12 *fixation* – S. 82, Z 01

13 *venter equinus* – Mistbad, S. 54, Z 18

14 *vltima materia* – S. 38. Z 26

16 *tinctur* – Tinktur; in der alchemischen Praxis bezeichnete der Terminus eine färbende Flüssigkeit, die bei der Metallveredelung eingesetzt wurde; die Farbveränderung an der Oberfläche sollte zugleich ein Indikator für die substantielle Veränderung sein (*tingere* lat. netzen, benetzen, färben). Der Terminus wurde auch als Synonym für den *Lapis Philosophorum* benutzt

20 *galmeÿ* – *Lapis calaminaris*, Zinkkarbonat $Zn(CO_3)$

23 *corrodiren* – zernagen (*corrodere* lat. zernagen)

Seite 84

03–04 *humores, qualitates, complexiones* – S. 47, Z 18; S. 61, Z 29; S. 68, Z 27

09 *wassersucht* – S. 71, Z 03

   geelsucht – S. 47, Z 28

14 *humorische kranckheitten* – S. 47, Z 18

22 *lungenrohr* – Luftröhre, S. 31, Z 31

32 *putrefactiones* – Fäulnis (putrefactio, onis lat. Fäulnis), S. 80, Z 23

33 *tartara* – Weinstein, S. 32, Z 17

   realgar – Arsensulfid, S. 46, Z 13

   fuligo – Ruß, S. 41, Z 17

41 *hauptwee* – [cephalgia EL 63], Kopfschmerz

   hauptgeschwer [apostemata EL 63], durch heftiges Fieber entstandener Kopfschmerz (*phrenesis*), dessen Ursache auf ein im Hinterhaupt entstandenes Geschwür (*apostema*) zurückgeführt wurde

42 *hauptsucht* – [mania EL 64], unklares Krankheitsbild, allgemeiner Begriff für alle Arten von Geistesverwirrung verbunden mit heftigen Kopfschmerzen

Seite 85

01 *paralysis* – Lähmung; sie galt nach humoralpathologischer Vorstellung als Folge einer Verstopfung der Nerven durch verdorbene Säfte; Lähmungen konnten demnach alle Glieder, besonders aber den Kopf, betreffen und äußerten sich durch Verlust der Bewegung und/oder durch Verlust des Gefühls (*paralysis* gr. Lähmung)

02 *lythargia* – [lethargus EL 64], Schlafsucht. Das unnatürliche Schlafbedürfnis galt als Zeichen einer Geisteskrankheit

   tortura – [tortura oris EL 64], Verziehen des Mundes, Schiefstehen des Mundes infolge Lähmung, (*tortura, ae* lat. Verdrehen; *os, oris* lat. Mund)

03 *der alten natur nach* – [secundum vulgarem descriptionem EL 64], der üblichen Beschreibung nach

05 *venus album* – Bronze

   auricalchum – Messing oder Goldbronze (*aurichalcum, i* gr./lat. Messing; *oreichalkos* gr. Bergerz)

13 *tinctur* – S. 83, Z 16

19 *eingemisset* – vermischt

21 *brancha, pituita (corrisa), catarrhus* – Die drei Krankheitsbilder zählten zur Gruppe der Katarrhe; catarrhus (*kata* gr. herab, *rheo* gr. ich fließe) bezeichnete allgemein einen Abfluss schädlicher Materie, der nach dem Ausflußort unterschieden wurde: den Abfluß des Schleims (*phlegma* gr., *pituita, ae* lat. Schleim) vom Gehirn durch die Nase nannte man *coryza* (Schnupfen), den Abfluss durch den Rachen als *branchia* (*branchia* und *branchus* gr. Heiserkeit), den Abfluss zur Brust als den eigentlichen Katarrh oder *catarrhus*

27 *fuliginem* – Ruß, S. 41, Z 17

28 *realgar* – Arsensulfid, S. 46, Z 13

29 *bitumina* – Asphalt, S. 32, Z 21

   muscilagines – Schleim, S. 32, Z 22

   gekoder – schleimiger Lungenauswurf, S. 47, Z 38

Seite 86

08 *galmaischen* – Galmei, Zinkkarbonat, S. 83, Z 20

18 *minium* – Mennige, Bleioxid (Pb_3O_4)

19 *bleiweiß* – Cerussa, Basisches Bleikarbonat ($2PbCO_3 \times Pb(OH)_2$)

   bleiaschen – Gebranntes Blei, *Plumbum ustum*, besteht aus Bleioxid (PbO), Bleisulfid (PbS) und Bleisulfat ($PbSO_4$)

22 *spießglas* – Antimonium S. 40, Z 14

24 *zucken* – [zincum EL 66], Zink

26 *venerischen* – Kupfer, S. 58, Z 08

   martialischen – Eisen, S. 58, Z 08

   jovistiscen – Zinn, S. 58, Z 08

27 *zwitters* – Zinnerz, S. 28, 08

30 *gletten* – Bleiglätte, Lithargryrum, Blei-II-oxid (PbO)

31 zinober – Zinnober, Cinnabaris, Queck-II-silbersulfid (HgS)

Seite 87

02 *vulcanischen knecht* – Arbeiter in den Hüttenwerken und Metallverarbeitungsstätten, S. 44, Z 04

11 *stellio* – Name für eine Eidechsenart, die nach Angaben des antiken Enzyklopädisten und Naturforschers Plinius (1. Jh. n. Chr.) giftig war und dem Menschen auf das Listigste nachstellte (Plinius, Historia naturalis, cap. XXX, cap. 10); Agricola beschreibt die wegen ihrer besonderen Zeichnung auf dem Rücken als Sterneidechse bezeichnete Molchart in seinem Traktat über die Lebewesen unter Tage als charakteristischen Grubenbewohner (Agricola, S. 531); nach Toxites war stellio aber auch der Deckname für pulverisierten Zinnober; diese Bedeutung dürfte hier zutreffen (Toxites (1574) S. 482)

19 *Epicurischen* – Epikureer, Anhänger der Lehre des griechischen Philosophen Epikur (um 341 v. Chr. – ca. 270 v. Chr), der die Lustmaximierung als ein wesentliches Kriterium für ein sinnvolles und gelungenes Leben betrachtete

21 *erarnnen* – verdienen, entgelten, bezahlen

Seite 88

01 *wurm am finger* – *panaritium* (s. S. 88, Z 07). Die klopfenden, nagenden und bohrenden Schmerzen im Fingergeschwür wurden in der Volksmedizin dem Wirken eines Wurms zugeschrieben, den man in der aus dem Geschwür entleerten Materie glaubte erkennen zu können

05 *mania* – S. 84, Z 42

 phrenesis – 84, Z 41

06 *orexis* – *orexis* gr. bezeichnet ein Verlangen nach etwas, lat. *appetitus, us* Begehren, Verlangen; Paracelsus benutzt den Begriff jedoch in der Bedeutung von Sodbrennen, *ardor stomachi*

07 *panaricio* – Nagelgeschwür (*panaritium, ii* lat. aus *paronychia* gr. Nagelgeschwür, *onyx, onychos* gr. Nagel (eines Fingers oder Zehs)

09 *grublin* – S. 46, Z 21

15 *erfarenheit* – S. 35, Z 09

34 *folio forte* – Großformat (Blattformat)

Seite 89

31 *theriax* – Theriak, das wohl berühmteste Arzneimittel der Vergangenheit. Die Vorschrift stammte von einem der Leibärzte des Kaisers Nero (37 n. Chr. – 68 n. Chr.), Andromachus, und enthielt mehr als 60 Bestandteile, darunter Opium, Schlangenfleisch, Entenblut, Perlen und kostbare Steine. Eine ähnliche Rezeptur hatte schon Mithri-

dates (132 – 63. v. Chr.), König von Pontos, als Schutzmittel gegen Gifte aller Art erfunden (*Theriaca Mithridati*) und galt wie der Theriak des Andromachus bis ins 18. Jahrhundert als Universalheilmittel, vor allem als Schmerz- und Magenmittel

Seite 90

05 *impression* – S. 53, Z 13

18 *halb gewechß* – Die Metallnatur des flüssigen Quecksilbers wurde lange Zeit bestritten, auch Paracelsus zählt das Quecksilber zu den unvollkommenen Metallen, weil es nicht zur „coagulation" (S. 90, Z 28) gelangt ist

28 *coagulation* – Gerinnung, Verhärtung, S. 60, Z 06

Seite 91

06 *argento vivo* – Quecksilber; *argentum vivum* ist die wörtliche Übersetzung von „Quecksilber" ins Lateinische (*argentum, i* Silber; *vivus, a, um* lat. lebendig, frisch; quec, koc mhd lebendig, frisch, munter)

06 *vulcanische Feuer*, S. 44, Z 04

08 *generationibus* – paracelsische Schrift „*Philosophia de generationibus et fructibus quatuor elementorum*" (Philosophie (= Lehre von der himmlischen und irdischen Sphäre) über die Entstehungsweisen und Wirkungen der Vier Elemente); Paracelsus, Werke, Ed. Sudhoff, Bd. 13, S. 5ff

18 *liquida* – Flüssigkeiten (*liquidus, a, um* lat. flüssig; *liquidum, i* Flüssigkeit)

33 *congelation* – Verfestigung, Eisbildung, S. 32, Z 13

Seite 92

13 *essentias* – Essenz, S. 60, Z 13

arcana – Geheimmittel, S. 47, Z 14

25 *aqua sicca philosophorum* (Glosse am Rand) – trockenes Wasser der Philosophen

32 *distillatorio* – Destillationsapparat, S. 63, Z 34

Seite 93

10 *distillation* – Destillation, S. 63, Z 34

30 *nequitia* (nequittz) – Verdorbenheit (*nequitia, ae* lat. nichtsnutzige Beschaffenheit, Verdorbenheit)

Seite 94

01 *imperfect* – unvollkommen in Bezug auf die Metalleigenschaften, vgl. S. 90, Z 18

04 *congelation lapidum* – Verfestigung der Steine, S. 32, Z 13, (*lapis, lapidis* lat. der Stein)

06 *rebis* – Kot, Ausscheidungsprodukt des Darms (excrementum alvi, nach Castelli (1700))

12 *nequittz* – Verdorbenheit, S. 93, Z 30

15 *planitz* – Ebene, Oberfläche, S. 55, Z 14

Seite 95

03 *zu scheihenn* – [fugiendus EL 90], zu scheuen, zu meiden (schiuhen, schiuwen mhd. sich scheuen vor; *fugiendus* ein zu fliehender, *fugere,* lat. fliehen)

24 *halbe gewechß* – S. 90, Z 18

26 *compaction* – Zusammenfügung (*compactio, onis* lat. Zuammenfügung)

27 *liquatz* – Flüssigkeit (*liquiditas, atis* lat. Flüssigkeit), vgl. S. 91, Z 18

29 *argentum viuum* – Quecksilber S. 91, Z 06

35 *dissolvirung* – Auflösung, S. 81, Z 07

Seite 96

02 *vermitten* – vermieden

03 *digerirung* – Ausziehen von Arzneistoffen durch längere Erwärmung, S. 54, Z 28

04 *vulcanische* – mithilfe des Feuers, S. 44, Z 04

06 *sÿdus terreum* – irdisches Gestirn, S. 38, Z 14 (*terreus, a, um* lat. zur Erde gehörig, irdisch)

08 *astrum* – Gestirn, S. 42, Z 26

23 *constellation* – S. 34, Z 25

24 *mundus* – Welt, S. 71, Z 23

32 *gesehet* – gesät
    som – Same

Seite 97

14 *flammula* – Brennender Hahnenfuß (Ranunculus flammula L.) und andere Hahnenfußarten (Ranunculus spec./Ranunculaceae)

23 *[trollen]plum* – Lücke in der Handschrift ergänzt nach D2, Trollblume (*Trollius europaeus L./ Ranunculaceae*)

31 *mundo terrae* – in der irdischen Welt (*mundus, i* lat. Weltall, Weltordnung, die Welt; *terra, ae* lat. Erdkreis, Erde)

Seite 98

06 *roder, rott* – [turba EL 94], Schar, Menge (mhd ro(t)te, Schar, Abteilung, Ordnung)

11 *exaltation* – Steigerung, Erhöhung; in der Astrologie bezeichnen die *exaltationes* die Stellen im Tierkreis, an denen bestimmte Planeten ihren größten Einfluss besitzen (*exaltatio, onis* lat. Erhöhung, Steigerung, Verstärkung)

Seite 99

06 *radios* – Strahlen (*radius, ii* lat.)

15 *mercurius viuus, argentum viuum* – Quecksilber, S. 91, Z 06

26 *aurum* – Gold

Seite 100

02 *luna, hiems, nix* – Mond (*luna, ae* lat.), Winter (*hiems, hiemis* lat.) und Schnee (*nix, nivis* lat.) als Attribute des Quecksilbers, Mercurius, angeführt

03 *frigus, glacies* – Kälte (*frigus, oris* lat.), Eis (*glacies, ei* lat.), weitere Attribute des Quecksilbers, Mercurius

04 *compactirt* – fest zusammengefügt, fester Natur, vgl. S. 95, Z 26

08 *saturnisch* – auf den Planet Saturn bezogen, der nach alchemistisch-astrologischer Tradition zugleich das Blei repräsentierte

25 *exaltation* – S. 98, Z 11

28 *imprimieren* – S. 30, Z 01

29 *influentz* – S. 35, Z 21

31 *indurirett* – verhärtet, verfestigt (*indurare* lat. verhärten, *durus, a, um* lat. hart)

Seite 101

01 impression – S. 53, Z 13

14 *deschtipten* – [certa mensura EL 99], bestimmten

15 mensur – Messung, Maß (*mensura, ae* lat. Mass, Messen)

26 *lunarischen kranckheitt* – als „*morbi lunatici (lunares)*" wurden vor allem intermittierende (mit Unterbrechungen auftretende) oder remittierende (vorübergehend nachlassende) Krankheiten bezeichnet, die mit dem Mondeinfluss in Zusammenhang gebracht wurden; hierzu zählten besonders die Geisteskrankheiten, weil man annahm, dass Gehirn und Rückenmark dem Mondeinfluss besonders ausgesetzt waren. Auch die Mondsüchtigen (Somnambulen) und Epileptiker gehörten zur Gruppe der *lunatici*

Seite 102

08 *widerwertigkeit* – Gegensätzlichkeit

argentum viuum – Quecksilber, S. 91, Z 06

14 *limbus* – im paracelsischen Wortschatz der Urstoff des Menschen, der Same göttlicher Herkunft, aus dem der Mensch geschaffen ist und der Himmel und Erde, obere und untere Sphäre sowie die vier Elemente einschliesst.

Seite 103

01 *matrix* – Gebärmutter (*matrix, icis* lat. Hülle, Erzeugerin, Mutterleib)

13 *minste* – der kleinste Teil (*minimus, a, um* lat. der kleinste)

17 *widerwertige Element* – gegensätzliche Elemente, S. 102, Z 08

32 *blast* – [fulmen, EL 102], das mhd. Wort blast bezeichnet den Hauch, Atem und die Winde (vgl. S. 38, Z 16). In der lat. Übersetzung wird der Ausdruck als Blitz wiedergegeben (fulmen, inis lat. Wetter-, Blitzstrahl)

Seite 104

03 *pulver der puchsen* – Schießpulver, Schwarzpulver; als Treibmittel für Feuerwaffen (mhd. puchse, pixe) schon im Mittelalter benutzt, es bestand aus Kaliumnitrat (Salpeter), Holzkohle und Schwefel

09 *liquitet* – Flüssigkeit, S. 91, Z 18; S. 95, Z 27

15 *complex* – complexion, natürliche Beschaffenheit, S. 61, Z 29

22 *contrarium* – das Entgegengesetzte, Gegensatz (*contrarius, a, um* gegenüber liegend, auf der entgegengesetzten Seite)

25 *vngestvemig* (?) – [maleuoli EL 103], missgünstig (*malevolus, a, um* lat. ungeneigt, mißgünstig, gehässig)

Seite 105

10 *tinctur* – S. 83, Z 16

Seite 106

09 *compaction* – S. 95, Z 26

16 *luna terrena* – irdische Luna, Bezeichnung für Mercurius, S. 100, Z 02

20 hyems – Winter, S. 100, Z 02

29 *sÿdus* – Gestirn, S. 38, Z 14

Seite 107

28 *tremoristen* – Zitterer (tremor, oris lat. Zittern); der früher auch als Merkurialzittern bezeichnete Tremor tritt vor allem bei chronischer Quecksilbervergiftung auf

Seite 108

08 *cartilagines* – Knorpel (*cartilago, inis* lat. Knorpel)

13 *darmsucht* – [phrenesis EL 109]; vermutlich liegt ein Lesefehler des Kopisten vor, der „darmsucht" (Dysenterie oder Darmkolik) anstelle von „daubsucht" entziffert hat; daubsucht entspräche eher den Varianten in W, D1 und D2 sowie phrenesis in der lateinischen Übersetzung; vgl. S. 46, Z 33

15 *apoplexia* – symptomatischer Begriff für eine plötzliche Lähmung oder Betäubung, entspricht dem Bild des „Schlaganfalls" (*apoplesso* gr. ich schlage nieder)

lithargia – Schlafsucht, S. 85, Z 02

19 *infrigidation* – Abkühlen, Erkalten (*infrigidatio, onis* lat. Erkalten)

28 *geschmack* – Geruch, S. 45, Z 24

Seite 109

12 *ephemerides* – Kalendarien, die Aufgang und Untergang der Gestirne, Jahreszeiten, Wochentage etc. anzeigen (*ephemeris, idis* gr. Tagebuch, Journal)

13 *lunarischen krancken* – S. 101, Z 26

27 *archidoxen* – Titel einer Schrift von Paracelsus über die Grundlagen seiner Lehre „*Archidoxis novem libri de mysteriis naturae*"; die Darstellung entstand 1525–1526, erschien aber erst nach seinem Tode im Druck: 1569 erstmals in lateinischer Sprache, gefolgt von verschiedenen Ausgaben in deutscher Sprache (vgl. Paracelsus, Werke, Ed. Sudhoff, Bd. 3, S. 91–200)

Seite 110

06 *luna microcosmi* – Mond der kleinen Welt (= des Menschen)

08 *imprimirt*, S. 30, Z 01

13 *monsucht* – S. 101, Z 26

22 *lunarische kranckheitten*, S. 101, Z 26

23 *daubsucht* – S. 46, Z 33

   katzenpieß – [morsus catorum EL 112], vermutlich Tollwut; Virusinfektion, die bei Menschen und Tieren akute, fast immer zum Tode führende Gehirnhautentzündung auslöst

   mania – S. 84, Z 42

24 *dantz* – [chorea Santviti EL 112] Veitstanz, Tanzwut; epidemische Volkskrankheit, die vor allem vom 14. bis 17. Jahrhundert verstärkt beschrieben wurde; die Ursache ist ungeklärt, es werden unter anderem relgiöse Exstase, Hysterie, neurologische Erkrankungen diskutiert. Während des Tanzes beteten die Kranken zu St. Veit, von dem sie Rettung vor der Pest erhoffen. Heute wird als „Veitstanz" das Krankheitsbild der Chorea Huntington, einer seltenen erblichen Gehirnerkrankung, die mit Bewegungsstörungen, krampfhaften Muskelzuckungen und Wesensänderungen einhergeht, umgangssprachlich bezeichnet. Die Krankheit wurde erstmals 1872 von dem amerikanischen Neurologen George Huntington beschrieben, nachdem schon 1832 John Elliotson die Symptomatik charakterisiert hatte.

   fallend – Epilepsie, S. 60, Z 33

29 *paralysis* – Lähmung, S. 85, Z 01

   gutta – Gicht, S. 32, Z 17

30 *arthetica* – Synonym für „arthritis", es bezeichnet ein schmerzhaftes Gelenkleiden (arthron gr. Gelenk)

   podagra – Fußgicht, S. 60, Z 33

31 *gechoß gesucht* – allgemeine Bezeichnung für plötzlich, „pfeilschnell" erfolgende, reißende Schmerzen („Hexenschuß", *Lumbago, Ischias*); plötzlicher Anfall von heftigen Kopf- oder Gliederschmerzen

32 *kaltwee* – mit Schüttelfrost (Fieberfrost) einhergehender Krankheitsanfall, vielfach ein Terminus für das Wechselfieber

   geelsucht – Gelbsucht, S. 47, Z 28

Seite 111

02 *diabeteg* (!) – Diabetes, Harnruhr, mit übermäßiger Harnausscheidung (*diabaino* gr. hindurchgehen) verbundenes Leiden; als Ursache wurde eine Schädigung der Nieren und ihrer Attraktionskraft angenommen

08 *pira* – [ethice EL 1, 12], (*pyra* gr. Feuerherd; *pyr, pyros* Feuer, Fieber); zu ethica (Zehrfieber) vgl. S. 71, Z 05

   quartana – Viertagefieber, Wechselfieber, S. 66, Z 15

22 *radÿs* – Strahlen (*radius, ii* lat.)

27 *praecipitatt* – Niederschlag, hier vermutlich Quecksilberpraecipitat *Mercurius praecipitatus ruber* (HgO)

   corrosif wasser – Ätzmittel (*corrosivus, a, um* lat. ätzend, *corrodere* lat. zernagen), vermutlich mit Ätzsublimat, *Mercurius sublimatus corrosivus* (HgCl$_2$) hergestelltes Präparat

Seite 112

08 *noch dem straussen ist es muglich zu verdawen* – Anspielung auf die legendäre Verdauungskraft des Vogel Strauss (Struthius), der angeblich fähig war, durch seinen heißen Atem selbst Eisen zu verdauen

15 *dominium* – Herrschaft, Herrschaftsgebiet (dominium, ii lat.)

27–29 – „Es fehlen einige Traktate. – Möge Gott, der Beste und Größte, einmal bewirken, dass diese angefügt werden. Ihm sei Lob, Ehre etc."

31 *Caput VI* – Wie Huser an dieser Stelle in einer lateinischen Anmerkung aufgrund der Zählung „VI. Capitel" vermutet (Bd. 5, Teil 1, S. 86), fehlen der 5. und 6. Traktat; diese Lücke füllte Huser mit den beiden Kapiteln 2 und 3 des Fragmentes aus, die in HM am Ende stehen (fol. 57r–58v) und die auch Sudhoff in seiner Ausgabe entgegen Huser an den Schluß gesetzt hat. Die Kapitel 6 bis 14 betrachtete Huser als Teile eines 7. Traktates oder nicht mehr vorhandenen Vierten Buches.

32 *praeservativis, conservativis* – Vorbeugungs- und Erhaltungsmittel

Seite 113

19 *gleichen* – Gelenke (g(e)leich mhd Gelenk)

   articulis – Knochen-Gelenke (*articulus, i* lat. Gelenk)

21 *fixum locum* – festen Ort (der Ablagerung); *fixus, a, um* lat. fest, angeheftet; *locus, i* lat. Ort, Platz, Stelle

22 *apostema* – Geschwür, S. 60, Z 25

25 *tingirten* – gefärbten (*tinguere*, lat. benetzen, anfeuchten, färben)

35 *höli der gleich* – Gelenkhöhlen

Seite 114

01 *spinam dorsi* – Rückgrat (*spina, ae* lat. Dorn, Stachel; *dorsum, i* lat. Rücken)

   regiones sciarum – Hüftregionen (*scia, ae* lat. Hüftbein)

03 *ligamenten* – (Bindegewebs-)Bänder (*ligamentum,* i lat. Band)

06 *catarracten* – Schleuse, Fallgatter (*cataracta,* ae gr./lat. Wasserfall, Schleuse)

09 *gleichen* – Gelenken

    colligirt – anhäufen (*colligere* lat. sammeln, anhäufen, zusammenziehen)

13 *cavitatem* – Höhle (*cavitas, atis* lat. Höhle)

14 *rastetenn* – Handwurzel (*rasceta, rasetta, rascetta* lat. Handwurzel, = *carpus,* i Hand-
    wurzel)

15 *huli* – (Augen-)Höhle

28 corrosif, *corrosiuum* – Ätzmittel, vgl. S. 111, Z 27

33 *realgaris* – Arsenerz, S. 46, Z 13

    unciam – Unze, zwölfter Teil eines Pfundes

34 *quantum satis* – soviel wie nötig

35 *alkali von kalch* – Ätzkalk, Calciumoxid (CaO)

    weidaschen – Asche vom Färberwaid, S. 54, Z 26

Seite 115

03 *catarracten* – S. 114, Z 06

06 *eschara* – Brandschorf (*eschara* gr. Kruste, Borke)

09 *croco martis* – Eisensafran, *Crocus martis* (Oxide und Sulfate des zwei- und dreiwerti-
    gen Eisens)

18 *muscilaginosich* – schleimig, S. 32, Z 22

19 *locustis* – die zarten Sprossen von Bäumen und Sträuchern (*locustae, arum* lat.)

23 *thermis* – warme Bäder (*therma, ae* gr./ lat. warme Quellen)

    Pfeffers – Bad Pfäfers in der Schweiz; Paracelsus verfasste 1535 eine Schrift über die
    Heilkraft des Thermalwassers (Paracelsus, Werke, Ed. Sudhoff, Bd. 9, S. 639–659)

24 *baden* – Baden-Baden, wo sich Paracelsus 1526 aufhielt

    plumers – Plombières-les-Bains, Thermalbad in den Vogesen

    gastein – Bad Gastein im Pongau/ Österreich

    dupplitz – Bad Töplitz/Teplitz/Teplice in Böhmen am südlichen Rand des Erzgebirges

    ach – Aachen

25 *embs* – Bad Ems (Lahn)

    goppingen – Göppingen

27 *succo flammulae* – Saft des Brennenden Hahnenfußes, S. 97, Z 14

28 *oleo piperibus* – Öl aus den Pfefferkörnern

30 *thiriacs oder mithridat* – Theriak oder Mithridates, Univeralmedizin, S. 89, Z 31

Seite 116

11 *plater artzt* – Bezeichnung für das Heilpersonal, das sich vornehmlich mit der Behandlung der Ende des 15. Jahrhunderts in verheerender Weise auftretenden Blattern- oder Pockenseuche (Syphilis) befasste

22 *agrimonia* – Gemeiner Odermennig (*Agrimonia eupatoria* L./ *Rosa*ceae)

   floribus lilii convalli – Maiglöckchenblüten (*Convallaria majalis* L./ Asparagaceae)

23 *radice hÿrundinariae* – Schwalbenwurz (*hirundo, inis* lat. Schwalbe), die Pflanze läßt sich nicht eindeutig bestimmen, den Namen trugen mehrere Arten, unter anderem *Vincetoxicum hirundinaria*/ Apocynaceae und Schöllkraut, *Chelidonium majus* L./ Papaveraceae

25 *unguentum* – Salbe

26 *feiste* – Fett

27 *castoreum* – Bibergeil; die getrockneten Drüsensäcke des Bibers *Castor fiber* L., die paarweise zwischen After und Geschlechtsteilen männlicher und weiblicher Tiere liegen. Das stark riechende Sekretionsprodukt war von der Antike bis ins 19. Jahrhundert ein vielseitig als Antiepilepticum, Nervinum, Antihystericum etc. verwendetes Arzneimittel

28 *cantharidibus* – „Spanische Fliegen" (Cantharides); die grünen Käfer (*Lytta vesi*catoria/ *Meloidae*) enthalten eine blasenziehende, stark hautreizende Substanz, das Cantharidin; sie wurden daher bevorzugt in hautreizenden Pflastern, aber auch innerlich in kleinen Mengen gegen Wassersucht, Hydrophie etc. bis in die Gegenwart angewandt

29 *baccis lauri* – *Baccae Lauri*, Echte Lorbeeren; die getrockneten, ätherisches und fettes Öl enthaltenden Früchte des Lorbeerbaumes, *Laurus nobilis* L./ Lauraceae

31 *mercurialischen zitteren* – der bei chronischer Quecksilbervergiftung auftretende Tremor, S. 81, Z 28

33 *gutta* – S. 32, Z 17

   paralÿsis – Lähmung, S. 85, Z 01

   lethargia – Schlafsucht, S. 85, Z 02

34 *apoplexia* – Schlaganfall, S. 108, Z 15

Seite 117

05 *flammula* – brennender Hahnenfuß, S. 97, Z 14

06 *wasser seuen* – [sauena riparum EL 130], nach der Randglosse in EL „savena riparum est hydropiper" handelt es sich um den Wasserpfeffer, *Persicaria hydropiper* L.

(= *Polygonum hydropiper*)/ Polygonaceae). Paracelsus hat eine Abhandlung über die *Persicaria* verfaßt, in der er die Pflanze als ausgezeichnetes Mittel zur äußerlichen Behandlung von offenen Wunden und Geschwüren empfiehlt

11 *geelsucht* – Gelbsucht, S. 47, Z 28

15 *mundanisch* – [EL 130], den Bergen entspringend (*montanus, a, um* lat. zu den Bergen/Gebirgen gehörend, ihnen entspringend)

asula – Esels-Wolfmich, *Euphorbia esula* L./ Euphorbiaceae

16 *rebisola* – aus Urin gewonnenenes Geheimmittel gegen Gelbsucht (Ruland (1612) S. 402)

19 *rhabarbara* – Rhabarber (Rheum-Arten/ Polygonaceae)

liquore tartari – Weinsteinlösung, S. 32, Z 17

22 *ascite* – Bauchwassersucht (*ascites, ae* gr./ lat. Bauchwassersucht, von *askos* gr. Schlauch, Sack)

  tympanite – die gefährlichste Art der Bauchwassersucht, genannt nach dem Klang bei der Perkussion, der dem einer Trommel (*tympanum, i* gr./lat. Pauke, Trommel) glich

23 *hernie* – Eingeweidebruch, Vorfall von Baucheingeweiden durch eine abnorme Bauchwandlücke

  bubone – Leistendrüse, besonders im geschwollenen Zustand: Leistenbeule, Pestbeule (*bubon, onos* gr. Leistenbeule)

26 *laxatif* – Abführmittel, S. 66, Z 11

28 *febribus* – Fieber

29 *colicis* – krampfartige Leibschmerzen, S. 48, Z 02; S. 71, Z 12

  contractis – Gelenkverkrümmungen, S. 71, Z 12

30 *passionibus/torsionibus* – Leiden/ Qualen, plagende Schmerzen (*passio, ionis* lat. allgemeines Leiden, Krankheit; *torsio, onis* lat. Marter, Qualen)

33 *serpentina* – Schlangenkraut, -wurzel (*serpens, ntis* lat. Schlange); den Namen trugen zahlreiche Pflanzen, unter anderem *Dracunculus vulgaris/ Araceae*; *Bistorta officinalis/ Polygonaceae*; *Asarum europaeum/ Aristolochiaceae*

  lilio convallio – Maiglöckchen, S. 116, Z 22

Seite 118

01 *axungia humana* – Menschenfett, war bis zum 18. Jahrhundert als Salbengrundlage offiziell in Gebrauch

02 *medullata* – mit Knochenmark versehen (*medulla, ae* Mark, Knochenmark)

  axungia vulpina – Fuchsfett (*vulpes, is* lat. Fuchs)

05 *mercurium contractum* – koaguliertes (erhärtetes) Quecksilber

15 *prunstige hauptwhe* – mit Fieber verbundene Kopfschmerzen (prunst, brunst, mhd. Brand, Glut, fiebrige Hitze des Körpers)

19 *laudano, materien perlaten* – S. 50, Z 09

21 *quinta essentia* – „das fünfte Wesen"; ursprünglich eine Bezeichung für den Äther, den Himmelsraum über der Erdatmosphäre, den Aristoteles als fünftes Element angenommen hatte. Da das Element als feinste, alles durchdringende Substanz vorgestellt wurde, bezeichnete der Begriff auch das Wesen, den Kern, einer Sache. Die Alchemisten hofften mithilfe chemischer Prozeduren, z. B. der Destillation, den wirksamsten und feinsten Teil einer Substanz, die Quintessenz, isolieren zu können.

28 *complex* – Complexion, S. 61, Z 29

   gustum – Geschmack, Genuß (*gustus, us* lat. Geschmack, Geschmackssinn)

Seite 119

08 – *aloe [e]paticum* – Aloe; Aloe besteht aus dem eingedickten Saft der Blätter verschiedener Aloe-Arten, vor allem von *Aloe ferox* Mill. und *Aloe perry* Bak./ *Xanthorrhoeaceae*. Den Zusatz „epaticum" (*hepar* gr. Leber) erhielt sie wegen ihrer leberbraunen Farbe.

10 *wegericht* – Wegerich (*Plantago*-Arten/*Plantaginaceae*); in Deutschland sind am häufigsten der Breit-Wegerich (*Plantago maior* L.), Mittel-Wegerich (*Plantago-media* L.) und Spitzwegerich (*Plantago lanceolata* L.) anzutreffen. Blätter und Wurzeln sowie ihr Saft wurden vielfältig angewandt, hauptsächlich zur Wundbehandlung, gegen Blutfluss, Geschwüre und Geschwülste, die Pflanze galt aber auch als wirksame Mittel bei Magenleiden, Wechselfieber, Biß giftiger Tiere, Asthma und Schwindsucht.

11 *consolida* – der lateinische Name für *Symphytum officinale* L./ *Boraginaceae*, die Schwarzwurzel, auch Beinwell oder Wallwurz genannt. Die gr. /lat. Bezeichnungen (*symphyein* gr. zusammenwachsen; *consolidare* lat. festmachen) sowie die deutschen Namen (wallen mhd zusammenwachsen) verweisen auf die Verwendung der Pflanze zur Heilung von Konchenbrüche und Wunden

   serpentina – Schlangenwurz, S. 117, Z 33

13 *croco martis* – *Crocus martis*, Eisensafran, S. 115, Z 09

16 *nuce muscata* – Muskatnuß; der Samenkern der Frucht des auf den Molukken beheimateten Muskatnussbaumes *Myristica fragrans* Houtt./ *Myristicaceae*. Die Muskatnuß ebenso wie der rote, irrtümlich als „Blüte" gedeutete, Macis oder Muskatblüte genannte Samenmantel waren als Gewürz, aber auch als ein Leber, Lunge und Herz stärkendes, verdauungsförderndes sowie Gemüt und Sinne stimulierendes Mittel beliebt

18 *compositionibus* – zusammengesetzte Arzneimittel, S. 56, Z 12

19 *arcanis* – S. 47, Z 14

20 *lassen* – [usu phlebotomiae EL 133], Aderlass, *Venae sectio*; in seinem „Traktat vom Aderlaß, Purgiren und Schröpfen" setzt sich Paracelsus kritisch mit den Ausleitungsmethoden auseinander, ohne sie ganz zu verwerfen (Paracelsus, Werke, Ed. Sudhoff, Bd. 4, S. 369–434)

21 *schrepffen* -[usu scarificationum EL 133], Schröpfen, Verfahren zur Blutenziehung, das Paracelsus auch an anderen Stellen, zum Beispiel in der „Großen Wundarznei" (Paracelsus, Werke, Ed. Sudhoff, Bd. 10, S. 73) als Heilmittel empfiehlt.

25 *wetterkranckheiten* – Als Wetter wird im Bergbau die in den Stollen befindliche Luft mit ihren schädlichen gasförmigen Beimengungen, die aus der Grube zuströmen, bezeichnet. Georg Agricola beschreibt sie als „drückend und dunstig und riechen nach Moder wie ein Gewölbe oder wie ein Keller, der viele Jahre allseitig verschlossen war. Die Häuer können in solchen Grubenräumen die Arbeit nicht lange aushalten, auch wenn die Grube reich an Silber oder Gold ist, oder wenn sie

es ertragen, so können sie nicht frei atmen und haben Kopfweh" (Agricola (1977) S. 91).

26 *prunst* – fiebrige Hitze, S. 118, Z 15

28 *axungia porci* – Schweineschmalz (*porcus, i* lat. Schwein). Das von dem Hausschwein *Sus scrofa domesticus* gewonnene Fett wurde seit altägyptischer Zeit als Salbengrundlage und zur Pfasterbereitung verwendet

29 *succum barbae Jovis* – Saft der Hauswurtz, S. 72, Z 26

31 *krebs* – Flußkrebs *Astacus fluviatilis* (*Astacus astacus* L./ *Astacidae*); das zu den *Crustaceae* gehörende Tier sowie seine Asche galten seit der Antike als Mittel gegen Tollwut, Schwindsucht, Blasensteine und Krebs

32 *incarnierens* – zu Fleisch machen (incarnare lat.)

Seite 120

03 *anwad* – Anwehen von Gasen oder Dünsten, ansteckende Krankheiten erzeugender Lufthauch

   drucken schuß – Mit Namen wie Drachenschuss, Hexenschuss, Einschuss, Geschoss etc. wurden blitzartig auftretende Leiden wie rheumatische Lenden- und Rückenschmerzen (Lumbago, Ischias) bezeichnet

05 *auricula muris* – Als „Mausöhrchen" (auricula, ae lat. Öhrchen; mus, muris lat. Maus) wurden zahlreiche Pflanzen bezeichnet, unter anderem das Kleine Habichtskraut (*Hieracium pilosella* L./ *Asteraceae*), Ehrenpreis (*Veronica officinalis* L./ *Plantaginaceae*), Ackergauchheil (*Anagallis arvensis* L./ *Myrsinaceae*), und Vergißmeinnicht (*Myosotis scorpioides* (=palustris)/ *Boraginaceae*; mys, myos gr. Maus, ous, otos gr. Ohr)

Seite 121

24 *feurspiegell* – Brennglas (*speculum causticum*)

   metheorico – die Himmelserscheinungen betreffend (*meteoros* gr. in der Luft schwebend, in die Höhe gehoben); Verweis auf die paracelsische Schrift *Liber meteorum* (*De meteoris*), in der ausführlich von den Himmelserscheinungen, Entstehung von Feuer, Blitz, Winden, Einfluss der Sterne etc. berichtet wird (Paracelsus, Werke, Ed. Sudhoff, Bd. 13, S. 125–286)

32 *sublimatorio* -besonderer Destillationsapparat zur Verdichtung (Sublimation) flüchtiger Substanzen, S. 32, Z 05

35 *so nun von den pergleutten ein licht, feuertigel hinein getragen* – der folgende Bericht über gelegentlich beobachtete Erscheinungen von Donner, Blitz, Feuer und Schwefeldunst unter Tage umschreibt vermutlich das Auftreten der gefürchteten Schlagwetterexplosionen

Seite 122

04 *himlitz* – Wetterleuchten, S. 38, Z 33

12 *marcasitisch* – S. 40, Z 13

   talckisch – S. 40, Z 26

13 *weißmattisch* – aus Wismut (Bismutum)

23ff *reliquia deficiunt* – [Übersetzung:] „Das Übrige fehlt. Ich habe die Abschrift dieses Buches aus einem Autograph des Herrn Johannes Montanus vollendet, Regensburg im Jahr 1563, im Monat November am Tag des Hl. Martin [= 11. Novmber].

Möge Gott, der Beste und Größte, einmal gemäß seiner Güte die Gelegenheit schenken, dass das Fehlende ergänzt werden könne, was ich demütig erbitte"

Literaturverzeichnis

Ackermann, Johann Christian Gottlieb: Bernhard Ramazzini's Abhandlung von den Krankheiten der Künstler und Handwerker neu bearbeitet und vermehrt. 2 Bände, Stendal 1780–1783

Agricola, Georg: Bermannus sive de re metallica. Basel, Froben 1530

Agricola, Georg: Zwölf Bücher vom Berg- und Hüttenwesen. Vollständige Ausgabe nach dem lateinischen Original von 1556. Nachdruck der Ausgabe von 1928: Bearb. von Carl Schiffner, hrg. Von der Georg-Agricola-Gesellschaft. München 1977

Architectus, Samuel s. Zimmermann, Samuel

Aschner, Bernhard; Paracelsus. Sämtliche Werke. Nach der 10bändigen Huserschen Gesamtausgabe (1589–1591) zum ersten Mal in neuzeitliches Deutsch übersetzt. Jena, 1926–1932

Barke, Jörg: Die Sprache der Chymie. Am Beispiel von vier Drucken aus der Zeit zwischen 1574–1761. Tübingen 1991

Bergengruen, Maximilian: Expansion in die Natur. Zum Verhältnis von ars und natura bei Paracelsus und im Paracelsismus. In: Dürr, Renate; Engel, Gisela; Süßmann, Johannes: Expansionen in der Frühen Neuzeit. Berlin, 2005 (Zeitschrifte für historische Forschung, 34 Beiheft), S. 215–232

Bodenstein, Adam von: Onomasticon Theophrasti Paracelsi eigne außlegung etlicher seiner woerter vnd preparierungen. Basel 1575

Buess, Heinrich: Paracelsus und Agricola als Pioniere der Sozial- und Arbeitsmedizin. In: Deutsche Medizinische Wochenschrift, Bd. 86 (1961) 2335–2340

Buess, Heinrich; Koelsch, Franz: Geschichte der Erforschung der Berufskrankheiten. In: Handbuch der gesamten Arbeitsmedizin. Hrg. von Ernst W. Baader. Berlin, München, Wien, Bd. II, 1, S. 15–68

Bunners, Michael: Paracelsus – Ein Innovator im Einsatz deutscher Sprache für die Wissenschaft? In: Salzburger Beiträge zur Paracelsusforschung. Salzburg 2011, S. 77–93 (58. Paracelsustag 2009: Paracelsus – Ein Innovator? Überlegungen zur wissenschafts- und theologiegeschichtlichen Stellung, Folge 43)

Castelli, Bartolommeo; Bruno, Jakob Pankraz: Amaltheum Castello-Brunonianum: sive lexicon medicum [...] Bartholomaeo Castello Messanensi inchoatum, ab aliis etiam continuatum, tandem [...] amplificatum [...] accesserunt Joannis Rhodii [...] Additiones. Padua 1700

Classen, Albrecht (Hrg.): Paracelsus im Kontext der Wissenschaften seiner Zeit. Kultur- und mentalitätsgeschichtliche Annäherungen. Berlin [u. a] 2010

Darmstaedter, Ernst: Arznei und Alchemie. Paracelsus-Studien. Leipzig 1931 (Studien zur Geschichte der Medizin, H. 20)

Dilg, Peter: Paracelsus-Forschung gestern und heute. Grundlegende Ergebnisse, gescheiterte Versuche, neue Ansätze. In: Dilg, Peter; Rudolph, Hartmut (Hrg.): Resultate und Desiderate der Paracelsus-Forschung. Stuttgart 1993, S. 9–34 (Sudhoff Archiv Beiheft 31)

Dilg, Peter: Paracelsus – ein Humanist? In: Paracelsus – Ein Innovator? Überlegungen zur wissenschafts- und theologiegeschichtlichen Stellung Hohenheims. Teil 2. Salzburg 2011, S. 9–28 (Salzburger Beiträge zur Paracelsusforschung, Folge 43)

Dorn, Gerard: Dictionarium Theophrasti Paracelsi, Continens obscuriorum vocabulorum, quibus in suis Scriptis passim utitur, Definitiones. Frankfurt 1583

I. Müller (Hrsg.), *Paracelsus, Klassische Texte der Wissenschaft*,
DOI 10.1007/978-3-642-41594-4, © Springer-Verlag Berlin Heidelberg 2013

Ellenbog, Ulrich: Von den gifftigen besen tempffen und Reuchen. Eine Gewerbe-hygienische Schrift des XV. Jahrhunderts. Hrg. Von Franz Koelsch und Friedrich Zoepfl. München 1927 (Münchener Beiträge zur Geschichte und Literatur der Naturwissenschaft und Medizin, II. Sonderheft)

Fellmeth, Ulrich: Paracelsus vor dem Hintergrund der ärztlichen Ausbildung und Praxis seiner Zeit. In: Salzburger Beiträge zur Paracelsusforschung. Salzburg 2006, S. 34–51 (= 54. Paracelsustag 2005: Medizinische Ausbildung und Versorgung zur Zeit des Paracelsus. Folge 39)

Franz, Inge: Paracelsus -Naturkundiger unter und über Tage. Mit einem Brückenschlag zu Franz von Baader. In: Geo-Alp: Veröffentlichung des Instituts für Geologie und Paläontologie der Universität Innsbruck und des Naturmuseums Südtirol [...]. Sonderband Bd. 1 (2007) S. 33–43

Goltz, Dietlinde: Mineralnamen in Pharmazie, Chemie und Medizin. Von den Anfängen bis Paracelsus. Wiesbaden 1972

Hen(c)kel, Johann Friedrich: Medicinischer Aufstand und Schmelz-Bogen. Von der Bergsucht und Huettenkatze, auch einigen andern, denen Bergleuten und Hütten-Arbeitern zustossenden Krankheiten. Dresden und Leipzig 1745

Höfler, Max: Deutsches Krankheitsnamen-Buch. München 1899

Huser, Johannes (Hrg.): Bücher und Schrifften [...] Philippi Theophrasti Bombast von Hohenheim, Paracelsi genannt. Jetzt auffs new auß den Originalien, und Theophrasti eigner Handschrifft, soviel derselben zubekommen gewesen, [...] an Tag geben. Bd. 1–10, Basel 1589–1591

Jähne, Manfred: „Alles kommt vom Bergwerk her ...". Auf den Spuren von Berufskrankheiten im Erzgebirge vor 450 Jahren. Ärzteblatt Sachsen H. 11 (2011) S. 585–587

Keil, Gundolf: Die Gesundheitskatechismen des Breslauer Stadtarztes Martin Pansa (1580–1626). In: Garber, Klaus (Hrg.): Kulturgeschichte Schlesiens in der Frühen Neuzeit. Tübingen 2005, S. 287–319 (= Frühe Neuzeit, 111)

Keller, Otto: Die antike Tierwelt. Zweiter Band: Vögel, Reptilien, Fische, Insekten, Spinnentiere, Tausendfüßler, Krebstiere, Würmer, Weichtiere, Stachelhäuter, Schlauchtiere. Leipzig 1913

Koelsch, Franz: Theophrastus von Hohenheim genannt Paracelsus. Von der Bergsucht und anderen Bergkrankheiten. Berlin, 1925 (Schriften aus dem Gesamtgebiet der Gewerbehygiene, H. 12, N. F.)

Kraus, Ludwig August: Kritisch-etymologisches medicinisches Lexikon. 3. Aufl. Göttingen 1844

Kühlmann, Wilhelm; Telle, Joachim: Der Frühparacelsismus. Erster Teil bis Zweiter Teil. Tübingen 2001–2004, Tübingen (Corpus Paracelsisticum Bd. 1–2)

Kühlmann, Wilhelm; Telle, Joachim: Der Frühparacelsismus. Dritter Teil. Berlin 2013 (Corpus Paracelsisticum Bd. 3)

Lauterbach, Werner: Bombastus Paracelsus von Hohenheim. Abhandlungen über die Bergsucht aus den Jahren um 1537. Akten und Berichte aus dem sächsischen Bergbau. Kleinvoigtsberg (Sachsen), Jens Kugler Verlag 2001

Lippmann, Edmund O. von: Zur Geschichte des Namens „Gas". I und II. In: Abhandlungen und Vorträge zur Geschichte der Naturwissenschaften. Leipzig, Veit & Comp, 1913, Bd. 2, S. 361–394

Menzel, Elmar: Bergbau-Medizin einst und jetzt. Entwicklung des bergmännischen Gesundheitswesens unter Einschluß der Kranken- und Unfallversicherung. Berlin, Erich Schmidt Verlag 1989

Mittelhochdeutsches Wörterbuch Online, Hrg. im Auftrag der Mainzer Akademie der Wissenschaften und der Literatur und der Akademie der Wissenschaften zu Göttingen. (Das Wörterbuch besteht aus einem Verbund Mittelhochdeutscher Wörterbücher, in denen über eine Lemmaliste gezielt gesucht werden kann) [http://www.mhdwb-online.de/]

Müller, Irmgard; Zur Theorie und Praxis der Antimontherapie. In: Göpfert, Walter; Otten, H.-H., Metanoeite- Wandelt euch durch neues Denken. Festschrift für Professor Hans Schadewaldt zur Vollendung des 60. Lebensjahres. Düsseldorf, 1983, S. 173–188

Müller, Irmgard; Martin, Michael: Institutionalisierung und Professionalisierung der Arbeitsmedizin in Deutschland. In: Archiwum Historii i Filozofii Medycyny Bd. 61 (1998) S. 129–144

Müller-Jahncke, Wolf-Dieter: Paracelsus. In: Neue Deutsche Biographie Bd. 20 (2001) S. 61–64

Neumann, Johannes Gottlieb Resp.; **Alberti, Michael** Praes.: Dissertatio inauguralis medica De Praeservandis Metallicolarum Morbis. Halle 1721

Norpoth, Leo: Die Verfasser der Kölner Pharmakopöen als Anti-Paracelsisten. In: Internationale Gesellschaft für Geschichte der Pharmazie. Die Vorträge der [...] Versammlung Salzburg 1951. Wien, S. 90–102

Norpoth, Leo: Kölner Paracelsismus in der 2. Hälfte des 16. Jahrhunderts. In: Jahrbuch des Kölnischen Geschichtsvereins, Bd. 27 (1953) S. 133–146

Norpoth, Leo: Paracelsismus und Antiparacelsismus in Köln in der 2. Hälfte des 16. Jahrhunderts. In: Medicinae et artibus. Festschrift für Wilhelm Katner zu seinem 65. Geburtstag. Düsseldorf 1968, S. 91–102 (Düsseldorfer Arbeiten zur Geschichte der Medizin, Beiheft 1)

Pagel, Walter: Das medizinische Weltbild des Paracelsus. Seine Zusammenhänge mit Neuplatonismus und Gnosis, Wiesbaden, 1962 (Kosmosophie, Bd. 1)

Pagel, Walter: Paracelsus. An Introduction to Philosophical Medicine to the Era of the Renaissance. Basel, München, Paris u. a., Karger 1982

Pansa, Martin: Consilium peripneumoniacum: Das ist Ein getrewer Rath in der beschwerlichen Berg- und Lungensucht/ darinnen verfasset/ was die fuernemsten Ursachen seyn beyderley Beschwerungen/ beydes der gifftigen/ die vom Bergwerck entstehet: so wol der gemeinen. Leipzig 1614

Papadopoulos, Georgios: Der Krankheitsbegriff bei Paracelsus. Wie neuartig war er und wie wirkte er nach? Salzburger Beiträge zur Paracelsusforschung. Salzburg, 2012, S. 33–58 (59. Paracelsustag 2010: Paracelsus gestern und heute. Forschung-Interpretation-Vermarktung, Folge 44)

Payer, Wenceslaus: Fruchtbare ertzney mit irem rechten gebrauch vor den gemeinen man, So auff dem hochberübten berckwerck. S. Joachyms thal vnd der gleychen an anderen berckwerckenn [...] mit metallen und mineren der erden vmbgehn. Leipzig, Wolfgang Stöckel, 1523, 4 Bll.

Ramazzini, Bernardino: Ramazzini's Abhandlung von den Krankheiten der Künstler und Handwerker. Neu bearbeitet und vermehrt durch Johann Christian Gottlieb Ackermann. Stendal, Bd. 1–2, 1780–1783

Reske, Christoph: Die Buchdrucker des 16. und 17. Jahrhunderts im deutschen Sprachgebiet. Wiesbaden, 2007

Rosen, Georg: On the Miners' Sickness and Other Miners' Diseases by Theophrastus von Hohenheim called Paracelsus. Translated from the German. In: Four Treatises of Theophrastus von Hohenheim called Paracelsus. Translated from the original German, with Introductury Essays. Hrg. C. Lilian Temkin u. a., Baltimore, The Johns Hopkins Press, 1941, S. 43–126 (Publications of the Institute of the History of Medicine The Johns Hopkins University. Second Series: Texts and Document, vol. 1)

Rosner, Edwin: Hohenheims Bergsuchtmonographie. In: Medizinhistorisches Journal Bd. 16 (1981) S. 20–52

Rothschuh, Karl Eduard: Konzepte der Medizin in Vergangenheit und Gegenwart. Stuttgart, 1978

Ruelein von Calw, Ulrich: Eyn wolgeordent vnd nützlich büchlin, wie man Bergwerck suchen vnd finden sol, von allerlei Metall mit seinen figuren nach gelegenheyt deß gebirgs artlich angezeygt. Worms, Peter Schöfer, 1581

Ruland, Martin, Lexicon Alchemiae sive Dictionarium alchemisticum, Cum obscuriorum Verborum, et Rerum Hermeticarum, cum Theophrast-Paracelsicarum Phrasium, Planam Explicationem continens. Frankfurt 1612

Schneider, Wolfgang: Der Wandel des Arzneischatzes im 17. Jahrhundert und Paracelsus. In: Sudhoffs Archiv 45 (1961) 202–215

Schneider, Wolfgang: Lexikon zur Arzneimittelgeschichte: Sachwörterbuch zur Geschichte der pharmazeutischen Botanik, Chemie, Mineralogie, Pharmakologie, Zoologie. 7 Bände, Frankfurt 1968–1975

Schott, Heinz; Zinguer, Ilana (Hrg.): Paracelsus und seine internationale Rezeption in der frühen Neuzeit. Beiträge zur Geschiche des Paracelsismus. Leiden, 1998 (Brills Studies in intellectual history, Bd. 86)

Schubert, Eduard; Sudhoff, Karl: Paracelsus-Forschungen. Heft 1–2, Frankfurt a. M., 1887–1889

Seitz, Reinhard H.: Reformation und Gegenreformation im Fürstentum Pfalz-Neuburg. In: 475 Jahre Fürstentum Pfalz-Neuburg. Ausstellung im Schloß Grünau bei Neuburg an der Donau. Neuburg a. d. Donau, 1980, S. 43–71

Siemens, Henningus, Johannes Resp.; Hoffmann, Friedrich Praes.: Dissertatio inauguralis sistens metallurgiam morbiferam. Halle-Magdeburg 1695, 1705

Sigerist, Henry E.: Laudanum in the works of Paracelsus. In: Bulletin of the History of Medicine Bd. 9 (1941) S. 530–544

Stockhausen, Samuel: Libellus de lithargyrii fumo noxio morbi ejusque metallico frequentiori morbo vulgo dicto Die Hütten Katze oder Hütten Rauch, cum Appendice de Montano Affectu asthmatico metallicidis familiari, quem Germanica lingua appellamus Die Bergsucht oder Bergkranckheit. Goslar 1656

Stößel, Johann Christoph: Bergmännisches Wörterbuch, darinnen die deutschen Benennungen und Redensarten erkläret und zugleich die in Schriftstellern befindlichen lateinischen und französischen angezeiget werden. Chemnitz, Stößel, 1778

Sudhoff, Karl: Versuch einer Kritik der Echtheit der Paracelsischen Schriften, I. Teil. Die unter Hohenheim's Namen erschienenen Druckschriften. Berlin, 1894

Sudhoff, Karl: Versuch einer Kritik der Echtheit der Paracelsischen Schriften. II. Teil. Berlin 1898

Sudhoff, Karl: Theophrast von Hohenheim gen. Paracelsus Sämtliche Werke. 1. Abteilung, Medizinische, naturwissenschaftliche und philosophische Schriften, Bd. 1–14, München-Planegg, Otto Wilhelm Barth Verlag 1922–1933

Suhling, Lothar: Bergbau und Hüttenwesen in Mitteleuropa zur Agricola-Zeit. In: Agricola, Georg [1977], S. 570–584

Telle, Joachim; Die Schreibart des Paracelsus im Urteil deutscher Fachschriftsteller des 16. und 17. Jahrhunderts. In: Medizinhistorisches Journal, Bd. 16 (1981) S. 78–100

Telle, Joachim: Scultetus, Johannes – Johannes Scultetus Montanus. In: Walther Killy, Literaturlexikon. Berlin, 2011, Bd. 10, S. 706

Toxites, Michael; Fischart, Johann: Onomastica II.- I. Philosophicum, Medicum, Synonymum ex variis vulgaribusque linguis. II. Theophrasti Paracelsi: hoc est, earum vocum, quarum in scriptis eius solet usus esse, explicatio. Straßburg 1574

Ursinus, Leonardus, Resp.; Michaelis, Johannis Praes.: Disputatio medica inauguralis de morbis metallariorum. Leipzig, 1652

Weber, Wolfhard: Arbeitssicherheit. Historische Beispiele – aktuelle Analysen. Reinbek bei Hamburg, 1988

Weimann, Karl-Heinz: Paracelsus Wörterbuch. In: Die deutsche medizinische Fachsprache des Paracelsus, Berlin 1951, S. 192–564

Weimann, Karl-Heinz: Paracelsus-Bibliographie 1932–1960. Wiesbaden 1963 (Kosmosophie, 2)

Wollgast, Siegfried: Zur Wirkungsgeschichte des Paracelsus im 16. und 17. Jahrhundert. In: Dilg, Peter; Rudolph, Hartmut (Hrg.): Resultate und Desiderate der Paracelsus-Forschung. Stuttgart 1993, S. 113–144 (Sudhoff Archiv Beiheft 31)

Zimmermann, Samuel (Architectus): Probier buch: Auf alle Metall Müntz/ Ertz vnd berckwerck/ Deßgleichen auff Edel Gestain/ Perlen/ Corallen/ vnd andern dingen mehr: Wider allen newen subtilen Betrug. Augsburg 1573

Sachwortverzeichnis